『化粧品科学へのいざない』シリーズ　第2巻

化粧品を支える科学技術

坂本一民、山下裕司［編］

薬事日報社

第2巻のまえがき

山下裕司

『化粧品科学へのいざない』シリーズ第1巻では、化粧品の基盤となる考え方を多方面の専門家から幅広く解説頂きましたが、本巻では化粧品のモノづくりに絞り、関連する基本知識と技術を整理してみました。少し難解な内容もありますが、化粧品を創作するためのキーワードが多数盛り込まれていますので、本巻を通して研究開発の方向性を見出して頂ければと存じます。また、本巻から化粧品の科学技術に関わるコラムを挿入していますので、本編と併せてご覧ください。

第1章は「濡れと表面のキャラクタリゼーション」の題で、辻井薫氏に〝濡れ〟を支配する科学的因子と幾何学的構造因子、そして濡れという現象が化粧品の科学技術とどのように関係しているのか解説して頂きました。また、化粧品製品や感触に関わる濡れ技術の将来展望にも触れて頂きました。

第2章は「界面活性剤の分子構造と溶解挙動」の題で、三宅深雪氏、山下裕司、坂本一民氏の共著により、化粧品製剤に使用される様々な界面活性剤の特徴について、分子構造と相図、溶液物性の関係をまとめて頂きました。

第3章は「界面活性剤」の題で、中間康成氏に界面活性剤の基本的な性質と製剤開発の観点から界面活性剤溶液物性の捉え方について解説して頂き、今後化粧品に求められる界面活性剤の将来展望にも触れて頂きました。

第4章は「ラメラゲルの原理と応用」の題で、岩田俊之氏にフェイシャルクリームやヘアコンディショナーなどの製品に古くから利用されてきたラメラゲルを体系的にまとめて頂き、その物理化学的特徴、化粧品製剤としての利点、形成機構を解説して頂きました。

第5章は「乳化」の題で、山下裕司、宮原令二氏、坂本一民氏の共著により、多くの化粧品で用いられる乳化技術の基本的な考え方をまとめて頂き、実用化されている乳化法の他に最近の研究動向を概説して頂きました。

第6章は「分子集合体を用いたエマルションおよびゲル」の題で、鈴木敏幸氏に界面活性剤系で形成される分子集合体（液晶やαゲル）を活用したエマルション化粧品の調製方法を解説して頂き、実用面から分子集合体を利用するメリットを紹介して頂きました。

第7章は「リポソームの化粧品への応用」の題で、姫野達也氏、紺野義一氏、内藤昇氏の共著により、化粧品製剤技術で注目されているリポソームについて、安定化のための必須構成成分やリポソームの物理化学的性質を解説して頂きました。また、有効成分のキャリア（ドラッグデリバリーシステム）としてのリポソームの特徴と皮膚への有用性をまとめて頂きました。

第8章は「化粧品の製造と製造装置」の題で、高木和行氏に化粧品を安定して製造するための製造技術と製造装置を概説して頂きました。バルク製造装置に加え、成型、充填、包装の工程で使用される装置にも触れて頂きました。

第2巻　化粧品を支える科学技術　目次

第3章 界面活性剤　中間康成

第2巻のあとがき　辻井薫

第1章

濡れと表面のキャラクタリゼーション

辻井　薫

1　はじめに

濡れは、日常生活や産業プロセスの至る所に関係する、極めて一般的な現象である。日常生活の一例を挙げてみよう。朝起きて顔を洗えば、その後タオルで拭くであろう。タオルが顔の水を拭ってくれるのは、タオルが水に濡れるからである。もしタオルが柔軟剤で処理されていると、柔らかいけれども、水を吸い難くなっていることに気付くであろう。皆さんは、その様な経験を何度もされていることと思う。奥様は、テフロン・コーティングされたフライパンで、朝食の目玉焼きを作っている。テフロン・コーティングされたフライパンは、汚れが付き難く、また洗い落し易い。この効果も、濡れに密接に関係した現象である。あなたが仕事に出掛けた後、彼女は洗濯を始める。濡れは、洗濯の初期過程を支配するキーの現象である。

産業界の各種プロセスにおいても、濡れは重要な役割を果たしている。接着においては、よく濡れることは最も重要なポイントである。塗料の製造において、有機顔料を媒体に分散する場合には、濡れはその過程の重要な第一段階である。もし濡れが良くなければ、顔料の粉はママコ（ダマ）になって分散しないであろう。塗料、粘着テープ、グラビア紙等の塗装

において は、塗布液と基板の間の濡れが良くないと、均一で滑らかな表面を得ることが出来ない。

日常生活におけるスキンケア、メイクアップ、身体洗浄等の化粧品の使用、更に化粧品の製造プロセスも、勿論、例外ではない。例えば、風呂上がりの濡れた体にW／O型のスキンクリームを塗ると、うまく均一に拡がらずに斑付きすることがある。これは、湿った皮膚表面とクリームの濡れが良くないからである。この様に、化粧品科学と技術においても、濡れは重要で有用な現象である。本章では、濡れの原理と化粧品への応用について解説する。

ある固体表面が、液体で濡れるか濡れない（はじく）かの基本は、平らな表面上での濡れの挙動にある。平らな表面上での液体の接触角（後述）が、90°より小さい時に「濡れる」と言い、大きい時に「はじく」と言う。この濡れるかはじくかの性質は、表面に微細な凹凸が存在すると強調される。つまり、濡れる表面はより濡れる様になり、はじく表面はよりはじく様になる。何故そうなるかの説明は3節で述べるが、凹凸の程度が大きい程、濡れが強調される程度も大きい。そして、凹凸の程度が極限的に大きい構造が、フラクタル表面なのである。化粧品が使用される対象である人体表面には、多かれ少なかれ凹凸が存在する。特に毛髪表面はキューティクルで覆われており、凹凸の程度は大変大きい。従って、化粧品の科学と技術に関わる濡れを理解するためには、凹凸表面の濡れの原理は必須である。人体表面のどこかにフラクタル構造が存在するかどうかは、現在まだ解っていないが、将来見出される可能性は充分にある。フラクタル構造は、自然界に普遍的に存在する構造なのだから。人体表面に存在するかどうかは兎に角、極端な凹凸構造の濡れの理解に、フラクタル表面の濡れは格好の材料なのである。

濡れの原理は既にご承知の読者の方や、化粧品の科学と技術にどの様に濡れが関係しているのかを先ず知りたい方は、5節以降を先にお読み頂くとよい。5節以降の説明がよく理解できない場合には、それに関係する節の解説を読まれることをお薦めする。

2　平らな表面の濡れ

固体表面上での液体の濡れは、二つの因子によって支配されている。一つは化学的因子であり、もう一つは固体表面の幾何学的構造（粗さ：微細な凹凸）因子である。化学的因子は、平らな表面上の濡れを決め、固体と液体の物質そのものに依存する。この因子は、固体と液体中の、および固／液界面における分子間相互作用を反映している。他方、表面の構造因子は、表面の粗さあるいは形状を表すものである。従って、濡れの研究は、ミクロな分子に関する情報と、マクロな表面のキャラクタリゼーションの両方の理解に役立つのである。

ヤングの式

$$\gamma_S = \gamma_{SL} + \gamma_L \cos\theta \quad \text{または} \quad \cos\theta = \frac{\gamma_S - \gamma_{SL}}{\gamma_L} \qquad (1)$$

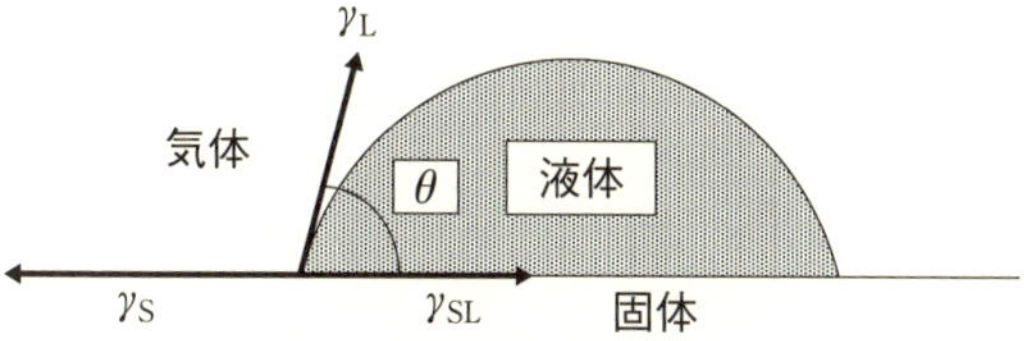

図１　平らな固体表面上での液体の濡れ

接触角（θ）は、固体と液体の表面張力（γ_S、γ_L）および固/液の界面張力（γ_{SL}）の横方向の釣り合いで決まる

2−1　平らな表面の濡れを決めるヤングの式

図1に、液滴が平らな固体表面上にのっている様子を示す。濡れの定量的表現である接触角（θ）は、固体と液体と気体が接する3相線上における、液体表面に対する接線と固体表面がなす角で、液体を含む方の角度で定義する。接触角が90°より小さい時に「濡れる」と言い、大きい時に「はじく」と言う。この接触角は、固体と液体の表面張力および固／液の界面張力の、横方向の釣り合いによって決まる。よく知られている様に、この釣り合いを表す式として、ヤング（Young）の式が成り立つ[1)]。

ここで γ_S、γ_L、γ_{SL} は各々、固体の表面張力、液体の表面張力および固／液の界面張力である。固体の表面張力が大きく、固／液の界面張力が小さいと、液滴はγ_Sに引っ張られて平らな形（小さな接触角）になる。つまりよく濡れる。きれいなガラスや金属は、その例である。一方、その逆の時は接触角が大きくなり、液体をはじくことになる。例えば、テフロンの様なフッ素系材料は表面張力が小さく、水との界面張力は大きい。それ故によく水をはじき、撥水性材料によくフッ素化合物が使われる。以上の関係を擬人的に言えば、液体と仲の良い表面は濡れるし、仲の悪い表面ははじくことになる。テフロンと水は仲が悪く、ガラスや金属の表面と水は仲がいいというわけである。

2−2 毛（細）管現象

図2に、毛（細）管現象の説明図を示す。毛管の端が液体に浸かっている時、毛管中の液体の表面は、固体の表面張力γ_Sで毛管内部に引っ張られ、固／液の界面張力γ_{SL}で毛管の外側に引っ張られる。つまり、その張力の差に円周の長さを掛けた力が、液体表面にかかることになる。この力を毛管の断面積で割れば、毛管中の液体表面にかかる圧力が得られる（式(2)、18ページ）。この圧力（毛管圧力）ΔPは、空気側から液体側の圧力を引いたものである。ヤングの式(1)を用いて、(2)式は(3)式となる[2)]。

固体表面が液体で濡れる（$\theta < 90°$）場合には、この圧力は正、つまり、液体側の圧力が空

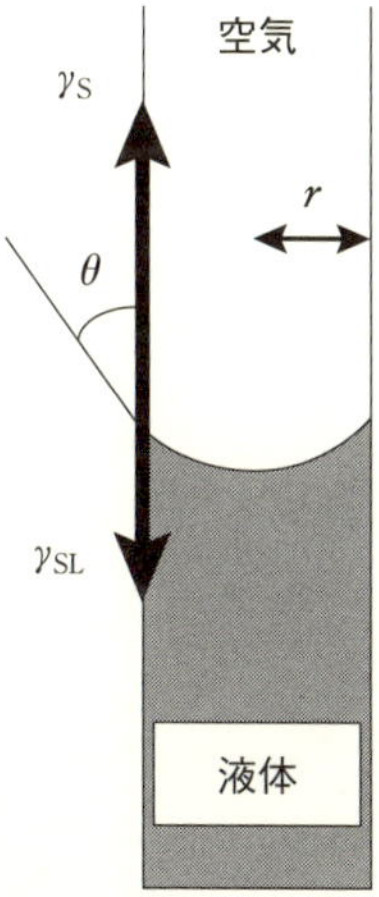

図2　毛（細）管現象の説明図

液体は、固体の表面張力と固/液の界面張力の差によって引き上げられて毛管中に侵入する

気側より低くなっているわけである。空気に対して凹に曲がった液体の面は、表面積を小さくしようとして平らになろうとするが、その性質が液体側の圧力を低くする結果をもたらす。表面（界面）が曲率をもつ時、凹側の圧力が表面（界面）張力の働きによって高くなる事実は、記憶しておく価値がある。

この現象による液体の毛管への浸入は、日常生活の至る所でみられる。洗濯時の布への洗濯液の浸入、タオルによる汗の拭い、紙に対するインクの滲み、吸い取り紙によるインクの除去、天ぷらの油切り紙の働き等々、全てこの毛管現象（浸漬濡れ）の働きである。

一方、(3)式によれば、接触角が90°より大

$$\Delta P = \frac{2\pi\ (\gamma_S - \gamma_{SL})}{\pi r^2} = \frac{2\ (\gamma_S - \gamma_{SL})}{r} \quad (2)$$

$$\Delta P = \frac{2\gamma_L \cos\theta}{\pi r^2} \quad (3)$$

きくなると毛管圧力が負になり、液体は毛管に侵入出来ず、逆に押し出される。テフロンやポリエチレンの毛管と水の組合せはこの場合に相当する。また、煤《すす》や有機顔料の様な疎水性の粉体を水に分散しようとしても、ママコになって浮かんでしまう。これも粉体の粒子間に水が侵入できず、押し出されてしまうからである。この様な場合、界面活性剤による濡れの促進効果が大変有効である[3)]。界面活性剤分子は、固／液および気／液の界面に吸着してそれらの界面張力を低下させ、接触角を90°より小さくする。その結果、毛管圧力が負から正に転換し、液体は毛管中に侵入する様になるのである[3)]。

2−3　固体表面張力の推定

先に述べた様に、濡れ（接触角）は、固体と液体の表面張力および固／液の界面張力によって決まる。液体の表面張力は実験的に容易に測定でき、いくつかの測定法がよく知られている[4)]。しかしながら、固体の表面張力を実験的に測定することは極めて難しく、正確な値を得ることは殆ど不可

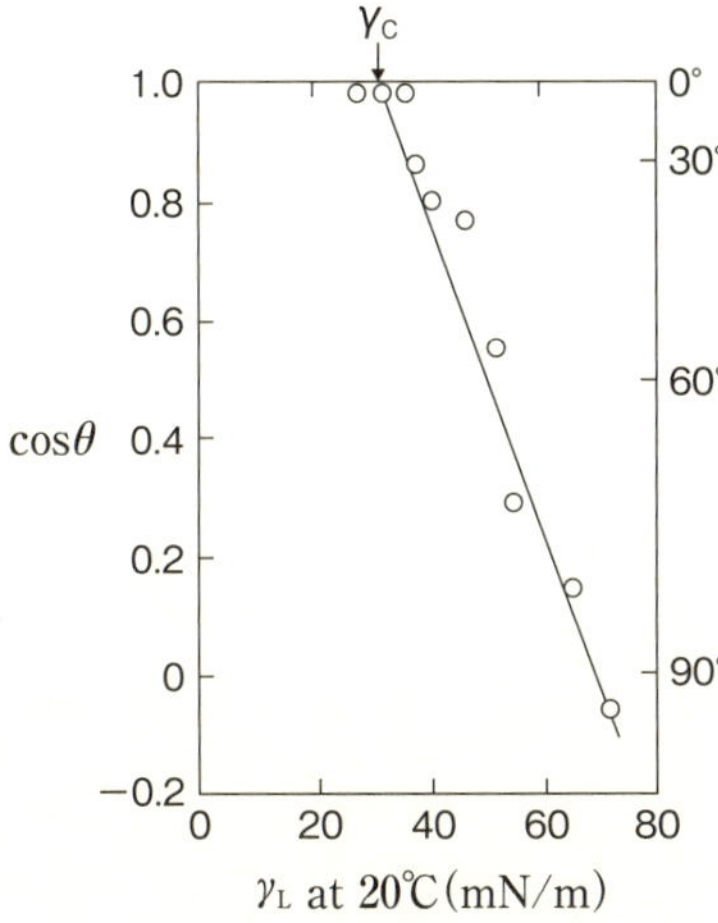

図３　ポリエチレン表面に対するチスマンプロット

固体の臨界表面張力（γ_C）は、実験値の直線と cosθ =1 との交点における液体の表面張力として定義される

能である。そこで、真の表面張力の代わりにその代替値を用いることで間に合わせる。代替値として、臨界表面張力と理論計算による近似値の二つがよく使われる。以下、それらの説明をしよう。

2-3-1　臨界表面張力

固体の臨界表面張力は、次の様にして決められる。(i)目的とする固体表面上で、種々の液体の接触角（θ）を測定する、(ii)得られた接触角の余弦（cosθ）を、その液体の表面張力に対してプロットする、(iii)得られる直線を1（すなわちθ＝0°）に外挿する、(iv)直線と

$$\gamma_{SL} = \gamma_S + \gamma_L - 2\sqrt{\gamma_S \gamma_L} \tag{4}$$

$$\gamma_S = \gamma_{SL} + \gamma_C \cos 0^\circ = \gamma_{SL} + \gamma_C \tag{5}$$

$$\gamma_S = \gamma_S + \gamma_C - 2\sqrt{\gamma_S \gamma_C} + \gamma_C \tag{6}$$

$\cos\theta = 1$との交点における液体の表面張力を、この固体の臨界表面張力（γ_C）と定義する[5)]。このプロット（チスマン（Zisman）プロットと呼ばれる）の一例を、図3に示す。これらの説明から解る様に、臨界表面張力より小さい表面張力を有する液体は、この固体表面を完全に濡らす。そして、この臨界表面張力は真の固体表面張力の代替値として使われる。

臨界表面張力は、何故固体の表面張力の代替値になり得るのであろうか？　先ず、固／液の界面張力が上記(4)の近似式で表されるならば、臨界表面張力が厳密に固体の表面張力に等しいことを証明しよう。

液体の表面張力が臨界表面張力（γ_C）の時、ヤングの式(1)は(5)式となる。(5)式のγ_{SL}に(4)式の近似値を代入すると、次の(6)式が得られる。この(6)式を変形すれば、目的とする式（$\gamma_C = \gamma_S$）が得られる。

近似式(4)が成り立つ時、臨界表面張力は真の固体表面張力になることが解った。では(4)式はどんな条件の時に成り立つのであろうか？　その条件は、固体および液体中の分子間力、固体と液体の間の分子間力が全て同じ種類（例えば、ファンデルワールス（van der Waals）相互作用）の場合である。分子間力が同じ種類ならば、働く力の大きさと分子間距離の関係は、同じ冪《べき》乗則で表される。二つの相互作用が同じ冪乗で表されれば、それらの幾何平均もやはり同じ冪乗則で表される。それが、分子間力が同じ種類の時、(4)式が成り立つ理由である。

2-3-2　近似値の理論計算

固体および液体中の分子間相互作用、固/液の分子間に働く相互作用が、全て同じ種類である場合には、臨界表面張力は真の固体表面張力のよい代替値であることを前項で述べた。例えば、ポリエチレンの臨界表面張力を、一連の液体炭化水素を使って求めた様な場合には、得られた臨界表面張力は真の表面張力に近いであろう。しかしながら、一般的に言えば、分子間相互作用の種類は固体と液体で異なる。化粧品を取り扱う我々は、特に水に関心があるが、この液体は（ファンデルワールス引力、水素結合、双極子—双極子相互作用等々の）数多くの分子間相互作用を有している。その様な場合には、固体表面張力の代替値として別の値を採用しなければならない。つまり、理論計算による近似値である。

先述の様に、(4)式は、固体と液体中の分子間相互作用の種類が同じ場合には、よい近似式である。そこで、(4)式を二種類の分子間相互作用に対応できる様に、改良することを試みる。この目的のために、主に二つの理論がある。一つはFowkesの理論[6)]と、それをOwensと

$$\gamma_{SL} = \gamma_S + \gamma_L - 2\left(\sqrt{\gamma_S{}^d\gamma_L{}^d} + \sqrt{\gamma_S{}^p\gamma_L{}^p}\right) \qquad (7)$$

$$\gamma_{SL} = \gamma_S + \gamma_L - 2\left(\sqrt{\gamma_S{}^d\gamma_L{}^d} + \sqrt{\gamma_S{}^+\gamma_L{}^-} + \sqrt{\gamma_S{}^-\gamma_L{}^+}\right) \qquad (8)$$

Wendtが更に展開した理論[7]である。もう一つは、van Ossらによって提唱された理論である[8]。Fowkes、Owens、Wendtによれば、表面張力は非極性成分（ロンドン（London）分散力またはファンデルワールス相互作用に対応する）と極性成分から成る。すなわち、$\gamma = \gamma^d + \gamma^p$である。ここで、$\gamma^d$と$\gamma^p$は各々表面張力の非極性および極性成分である。他方van Ossらは、表面張力を非極性成分と電子供与／受容（ルイス酸／塩基）相互作用の成分に分解した。すなわち、$\gamma = \gamma^d + \gamma^{AB}$で、$\gamma^{AB}$はルイス酸／塩基相互作用の成分である。これらの取り扱いに従えば、(4)式は上記(7)、(8)の様に変形できる。

ここで、γ^+とγ^-は、各々電子受容および電子供与成分であり、$\gamma^{AB} = 2\sqrt{\gamma^-\gamma^+}$の関係にある。上記の(7)式と(8)式は、勿論、まだ近似式である。何故なら、分子間相互作用は二種類に限られないからである。これらの理論は、後に、人の皮膚や毛髪の表面張力（表面自由エネルギー）の推定に使われる。

さてここで、(7)式もしくは(8)式を使って、固体の表面張力を計算する手順について簡単に説明しよう。最初にやるべきことは、ある液体の表面張力成分を決めることである。液体として、アルカン、フッ化アルカン、四塩化炭素の様なロンドン分散力（ファンデルワールス相互作用）しか有していないものを取

$$\gamma_L\ (1+\cos\theta)=2\ (\sqrt{\gamma_S{}^d\gamma_L{}^d}+\sqrt{\gamma_S{}^p\gamma_L{}^p}) \qquad (9)$$

$$\gamma_L\ (1+\cos\theta)=2\ (\sqrt{\gamma_S{}^d\gamma_L{}^d}+\sqrt{\gamma_S{}^+\gamma_L{}^-}+\sqrt{\gamma_S{}^-\gamma_L{}^+}) \qquad (10)$$

り上げれば、測定される表面張力は非極性成分のみである。つまり$\gamma=\gamma^d$である。次に、この非極性液体と別の極性液体の間の界面張力を測定し、(7)式を適用する（この場合、(7)式中の下付き記号Sは極性液体を表わすものとする）。(7)式中の右辺第4項（$\sqrt{\gamma_S{}^p\gamma_L{}^p}$）は、$\gamma_L{}^p=0$なので0である。極性液体の表面張力は、勿論、実験的に測定できるので、(7)式から、極性液体の非極性成分および極性成分を得ることができる。この手順を繰り返せば、任意の極性液体の非極性成分と極性成分を求めることができる。(8)式を利用する場合には、三種類の液体（内、二種類は非極性）を使用する必要はあるが、先述と同様の手順によって、任意の極性液体の電子受容成分および電子供与成分を求めることができる。

各種液体の、非極性成分および極性成分の一覧表が得られさえすれば、それらの液体と固体表面との接触角を使って、任意の固体の表面張力およびその成分を計算することができる。ヤングの式(1)と(7)式から、(9)式が得られる。

この式中には、二つの未知数（$\gamma_S{}^d$と$\gamma_S{}^p$）が含まれているので、非極性成分と極性成分が既知の二つの液体を使って接触角を測定すれば、これらの未知数が求まる。最後に、これらの成分を加えることによって、表面張力が計算できる。

⑴式と⑻式から、⑽式が得られる。先述の場合と同様に、三つの成分（γ_S^d、γ_S^+、γ_S^-）が既知の三種類の液体を使って接触角を測定すれば、固体の表面張力とその成分を求めることができる。

ここでもう一度強調しておきたいことは、先述の方法で求めた固体表面張力およびその成分はあくまで近似値であり、真の値ではない点である。

3　粗い（凹凸）表面の濡れ

平らな表面上の接触角は、ヤングの式⑴で表されることは既に述べた。本節では、濡れの二番目の因子である、表面粗さの因子について考えよう。結論から先に言うと、表面粗さ（表面の微細な凹凸）は、平らな表面上の濡れを強調する。つまり、濡れる表面はより濡れる様になり、はじく表面はよりはじく様になるのである。粗い（凹凸）表面の濡れを取り扱う理論は三つある。粗さの程度が小さくて、固体表面とその上の液体が完全に接触する場合には、ウェンツェル（Wenzel）の理論が適用される。他方、撥水表面の凹凸が激しく、液体が毛管現象によって細かい孔や空間に侵入出来ず、底に空気が残ることがある。その様な場合には、カシー-バクスター（Cassie-Baxter）の理論が使われる。もう一つの理論は、表面の凹凸が

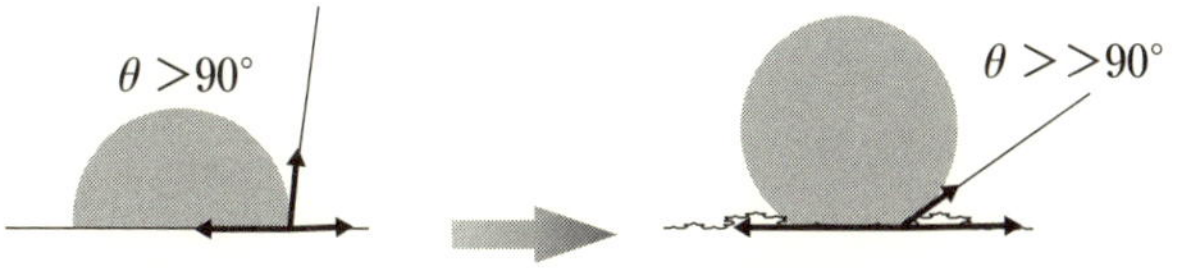

図４　ウェンツェルの理論を説明する模式図
表面の微細な凹凸によって実表面積が増加し、そのために固体の表面エネルギーと固/液の界面エネルギーが増加する

フラクタル構造の場合に当てはまる。この理論は、ウェンツェルの理論とカシーーバクスターの理論の統一理論になっているが、フラクタル構造表面にしか適用できないのが欠点である。以下、三つの理論を順次解説しよう。

３－１　ウェンツェルの理論

固体表面が微細な凹凸構造を有しており、その上に置かれた液体がその固体表面と完全に接触する場合、ウェンツェルの理論が適用される。表面の凹凸構造によって、実表面積が見掛けの表面積に比べて大きくなると、濡れが強調される。表面張力とは、単位表面積あたりの過剰表面自由エネルギーのことであるから、もし微細な凹凸構造によって表面積がｒ倍大きくなったとすると、⑴式中の固体の表面張力と固／液の界面張力にｒを乗じる必要がある。なぜなら、(接触)面積が増えれば界面自由エネルギーもそれだけ増えるからである（図４参照）。つまり、⑾のウェンツェルの式が成り立つ[9)]。

$$\cos\theta_r = \frac{r\ (\gamma_S - \gamma_{SL})}{\gamma_L} \quad (11)$$

$$\cos\theta_r = r \cos\theta \quad (12)$$

$$\cos\theta_r = f_1 \cos\theta_1 + f_2 \cos\theta_2 \quad (13)$$

$$\cos\theta_r = f - 1 + f \cos\theta \quad (14)$$

ここでθ_rは粗い表面上での接触角であり、rは表面積増倍因子もしくは表面粗さ因子と呼ばれる。平らな表面上の接触角と粗い表面上のそれとの関係は、(1)式と(11)式から、(12)式で与えられる。

rは常に1より大きな正の数であるから、$\cos\theta$が正（$\theta<90°$）か負（$\theta>90°$）かによって、$\cos\theta_r$はより大きな正又は負の値となる。つまり表面が粗くなることによって、濡れる表面はより濡れる様になり、はじく表面はよりはじく様になるのである。

3−2　カシー−バクスターの理論

撥水表面の凹凸構造の溝が深くなり、毛管現象によって水が深い溝の底まで到達できず、水滴の下に空気が残る場合には、カシー−バクスターの理論[10]の取り扱いとなる。この理論では、固体表面は微細なモザイク状の二種類の物質1と2から成ると仮定される(図5)。その各々の純粋成分の表面と液体との接触角をθ_1、θ_2とすれば、式(13)が成り立つ[10]。

ここで、f_1とf_2は固体表面上での物質１と２の表面積分率で、$f_1+f_2=1$である。今、深い凹凸構造の超撥水表面上で水が溝の底まで到達できない場合には、第２成分が空気であると見なせる（図６参照）。その場合には、⒀式は⒁式となる。

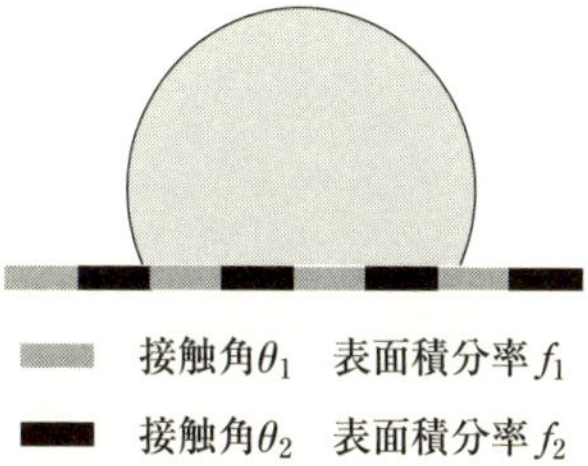

$\cos\theta_r=f_1\cos\theta_1+f_2\cos\theta_2$

成分２が空気であれば、$\theta_2=180°$、$\cos\theta_2=-1$で

$f_1+f_2=1$　だから

$\cos\theta_r=f-1+f\cos\theta$

図５　カシー-バクスターの理論を説明する模式図

固体表面が２種類の物質の微細なモザイクから出来ている場合、その上の液体の濡れを説明する

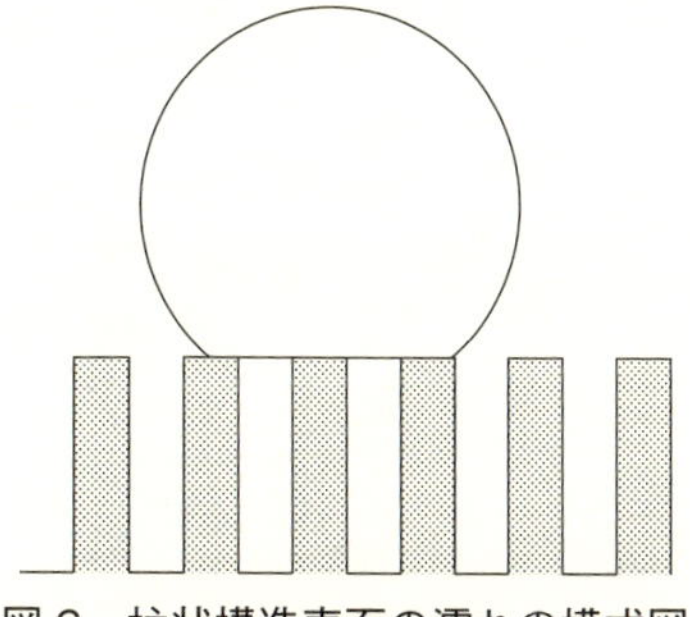

図６　柱状構造表面の濡れの模式図

微細な溝や孔の空間の底には空気が残る

$$\cos\theta_f = \left(\frac{L}{l}\right)^{D-2}\cos\theta \qquad (15)$$

なぜなら、空気と水との接触角は180°と見なせるからである。ここで、固体成分1を示す下付き記号を省略した。⒁式によれば、固体の表面積分率 f をうんと小さくすれば、右辺は限りなく -1 に近付く。つまり、針の様に先端の面積の小さい柱を立てた構造を作れば、その表面上では限りなく180°に近い接触角が得られることを意味している。ハスやサトイモの葉が、ほぼ完全に水をはじく原理がこれである。

3-3　フラクタル表面の濡れの理論

表面の凹凸構造によって実表面積が増えるという観点からみれば、フラクタル表面は一つの理想的な表面である。フラクタル構造では、大きな凹凸構造の中に小さな凹凸構造があり、その小さな凹凸構造の中に更に小さな凹凸構造があり……といった風に、凹凸構造が入れ子になっており、大変大きな表面積を与えるからである[11]。フラクタル構造は、言わば究極の凹凸構造なのである。従って、もし表面をフラクタル構造にすることが出来れば、極端に濡れたりはじいたりする性質が期待できるであろう。

表面の凹凸構造がフラクタルである場合には、⑿式の表面積増倍因子rは（L/l）$^{D-2}$と書くことができる。したがって、フラクタル表面上での接触角（θ_f）は⒂式で表される[12)-14)]。

ここでLとlはフラクタル（自己相似）構造が成り立つ最大および最小の大きさで、D（2≦D＜3）はフラクタル次元である。この式の導出に際し、次の仮定がなされている：（i）lは液体の分子に比べて十分に大きい、（ii）Lは液滴の大きさに比べて十分に小さい、（iii）固体の表面張力は等方的である。⒂式から、自己相似性の成り立つ範囲が広い（Lが大きく、lが小さい）程、またフラクタル次元が大きい程、濡れに対する効果が大きいことが理解できる。

この式は、基本的にウェンツェルの式と同じであり、式の導出の際に、固／液界面では固体表面と液体は完全に接触していると仮定している。しかし、例えば疎水性表面上での水の接触の場合には、毛管現象によって微細な凹みの奥にまで水は侵入することができず、カシー－バクスターの取り扱いの場合と同様に空気が付着して残る。これらの効果を考慮した、修正理論が導出された[12)]。図7に、粗い表面の濡れを説明する三つの理論から導かれた cosθ_r（または cosθ_f）と cosθ の関係を示す。ウェンツェルとフラクタルの理論では、原点を通る（直）線を与えるが、カシー－バクスター理論ではそうならない。また、カシー－バクスター理論では、直線は cosθ_r＝1の線に到達しないのが特徴である。

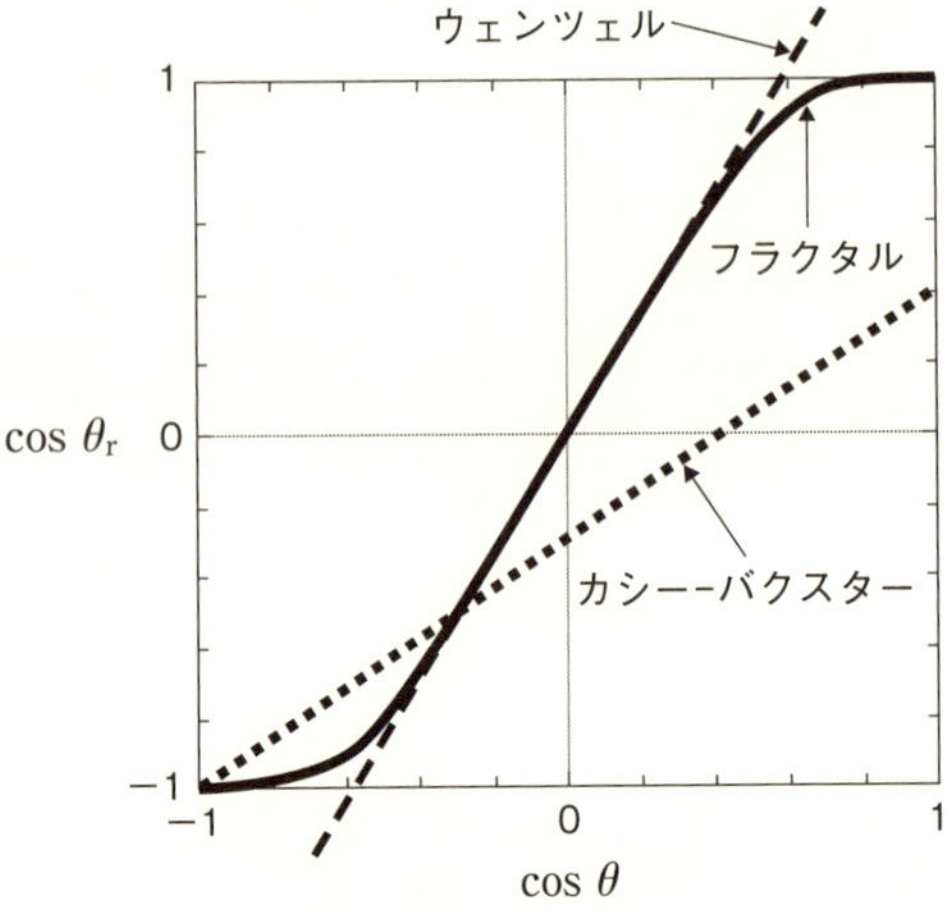

図7　ウェンツェル、カシー-バクスターおよびフラクタル表面の濡れの理論から導かれる $\cos\theta_r$ 対 $\cos\theta$ の関係

3−4　濡れのピン止め効果

粗い表面の濡れを取り扱う場合、考えるべき現象がもう一つある。それが、濡れのピン止め効果[15)]である。図8に、液滴が角張った屈曲を持つ固体表面に近づいた時の様子を示す。この固体表面の平らな表面上での、液体の平衡接触角をθとし、表面の屈曲角をαとすれば、角張った稜における接触角が$\theta+\alpha$になるまでこの液滴は先に進めない。なぜなら、それより先に前進すると、屈曲した先の面での接触角がθより小さくなってしまうからである。平衡接触角より小さな接触角だと、平衡接触角に戻すために、水滴の先

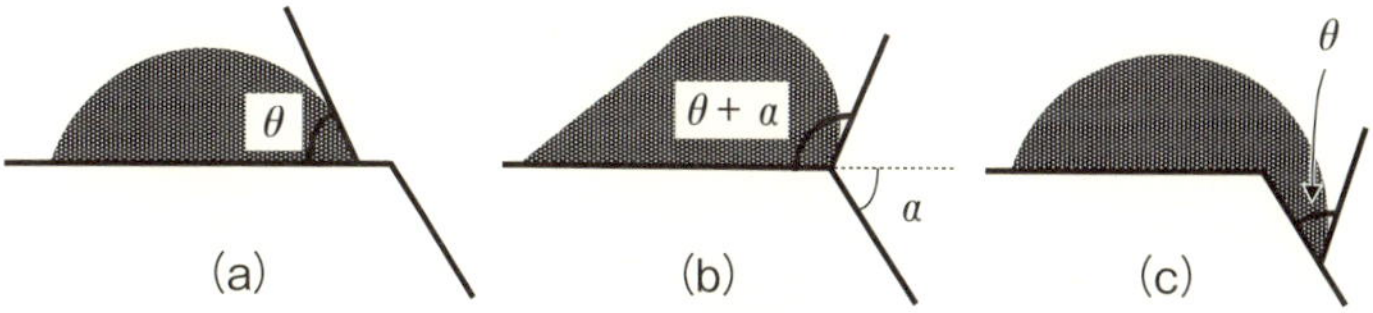

図8　濡れのピン止め効果を説明する模式図

この固体表面上での液体の平衡接触角は θ であるとする (a)。液滴が屈曲する固体表面の角にくると、接触角が $\theta + \alpha$ に到達するまでこの角を超えることができない (b)。接触角が $\theta + \alpha$ を超えた時に初めて角の先に進む (c)。

端は角張った稜の位置まで戻ってしまう。したがってこの稜の場所では、接触角は θ から $\theta + \alpha$ までの任意の値をとることができる。

このピン止め効果が、超撥水表面を出現させる場合がある[16]。平らな表面上での平衡接触角が90°より小さい（つまり濡れる）材料が、ピン止め効果によって見かけ上超撥水性を示す場合は、熱力学的に安定な平衡状態ではなく、準安定状態である[16]。後に述べる様に、毛髪の水に対する濡れの際には、このピン止め効果が働いている。

4　フラクタル構造による超撥水／撥油表面

3－3項で述べた様に、もし固体表面をフラクタル構造にすることが出来れば、液体を極端にはじく表面や、完全に濡れる表面を作ることができるであろう。しかし、どうすればフラクタル構造の表面が作れるであろうか？　大変幸運なことに、筆

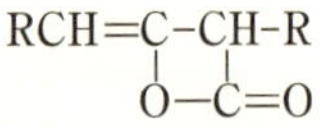

図９　アルキルケテンダイマー（AKD）の分子構造；R＝n-C_{16}

者とその共同研究者は、自発的にフラクタル表面を形成する物質を知っていたのである。紙のサイズ剤（にじみ止め）の原料の一つに、アルキルケテンダイマー（ＡＫＤ：図９）という一種のワックスがある。筆者と共同研究者がこのサイズ剤の開発研究を行っていたある日、ＡＫＤ表面は電子顕微鏡の倍率を変えても、同じ様に見える（つまりフラクタル構造である）ことを見出した。後に、共同研究者の一人がフラクタル表面の濡れの理論を構築した時、我々はＡＫＤがフラクタル表面を形成することを思い出したのである。その様な事情があって、実験的に超撥水フラクタル表面を作ることは、比較的容易に出来たのである。

４－１　ワックス（ＡＫＤ）の超撥水フラクタル表面

ＡＫＤは、融点が約65℃のワックスである。このワックスを融液から結晶化させて数日後に、接触角が170°を超す超撥水表面を得ることができた[12,13]。図10(a)は、この超撥水表面上に置かれた直径約１mmの水滴の写真である。接触角は174°で、当時の世界記録であった。ＡＫＤ表面を電子顕微鏡で観察す

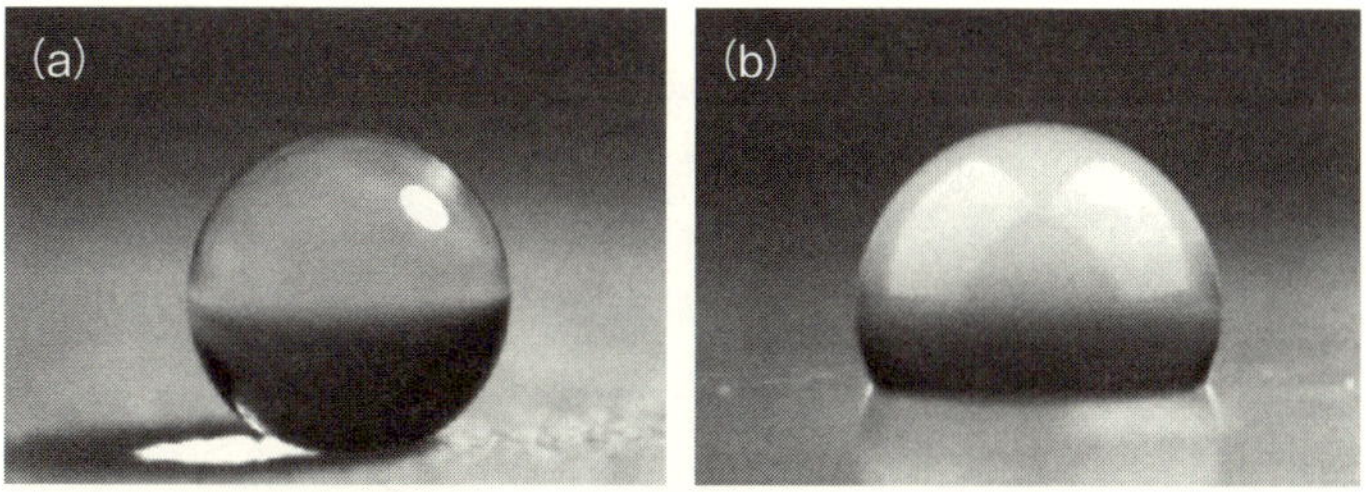

図10　超撥水AKD表面上の直径約1 mmの水滴（a）と平らなAKD表面上の水滴（b）

ると、結晶化直後は特別な構造を有してはいないが、3日程度経つと、大きな凹凸の中に更に小さな凹凸の形状が見え、フラクタル的な構造が現れる（図11）。図11から、二種類の凹凸構造が見て取れる。一つは紫陽花の花の様な丸い構造で、直径は約30μmである。もう一つは、大きさが数μm程度の鱗片状の結晶である。この階層構造がフラクタルであることを、ボックス・カウンティング法によって確認した[12)13)]。AKD表面の超撥水性が、表面の凹凸構造に由来することは、剃刀で切って平らな面にすると、109°程度の接触角しか示さないことから理解できる（図10(b)参照)。

(15)式中のフラクタル・パラメータが、$L=34\,\mu m$、$l=0・2\,\mu m$、$D=2・29$であることが、ボックス・カウンティング法によって求められた。因みに、Lは図11の電子顕微鏡像の紫陽花の花状の大きな凹凸構造に、lはワックスの板状結晶の厚さにほぼ対応している。確かに、紫陽花の花様の構造より大きなスケールで観察すれば、表面は平ら（2次元的）である。一方、板状

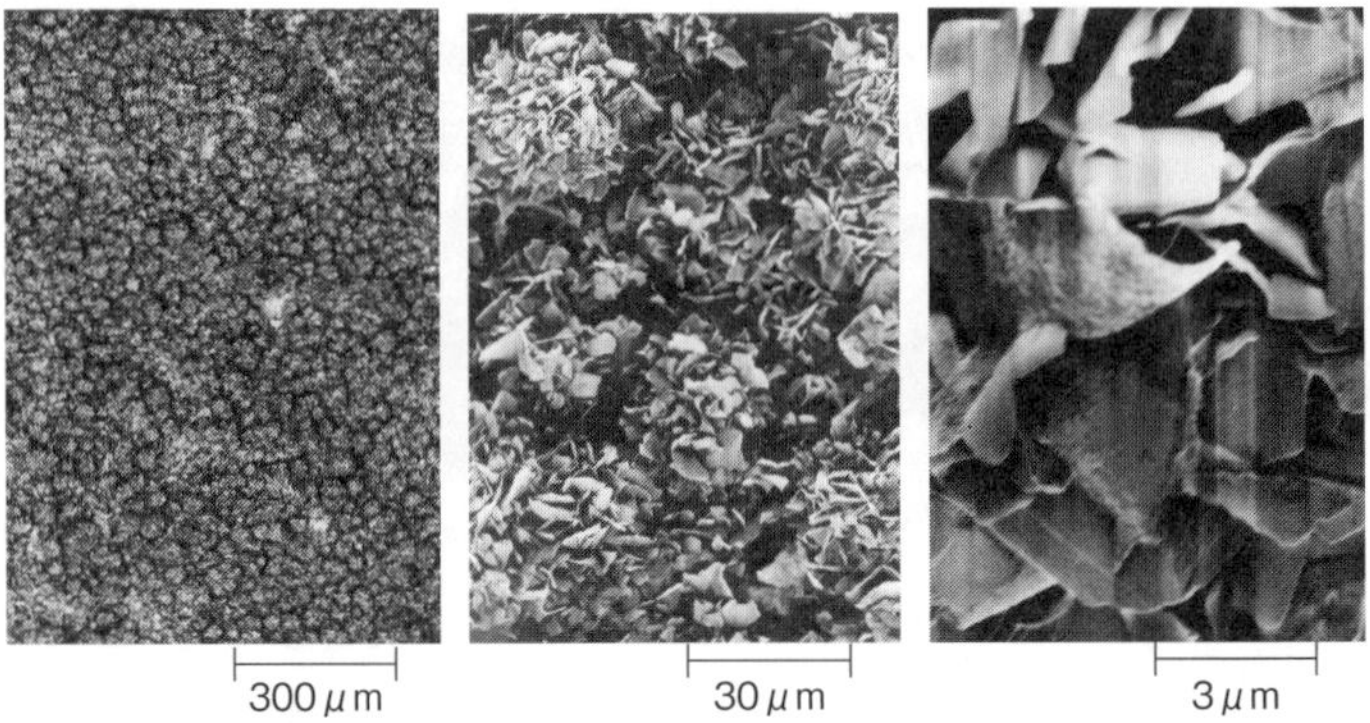

図11　各種の倍率によるAKDフラクタル表面の走査電子顕微鏡像

結晶の厚さより小さな水滴にとって、表面が平らであることは明らかである。また後に、ワックスがどの様なメカニズムで、自発的にフラクタル構造を形成するのかも明らかにされた[17)-19)]。

4-2　陽極酸化アルミニウムの超撥油フラクタル表面

フラクタル構造によって濡れが強調されるという理論は、超撥油表面の作製にも適用された[20)21)]。超撥油表面を得るのに最も困難な問題は、平らな表面上で油に対する接触角が90°より大きな表面を作製することである。表面が平らな時に、油に対する接触角が90°以上になるためには、どの程度の低表面張力の固体が必要であろうか？それを見積もってみよう。接触角が90°になる条件は、(1)式より、固体の表面張力と固／液の界面張力が等しいこと、つまり $\gamma_S = \gamma_{SL}$ である。固／液の界面張力 γ_{SL} は、固体および液体の表面張力を使って近似的に(4)式で表わせる。先述の条件式$\gamma_S = \gamma_{SL}$に(4)式を代入すると、$\gamma_S = \gamma_L/4$という結果が得られる。油の表面張力は20〜30 mN/mであるから、その油の接触角が90°になる固体の表面張力は5〜7 mN/mということになる。この様に低い表面張力は、現在トリフルオロメチル基（CF_3-）しか知られていない。もし、微細な凹凸表面上にトリフルオロメチル基を隙間無く並べることが出来れば、超撥油表面が実現されるであろうと予想される[20][21]。

先述の目的を達するために、陽極酸化アルミニウム表面が選ばれた。2枚のアルミニウム板（大きさ：10 cm×5 cm×1 mm程度）を電極とし、0・5〜1・0 N硫酸水溶液中で5 cm離して電流を通じる。10 mA/cm^2の電流密度で2〜3時間電流を流して陽極酸化を行う。陽極酸化された電極をイオン交換水でよく洗い、353 Kで乾燥させる。この酸化アルミニウム表面を電子顕微鏡で観察し、ボックス・カウンティング法によってフラクタル解析を行う。その結果、この表面のフラクタル次元は2・16〜2・19であった。フラクタル構造の上限（L）と下限（l）の価は、残念ながら得られなかった。

先述の陽極酸化アルミニウム表面を、フッ化モノアルキルリン酸（n-$CF_3(CF_2)_mCH_2CH_2OP(=O)(OH)$；m=7, 9）によって撥油処理する。陽極酸化されたアルミニウム板を純水で洗浄後、フッ化モノアルキルリン酸2・0 wt%を含むエタノール溶液中に、室温で1週間浸漬

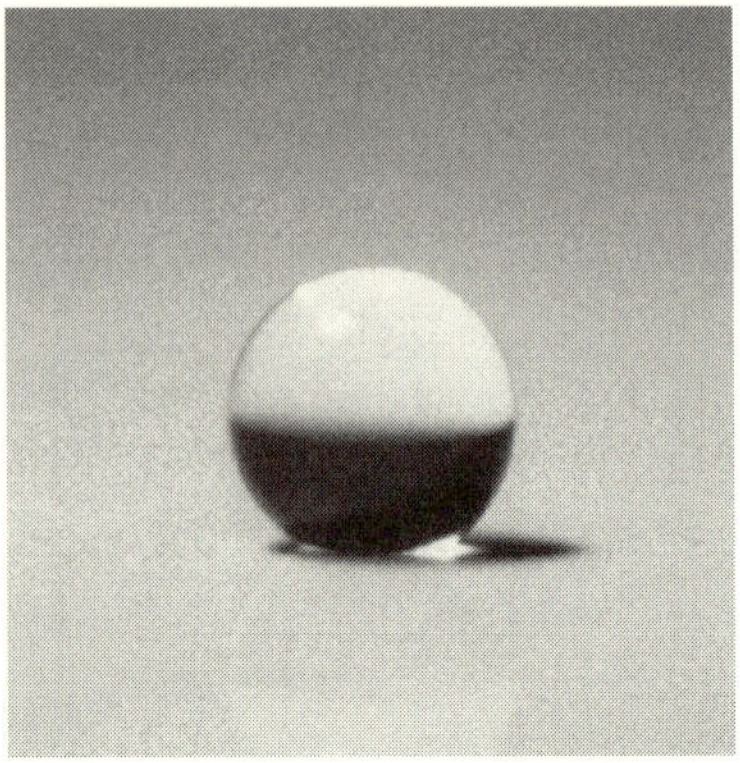

図12　超撥油表面上の菜種油の液滴

する。この様に処理された板を、クロロホルムでよく洗い、乾燥する。更に、蒸留水で洗浄する。この様にして得られた、撥油表面上の菜種油の液滴を図12に示す。接触角150°以上の、美しい球状の油滴が見られる。これくらい大きな接触角の油滴だと、表面に付着することなく、コロコロと転がる。

先述の超撥油表面上で、各種の油や溶剤の接触角を測定した結果、表面張力が24 mN/m程度の油（デカン）まで、120°以上の接触角が得られた[20][21]。しかし、この表面の臨界表面張力はまだ14～15 mN/mであり、テフロン（18.5 mN/m）とトリフルオロメチル基の値（≈6 mN/m）の中間である。また、この陽極酸化アルミニウム表面のフラクタル次元は2・16～2・19であり、それほど大きくはない。もしフラクタル次元をもっと大きくし、トリフルオロメチル基をもっと密に並べる工夫ができれば、より理想的な超撥油表面が実現されることが予想される。

5　化粧品科学／技術における濡れ

5－1　毛髪と皮膚の表面張力の推定

先に述べた様に、固体と液体の表面張力と両者間の界面張力は、濡れを支配する基本的物理量である。従って、毛髪と皮膚の濡れの挙動を理解するためには、それらの表面張力の値は決定的に重要である。しかしながら、それらの値を実験的に直接測定する方法はなく、それ故に、その代替値を使用する必要がある。２－３項で述べた様に、固体の表面張力の代替値を求めるのに二種類の方法がある。臨界表面張力と近似値の理論計算である。これら二つの方法が毛髪と皮膚に適用され、これまでに幾つかの論文が報告されている。これらの論文を見てみよう。

報告されている、毛髪の表面張力の代替値（臨界表面張力と理論計算値）の値の例を、表1に示した。これらの値は、驚くばかりに小さい。幾つかのデータは20 mN/m 近辺で、メチル基の臨界表面張力よりも小さく、テフロンのそれに近い！　たとえキューティクル表面

表１　毛髪の表面張力値およびその成分に関する報告例

臨界表面張力 (γ_c)/mNm^{-1}	表面張力の計算値/mNm^{-1}			文献
	γ	γ^d	γ^p	
19.4 ± 1.0[a)]				22
20.9 ± 2.4[b)]	26.8 ± 1.4[b)]	24.8 ± 2.2[b)]	2.6 ± 1.3[b)]	22
20.0 ± 2.0[c)]	26.5 ± 1.0[c)]	23.9 ± 2.2[c)]	2.5 ± 1.5[c)]	22
24.8 ± 3.9[d)]				22
26.0 ± 6.9[e)]	31.0 ± 1.6[e)]	19.5 ± 1.9[e)]	11.5 ± 1.7[e)]	22
24.9 ± 3.0[f)]	29.6 ± 2.2[f)]	19.5 ± 2.4[f)]	10.0 ± 2.0[f)]	22
	18.89[g)]	16.41[g)]	2.48[g)]	23
	18.47[g)]	17.83[g)]	0.64[g)]	23
	29.83[h)]	27.65[h)]	2.18[h)]	23
	26.90[h)]	25.03[h)]	1.87[h)]	23

a）前進接触角から計算、毛髪スケール（キューティクル重なりの方向）は無視
b）前進接触角から計算、毛髪スケールに対して逆方向
c）前進接触角から計算、毛髪スケールに対して順方向
d）“平衡”接触角から計算、毛髪スケールの方向は無視
e）“平衡”接触角から計算、毛髪スケールに対して逆方向
f）“平衡”接触角から計算、毛髪スケールに対して順方向
g）ヴァージン毛、他の情報は記載されていない
h）ブリーチ毛、他の情報は記載されていない

が18-メチルエイコサン酸(18-methyleicosanoic acid)分子で覆われているにしても[24)25)]、筆者には、報告されている値は小さ過ぎる様に思える。どこかに間違いがあるに違いない。

固体表面張力の代替値を求めるには、問題としている固体の表面上で、各種の液体の接触角を測定する必要がある(2-3項参照)。従って、妥当な表面張力の代替値を得るためには、接触角が正確に測定されなければならない。この観点からすれば、報告され

表2　ヒトの皮膚の表面張力値およびその成分に関する報告例

臨界表面張力 (γ_c)/mNm^{-1}	表面張力の計算値/mNm^{-1}					文献
	γ	γ^d	γ^p or γ^{AB}	γ^+	γ^-	
27.5±2.4[a)]						26
21.6±2.5[b)]						26
23.7±1.0[c)]						26
21.6±3.4[d)]						26
＞50.7[e)]						26
29.3±1.7[f)]						26
18.80[g)]、20.42[g)]	44.78±0.66[g)]	38.82±0.93[g)]	5.96±1.01[g)]	1.61±0.44[g)]	6.09±2.63[g)]	27
22.26[g)]、19.25[g)]	42.85±0.68[h)]	37.31±0.87[h)]	5.55±0.87[h)]	1.26±0.38[h)]	6.71±2.71[h)]	27
	36.05±1.18[i)]	34.09±1.47[i)]	1.96±0.48[i)]	0.89±0.39[i)]	1.30±0.70[i)]	27
	34.65±1.12[j)]	32.74±1.41[j)]	1.91±0.45[j)]	0.68±0.33[j)]	1.61±0.76[j)]	27
27.3±3.6[a)]	38.5±3.5[a)]	27.6±4.1[a)]	10.6±1.1[a)]			28
21.3±3.9[b)]	38.3±4.2[b)]	21.1±2.7[b)]	17.3±1.5[b)]			28
23.8±3.0[d)]	31.7±5.3[d)]	25.1±0.5[d)]	6.6±4.5[d)]			28
30.9±3.9[c)]	29.1±7.0[c)]	20.3±3.7[c)]	8.8±3.4[c)]			28

a）前腕（手のひら）、そのままの（casual）状態で測定；b）前腕（手のひら）、エーテル洗浄後測定；c）前腕（手のひら）、石鹸で洗浄後測定；d）前腕（手のひら）、1時間ポリエチレンシートで閉塞後測定；e）前頭部、そのままの（casual）状態で測定；f）前頭部、エーテル洗浄後測定；g）前腕部、293 Kで、そのままの（casual）状態で測定、γ_cの値は使用した界面活性剤に依存する；h）前腕部、308 Kで、そのままの（casual）状態で測定；i）前腕部、293 Kで、エタノール溶液で洗浄後測定；j）前腕部、308 Kで、エタノール溶液で洗浄後測定

ている毛髪の接触角の値は甚だ疑わしい。表面のキューティクルによる凹凸が原因で、毛髪は極めて複雑な濡れの挙動を示すからである。次項で詳しく述べる様に、報告されている毛髪の水に対する接触角の値は大き過ぎ、熱力学的平衡状態の値ではない。

報告されている、

皮膚の表面張力の代替値（臨界表面張力と理論計算値）の値の例を、表2に示した。この表から、次の様な特徴が見て取れる。(i)幾つかの臨界表面張力（γ_C）の報告値は、やはり驚くほど小さい、(ii)前顔部（額）のγ_Cの値は、前腕部の値に比べて非常に大きい、(iii)報告されているγ_Cの値および表面張力とその成分の値は、研究者によってかなりのばらつきがある。これらの結果は、後に述べる様に、接触角の測定方法に原因があると考えられる。

5-2　毛髪と皮膚における濡れの挙動

前項で述べた様に、毛髪と皮膚の表面張力の代替値を得るためには、接触角のデータが必要である。そこでこの項では、毛髪と皮膚の濡れの挙動（接触角の測定）について見てみよう。

5-2-1　毛髪の水に対する濡れの挙動

毛髪一本の液体に対する接触角は、ウイルヘルミー（Wilhelmy）のミクロ天秤法によって測定される[22)25)]。実験の手順は、次の通りである。電気ミクロ天秤の竿上に付いている針金のフックに、一本の毛髪を接着し、空気中で釣り合わせる。濡れの測定を行う液体の入った容

$$F = \gamma P\cos\theta + W - \rho gyA \tag{16}$$

器をゆっくり上昇させ、毛髪の先端に接触させる。液体に対する濡れ性に依存して、毛髪は液体に引き込まれたり（濡れる場合）、押し出されたりする（はじく場合）。毛髪が受けるこの力を、ミクロ天秤で測定する。毛髪と液体との接触角は、(16)式によって求められる。ここで、Fは測定された力、γは液体の表面張力、Pは気液界面における毛髪の周囲の長さ、θは毛髪と液体の接触角、Wは毛髪の重量、ρは液体の密度、yは液体中に押し込まれている毛髪の長さ、Aは毛髪の断面積である。

毛髪は、実に奇妙な濡れの挙動をする。図13は、一本の毛髪が水の中に押し込まれた時に受ける、典型的な力と時間の関係である[22]。この曲線は、毛髪の先端が液体表面に接触してから1mmずつ水中に押し込まれる時の力を、5mmの深さに達するまで繰り返した場合についての測定結果である。その後、毛髪は水中に15分間放置されるが、その間にミクロ天秤の力はほぼ一定値に達する。図13から、次の様な特徴的な挙動が読み取れる。(i)水の表面に最初に接触した時、毛髪は上方への（負の）力を受けるが、その力は直ぐに小さくなる。この挙動は、5mmの深さまで1mmずつ押し込まれる度に繰り返される。これらの結果は、毛髪が撥水的に振る舞うことを示している。(ii)毛髪が水中に放置されている間に上方への力は次第に小さくなり、大抵の場合には、力の方向は下方へ（正へ）反転する。この結果は、毛髪は本質的

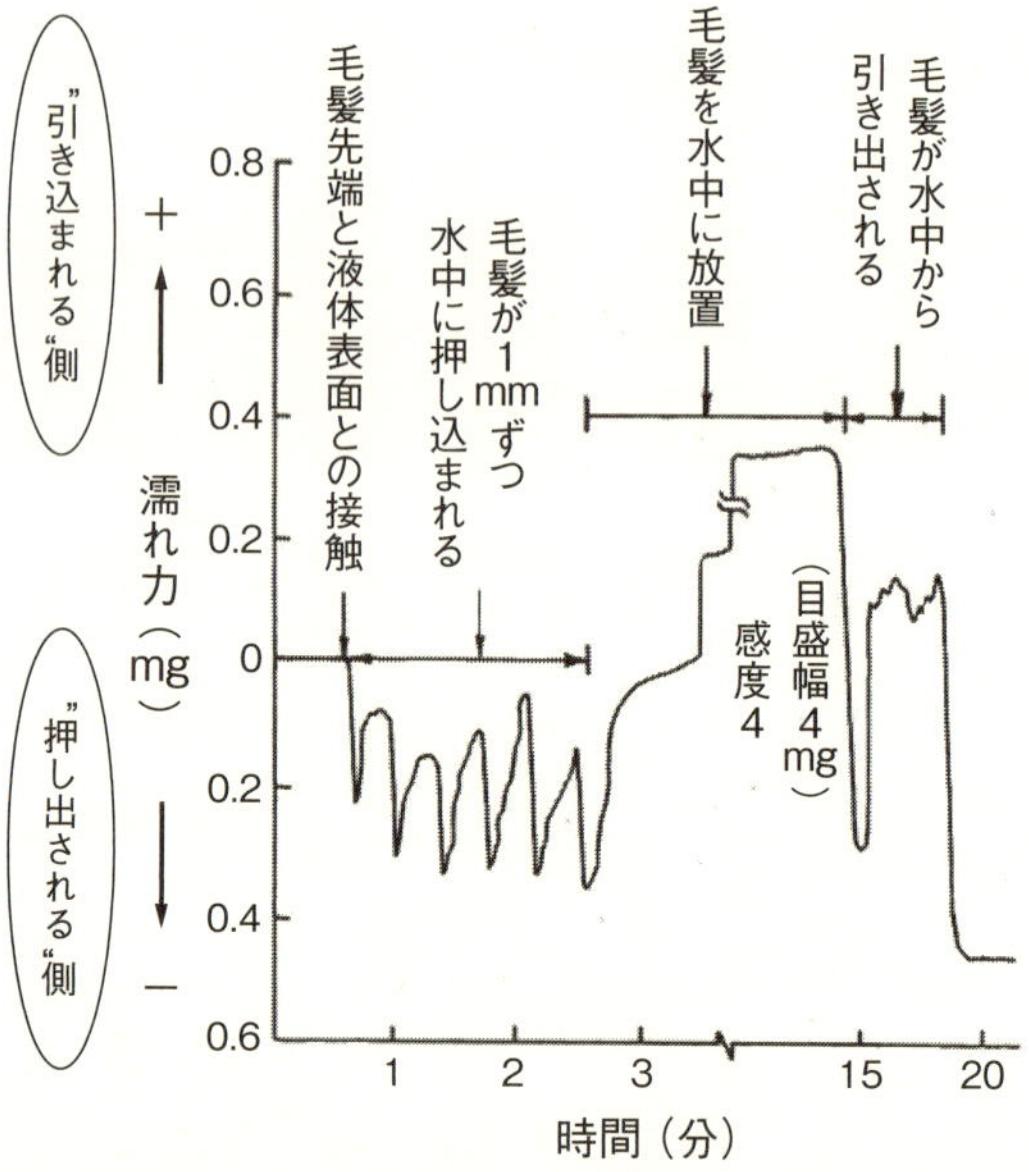

図13　毛髪の水に対する濡れの、典型的な濡れ力測定結果

文献22の図に変更を加えたもの

には親水性であることを示唆している。(iii)約15分後に、力はほぼ一定の値に達する。原著者らは、この力を〝平衡〟値として採用している[22]。しかし、これが真の平衡状態でないことは、力がまだ少しずつ上昇していることから理解できる。

　本質的に親水性の表面が、あたかも撥水性であるかの如くに振る舞う現象は、濡れのピン止め効果の典型的な挙動である。この場合の見かけの撥水性は、熱力学的には準安定状態にある[16]（3－4項参照）。このピン止め効果は、表面が多数の柱状構造から成っている粗い表面で特に著しい。毛髪表面は、完全にキューティクルで覆われているため、ピン止め効果を示すに十分な程粗い。その様な場合には、平衡接触角の測定は大変困難である。何故なら、平衡状態は、キューティクル表面の微細な空間や溝が全て水で満たされた時にのみ得られるからである。従って、接触角のデータを基に得られる毛髪の表面張力の代替値（臨界表面張力と理論計算値）は、甚だ疑わしいと言わざるを得ない。

5-2-2　皮膚における濡れの挙動

皮膚は比較的平らな構造をしているので、接触角は一般的な液滴法で測定できる[26)-28)]。毛髪に比べると皮膚表面の粗さ（凹凸）は緩やかであるが、それでも正しい接触角を得るためには、表面粗さを考慮に入れなければならない（3-1項参照）。残念なことに、皮膚の表面粗さの因子まで考慮した論文は見出せない。

皮膚上の平衡接触角の測定には、もう一つの困難な問題がある。皮膚は生きている組織なので、皮脂や汗の分泌、不感蒸泄などの生理機能を有する。これらの生理機能は、皮膚の状態を時々刻々と変化させる。その様な状況において、平衡な状態とは何なのかを理解することは極めて困難である。例えば、皮脂膜（ヒトの皮膚表面の最外層に存在する薄膜）は一種の乳化物で、皮膚上の水分の量に応じてその型（O／WとW／O）を変化させる[26)]。水はO／

W型の皮脂膜上では完全に濡れるであろうし、油もW／Oの上では同様であろう。更に、接触角を測定するために置かれた液体そのものが、皮脂膜の状態を変化させるであろう。筆者は、この様な条件の下で平衡接触角が測定できるとは信じられない。皮膚上の接触角の値と、それを基に計算された表面張力の代替値は、甚だ疑問であると言わざるを得ない。

表2に示した様に、前頭部（額）の臨界表面張力は、前腕部のそれに比べて大変大きな値である[26)]。この原因は、前頭部では皮脂と汗の分泌が盛んであることにあると、原著者らは述べている。もしそうなら、臨界表面張力を求めるために使われた標準液体は、皮脂膜（一種の乳化物）の上に置かれたことになる。それらの液体は、極性であれ非極性であれ、時間と共に皮脂膜の連続相と溶け合うか、乳化滴として皮脂膜中に取り込まれるかするであろう。どちらの場合でも、接触角は時間と共に変化し、遂には0°（完全な濡れ）に至るであろう。接触角の時間変化の測定は決定的に重要であると思われるが、これまでにその様な実験は試されていない。

前腕部は、ヒトの皮膚のなかで最も皮脂の分泌の少ない部分で、それ故により妥当な接触角のデータを与えると考えられている[26)–28)]。しかしながら、表2に示されたデータの一致は、それほど良くはない。幾つかの臨界表面張力の値は、驚くほどに小さい（18.80, 19.25, 20.42 mN/m）。何故その様に小さな値が得られたのかの理由は明らかではないが、問題は接触角測

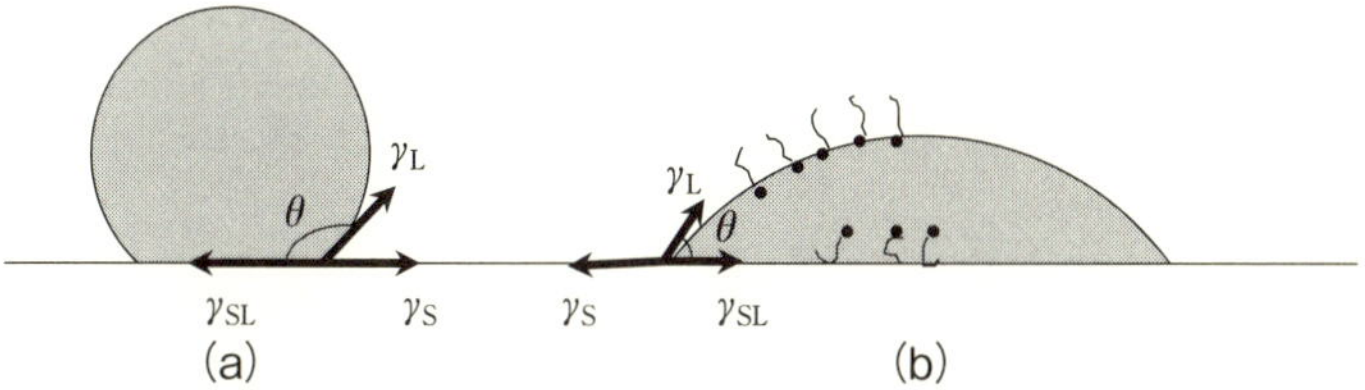

図 14　界面活性剤による濡れの促進
界面活性剤分子が固体/水および空気/水界面に吸着することにより、両界面張力が下がる

定の方法にあることは間違いないであろう。考えられる問題点としては、皮膚の粗さの因子を無視したこと、生理機能を無視したこと、接触角の時間変化の測定を行っていないこと、等が挙げられる。

5−2−3　皮膚と毛髪上における化粧品の濡れ

毛髪と皮膚の水に対する濡れが単純でないことを、先に述べた。しかし我々の主たる興味は、単なる水に対する濡れではなく、化粧品に対する濡れである。ヒトの毛髪と皮膚は、大抵の化粧品に対して良く濡れる。化粧品には、界面活性剤や油が含まれているからである。界面活性剤は、疎水性表面上での水の濡れを促進する（図14参照）。界面活性剤の分子は、固／液および気／液界面に吸着して、それらの界面張力を低下させる。その結果、ヤングの式に従って濡れは促進される。界面活性剤は、毛管中への水の侵入をも促進する（２－２項参照）。この毛管現象は、シャンプー時に大切な働きをする。毛髪繊維間の狭い空間は、毛管と見なせるからである。ヘアシャンプー／コンディショナー、シェービングフォーム、洗顔料／全身洗浄料などには、多量の界面活性剤が配合されている。スキンクリーム、ファンデーション、ヘアカラーなどにも、界面活性剤は乳化剤として含まれている。この様に配合された界面活性剤は、化粧品の毛髪や皮膚に対する濡れを促進しているのである。

油は比較的表面張力の小さな物質であり、固体表面を容易に濡らす。口紅、スキンクリーム、ファンデーション、その他のどんな乳化製品にも、多量の油が配合されている。これらの油が、化粧品の皮膚上での濡れを助けている。

最後にもう一度強調しておきたいことは、毛髪や皮膚の水に対する濡れは幾分複雑であるが、化粧品に対する濡れには問題はないという点である。

5－3　化粧品技術における濡れ

濡れは、化粧品の配合技術や製造過程においても重要である。その様な現象の幾つかを、この項で取り上げよう。

5-3-1　化粧品成分の撥水処理

殆どの無機粉体は親水性で、それ故に水に濡れる。無機粉体のこの性質は、時には、化粧品に使用するには不都合な場合がある。例えば、ファンデーションに使用する無機粉体は、撥水性で（もし可能なら撥油性ですら）ある方が望ましい。その理由は、親水性の粉体ではファンデーションが汗で流れ、化粧崩れしてしまうからである。もし粉体が撥油性でもあれば、皮脂の分泌に対しても耐久性を示すであろう。それ故に、無機粉体はしばしば撥水性化合物で処理される。

図15は、撥水処理の模式図である。陽イオン界面活性剤やシランカップリング剤の様な撥水性化合物を、無機粉体粒子の表面に結合させる。陽イオン界面活性剤の分子は、負に帯電した粒子表面に疎水基を外側に向けて吸着する。シランカップリング剤は、粉体粒子表面の水酸基と共有結合し、表面を疎水基で覆う。かくして、撥水性の粉体が得られる。疎水基がフッ化炭素基であれば、撥油性の処理粉体も作製可能である。

5-3-2　化粧品製剤技術における濡れ

化粧品の中には、サスペンション（懸濁液：固体の微粒子が水に分散されている）製剤のものも存在する。ファンデーション、マスカラ、口紅、マニキュア、サンスクリーンなどは、

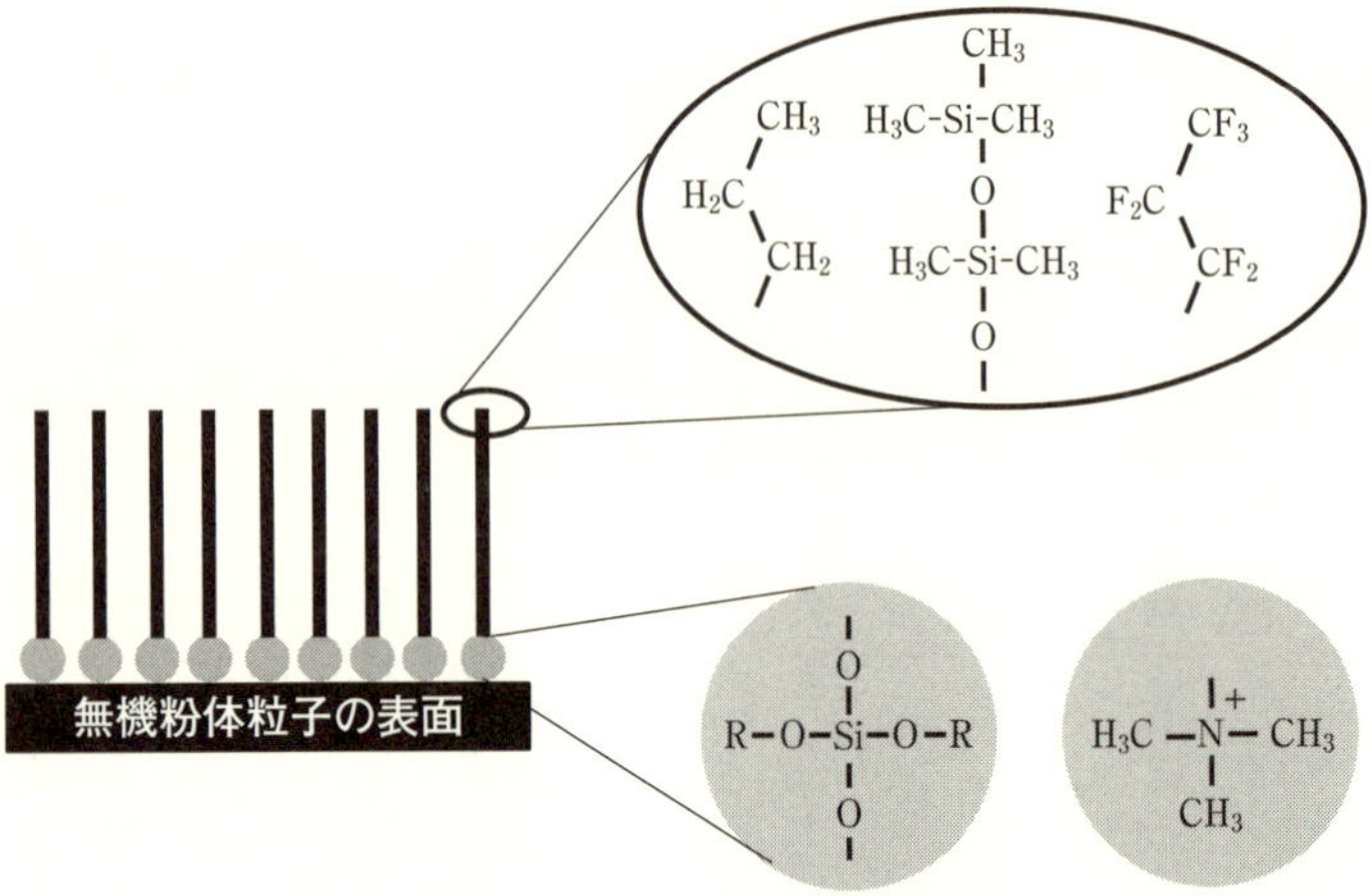

図15　化粧品素材の撥水処理の模式図

有機や無機の顔料が配合されている。有機顔料の様な疎水性粉体を水に分散するために、良好な濡れは最も重要な最初の段階である。もし粉体が水に濡れない場合には、ママコになってしまって上手く分散しない。粉体粒子間の小さな隙間は毛管として挙動し、毛管現象のために水が浸入できないからである(2－2項参照)。この粉体の濡れ性を変えるために、界面活性剤の添加が大変有効である。界面活性剤は濡れを促進し、接触角を90°より小さくする。その結果、水は毛管中に侵入する様になって、粉体はママコから分散状態に変化するのである。

6　化粧品における濡れの技術の将来展望

本章の最後の節で、化粧品における濡れの技術についての将来展望をしてみたい。その中には、いくつかの夢の技術も含めようと思う。最も実現性の高い技術から、より夢の多い技術へと、順番に取り上げてみよう。

6-1　濡れを利用した新しい乳化技術

最近、濡れを利用した新しい乳化技術が出現した。その一つであるピッカリング・エマルション（Pickering emulsion）は、油／水界面に微小な粒子が吸着することによって安定化された乳化物のことである[29)30)]。この技術のキーとなる現象は、水および油に対する微粒子の濡れである。微粒子が油／水界面に吸着するためには、水と油の両方に適度に濡れる必要がある。もしその状態が出現したなら、微粒子に対する界面自由エネルギーは、水相および油相のバルク中に存在する時よりも、油／水界面で最も低くなる。そして、この吸着の自由エネルギーは、通常の乳化剤である界面活性剤分子の吸着エネルギーよりも桁違いに大きい。

その結果、吸着した微粒子は界面から脱着し難く、乳化は安定になる。

もう一つの新しい乳化技術は、ＡＩＭ(Active Interfacial Modifier)によって安定化された乳化である[31]。この技術では、液体の両親媒性ポリマー（シリコーン主鎖に炭化水素基と絹を加水分解したペプチドを結合したもの）が油（シリコーン油）／水界面に存在し、乳化を安定化している。液体のＡＩＭポリマーは自発的に油／水界面に侵入していくが、その駆動力が濡れである。油／ＡＩＭ間および水／ＡＩＭ間の二つの界面張力の和が、油／水間の界面張力より小さいために、起こる現象に違いない。

この二つの乳化技術は、これまでの乳化とは概念的に異なる。それは、微粒子もＡＩＭポリマーも、水にも油にも溶けないからである。乳化剤として界面活性剤を使用する場合には、多かれ少なかれ水や油に溶解する。それ故に、乳化剤を最も効率的に水／油界面に吸着させるための概念として、ＨＬＢが必要になる。しかしこれらの新しい技術では、全ての微粒子やポリマー分子が、自発的に油／水界面にやってくるので、ＨＬＢという概念は無意味である。これらの技術については、第5章で詳しく説明されるであろう。

6－2　濡れを利用した夢の化粧品技術

さて次に、濡れを利用した夢の化粧品技術や製品について語ろう。筆者にも、これらの技術や製品が将来実現するかどうかは、定かでない。しかし、夢を見ることなしに、どんな夢の技術や製品も、将来実現することは無いであろう。

超速乾シャンプー／コンディショナーは、筆者にとって一つの夢の製品である。犬が雨に濡れた時、身体をブルッブルッと振るわせるだけで乾かしてしまう。我々も、シャンプーの後で、もしこれと同じことが出来たなら、何と便利で素晴らしいことであろう！　毛髪表面はキューティクルで覆われており、大変凹凸に富んでいる。既に述べた様に、表面の粗さ(凹凸構造）は濡れを強調する。これらの事実は、超速乾シャンプー／コンディショナーの開発には、大変好都合である。もし、シャンプーあるいはコンディショナーの配合成分によって毛髪表面を疎水性にできれば、毛髪表面は自動的に超撥水性を示すはずである。筆者は、将来誰かが、この夢の製品開発を試みてくれることを願って止まない。

二つ目の夢の技術は、触感のコントロールである。水を認識する触感に関する最近の研究によれば、固体表面上の薄い水膜を認識する最も重要な因子は、その表面上での指先のステック・スリップ（摩擦振動）運動である[32)]。固体表面上の3％の界面活性剤水溶液と水の薄膜に触れるという試験をすると、大変興味深いことに、被験者は3％の界面活性剤水溶液を水と明確に区別する。両者の粘度は殆ど同じであるにもかかわらず、である。一方、25％の食塩水溶液は、水と区別されることはなかった。指先のステック・スリップ運動は、食塩水溶液で起こり、界面活性剤水溶液では起こらない。ヒトの前腕部の水に対する接触角が70°～90°であることを考えると[27)]、指先と水の部分（付着）濡れがステック・スリップ運動の原因である様に、筆者には思える。

シリコーン（ポリジメチルシロキサン）油が、独特のサラサラ感を与え、且つ大変撥水性の化合物であることはよく知られている。この独特の感触が、シリコーン油と指との間の撥液（de-wetting）現象に由来する可能性もある様に思える。感触と濡れとの間の関係は、筆者の単なる憶測であり、確かな実験的証拠も理論的証明もない。しかしながら、もしこれが本当なら、濡れを利用した多くの新技術の開発が可能となるであろう。

引用文献

1）A. W. Adamson, A. P. Gast, Physical Chemistry of Surfaces, 6th ed., John Wiley & Sons, Inc., New York（1997）, p.353.

2) K. Tsujii, Surface Activity–Principles, Phenomena, and Applications–, Academic Press, Boston（1998）, p.51.
3) 文献2の pp.49–52.
4) 例えば：M. Mulqueen, P. D. T. Huibers, Handbook of Applied Surface and Colloid Chemistry, vol. 2, Edited by K. Holmberg, John Wiley and Sons（2002）, Chapter 11.；文献1の pp.10–40.
5) 文献1の pp.367–368.；K. Holmberg, Handbook of Applied Surface and Colloid Chemistry, vol. 1, Edited by K. Holmberg, John Wiley and Sons（2002）, pp.120–121.
6) F. M. Fowkes, *J. Phys. Chem.*, **66**, 382（1962）.
7) D. K. Owens, R. C. Wendt, *J. Appl. Polym. Sci.*, **13**, 1741（1969）.
8) 優れた総説として：C. J. van Oss, M. K. Chaudhury, R. J. Good, *Chem. Rev.*, **88**, 927（1988）.
9) R. W. Wenzel, *Ind. Eng. Chem.*, **28**, 988（1936）.
10) A. B. D. Cassie and S. Baxter, *Trans, Faraday Soc.* **40** 546（1944）.
11) B. B. Mandelbrot, The Fractal Geometry of Nature, Freeman, San Francisco（1982）.
12) T. Onda, S. Shibuichi, N. Satoh and K. Tsujii, *Langmuir*, **12**, 2125（1996）.
13) S. Shibuichi, T. Onda, N. Satoh, K. Tsujii, *J. Phys. Chem.*, **100**, 19512（1996）.
14) R. D. Hazlett, *J. Colloid and Interface Sci.*, **137**, 527（1990）.
15) P. G. de Gennes, F. Brochard–Wyart, D. Quere, Capillarity and Wetting Phenomena：Drops, Bubbles, Pearls, Waves, Springer, New York, 2003, Chapter 9.
16) K. Kurogi, H. Yan and K. Tsujii, *Colloids Surfaces A*, **317**（1–3）, 592–597（2008）.
17) W. Fang, H. Mayama, K. Tsujii, *J. Phys. Chem. B*, **111**, 564–571（2007）.
18) W. Fang, H. Mayama, K. Tsujii, *Colloids Surfaces A*, **316**, 258–265（2008）.
19) T. Minami, H. Mayama, S. Nakamura, S. Yokojima, J.-W. Shen, K. Tsujii, *Soft Matter*, **4**, 140–144

(2008).
20) K. Tsujii, T. Yamamoto, T. Onda, S. Shibuichi, *Angew. Chem. Int. Ed.*, **36**, 1011 (1997).
21) S. Shibuichi, T. Yamamoto, T. Onda, K. Tsujii, *J. Colloid Interface Sci.*, **208**, 287 (1998)
22) Y. K. Kamath, C. J. Dansizer, H. D. Weigmann, *J. Soc. Cosmet. Chem.*, **28**, 273-284 (1977).
23) T. Gao, Y. He, P. Landa, J.-M. Tien, *J. Cosmet. Sci.*, **62**, 127-137 (2011).
24) C. R. Robbins, Chemical and Physical Behavior of Human Hair, 4th ed., Springer-Verlag, New York (2002), Chap. 1.
25) R. A. Lodge, B. Bhushan, *J. Appl. Polym. Sci.*, **102**, 5255-5265 (2006).
26) A. Elkhyat, A. Mavon, M. Leduc, P. Agache, P. Humbert, *Skin Research and Technology*, **2**, 91 (1996).
27) J. Krawczyk, *Skin Research and Technology*, **21**, 214 (2015).
28) A. Elkhyat, P. Agache, H. Zahouani, P. Humbert, *Int. J. Cosmet. Sci.*, **23**, 347 (2001).
29) S. U. Pickering, *J. Chem. Soc.*, 2001-2021 (1907).
30) Particle-Stabilized Emulsions and Colloids : Formation and Applications, Edited by To Ngai, Stefan Bon, Royal Society of Chemistry (2015).
31) K. Sakai, R. Ikeda, S. C. Sharma, R. G. Shrestha, N. Ohtani, M. Yoshioka, H. Sakai, M. Abe, K. Sakamoto, *Langmuir*, **26**, 5349-5354 (2010).
32) Y. Nonomura, T. Fujii, Y. Arashi, T. Miura, T. Maeno, K. Tashiro, Y. Kamikawa, R. Monchi, *Colloids and Surfaces B : Biointerfaces*, **69**, 264-267 (2009).

参考文献（本文には引用していないが、読者に役立つ文献）

・ドゥジェンヌ，ブロシャール-ヴィアール，ケレ著（奥村剛訳），表面張力の物理学，吉岡書店（2003）：引用文献15の訳本．
・辻井薫，超撥水と超親水—その仕組みと応用—，米田出版（2009）．
・辻井薫監修，撥水・撥油の技術と材料，シーエムシー出版（2008）．
・撥水・親水・防汚剤の開発とコーティングおよびぬれ性の制御，（株）情報機構（2006）．
・ぬれと（超）撥水，（超）親水技術，そのコントロール—実用化および表面処理・試験評価・商品展開—，技術情報協会（2007）．

コラム：01　毛髪における濡れのピン止め効果の実感

本書の第1章、5-2-1において、毛髪の水に対する濡れには、ピン止め効果が重要な働きをしていることを述べた。それを、文献の実験データをもとに解説したのであるが、実はその前に、私は簡単な実験を通じてその効果を実感していた。今は定年後の生活で、実験室や実験器具があるわけではないので、家にある道具を使って実験を行った。読者の皆さんにも、毛髪の濡れのピン止め効果を簡単に実感してもらうために、その方法と結果を述べておこうと思う。

まず、お皿でも湯呑でもいいが、そこに水道水を入れる。その水面上に、髪の毛を一本そっと置く。すると、髪の毛は水面上に浮かび、恐らく2～3日放っておいても沈むことはない。この結果から、「毛髪とはずいぶん疎水性なのだな」と思うことであろう。ところが、この髪の毛を指先で水中に押し込むと、今度は水中に沈んでしまう。一旦沈むと、2～3日放っておいても、再び浮かんでくることはない。しかし、沈んでいる髪の毛を取り出し、水を切り、しばらく乾燥させてから再び水面に置くと、髪の毛は水面に浮かび、最初の状態に戻る。髪の毛を水中に押し込んだり、水中から取り出したりするのに指先を使うことに、生体物質による汚染を心配される向きには、ピンセットかお箸を使うことをお薦めする。

さて、このような簡単な実験結果の解釈である。初めは、水面上に浮かんだ髪の毛が2～3日も沈まないことから、毛髪は水をはじく（接触角が90°より大きい）疎水性表面を持つように思える。一方、一旦沈むと浮かんでこないという結果からは、毛髪の表面は親水性で、濡れる（接触角が90°より小さい）

性質を持つのではないかと考えさせられる。この一見矛盾する不思議な挙動は、実は、濡れのピン止め効果の特徴なのである。第1章、3-4でも述べたように、平らな表面上での平衡接触角が90°より小さい（つまり濡れる）材料が、ピン止め効果によって見かけ上撥水性を示す時がある。この場合は、熱力学的に安定な平衡状態ではなく、準安定状態である。今回の実験の場合では、最初に水面に浮かんだ状態が準安定である。この状態では、ピン止め効果のために、キューティクルの溝の奥にまで水は侵入できず、底に空気が残っている。溝の奥にまで水が浸入するためには、空気層の上でブリッジになっている水面が、底に向かって変形することがどうしても必要であり、その時に水の表面積が増大する。この変形による表面積の増大が表面エネルギーの増加を招き、最も安定な（底まで濡れた）状態に至る途中のエネルギー障壁になる。この障壁のエネルギーを、外から与えてやらないと底まで濡れることはない。指で押し込んだり、振動を与えたりして、この障壁エネルギーを与えてやると、底まで濡れることになるのである。（辻井　薫）

コラム：02 平衡接触角とは？

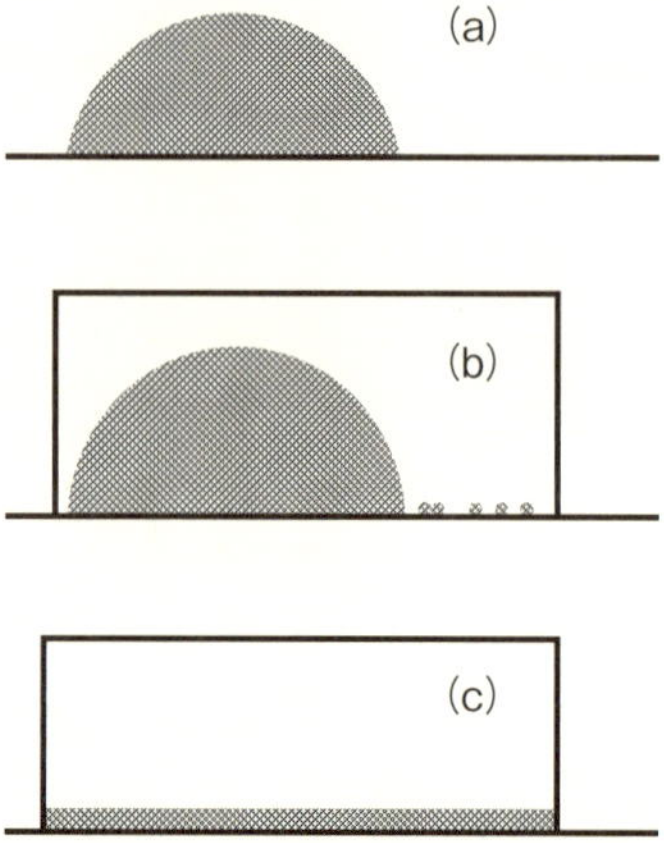

開放系における固体表面上の液滴(a)、密閉されて固体表面が吸着平衡になった時の液滴（b と c)、(b）はラングミュア吸着を仮定した場合で、(c)はBET 吸着を仮定した場合。

固体表面上の液滴の接触角を測定する場合、我々は通常、開放系で実験を行う（図(a)参照)。つまり、液滴の上を何かで覆って密閉系にして、平衡になるまで待つことはしない。しかし、濡れを決めるヤングの式に現れる表面張力や界面張力は熱力学量で、平衡状態における値を想定している。接触角測定における平衡状態とは、どういう状態か？　それは、液滴が乗っている固体表面が、その液体の蒸気によって吸着平衡に達している状態である(図(b))。固体表面上への気体の吸着には、主に二種類の型がある。ラングミュア（Langmuir）型の吸着とBET（Brunauer, Emmett and Teller）型の吸着である。ラングミュア型の吸着が起こった場合、固体の表面張力は低下する。（低下するからこそ、吸着は起こる。）従って、ヤングの式によれば、接触角は大きくなるはずである（図(b)）。一方BET型の吸着が起これば、液体が多層に吸着した固体表面は液体の表面張力と同じになるから、接触角は0°になるはずである（図(c)）。果たして平衡接触角とは、どれなのか？　こんな基本的な問題が、まだ濡れの現象には残っているのである。開放系から密閉系に移した時、接触角が時間と伴にどう変化するのか？　あるいは、変化しないのか？　少なくとも、そんな実験が必要だと思われる。（辻井　薫）

第2章

界面活性剤の分子構造と溶解挙動

三宅深雪
山下裕司
坂本一民

1　はじめに

化粧品、パーソナルケア製品における界面活性剤は、様々な成分を効率よく混合し、使用性のよい混合状態を生み出すことが要求される。製品の製造時には、原料の溶解温度やハンドリング時の粘度、保存時には混合・分散状態の温度や保存期間における安定性など、さまざまな問題に遭遇する。その時に、臨界充填パラメーター（ＣＰＰ）で整理される界面活性剤の相挙動の理解が、作業効率、ハンドリング性や分散安定性のよい分子集合状態の予想や制御を可能とするはずである。界面活性剤の相挙動には、親水部の親水基や対イオンの種類、疎水基の種類が大きく影響する。ここでは、まず界面活性剤系の相平衡図に関する基本的な考え方・読み方を述べ、後半は各種界面活性剤の分子構造が相挙動や溶解温度に与える影響をまとめる。

2　界面活性剤系の相平衡図

界面活性剤は分子中に親水基と疎水基を有する両親媒性物質であり、一般の溶質とは異なる溶解挙動を示す。水中では界面活性剤の親水基は水との親和力（水和）が働く一方で、疎水基周囲の水は構造性の高い状態（エントロピーの減少）になるため疎水基を系から排除する作用が働く（疎水性相互作用。252ページ、コラム04を参照）。その結果、界面活性剤固有の性質である界面吸着や会合現象が生じる。この会合現象を組成や温度などの関数として表したものが相平衡図（以降、相図と略す）である。相図から、界面活性剤の特定の条件下での溶存状態や相転移現象などの情報を得ることができる。

2－1　2成分系の相図

両親媒性という特徴をもつ界面活性剤は、水中で疎水性相互作用を発現し、ミセルやリオトロピック液晶など多様な自己組織体を形成する。それゆえ、界面活性剤を含む相図では自己組織体の種類で区分された相状態が現れる。これは、単に水溶媒の場合に限らず、他種の溶媒およびそれらの混合溶媒において複雑な相挙動を示す。

図１に界面活性剤／水２成分系の模式的な相図[1)]を示す。界面活性剤濃度が低い領域では分子分散溶液相（W）が存在し、それより僅かに高い濃度からミセル溶液相（W_m）が現れる。なお、ミセル溶液相には図１のように水を溶媒とする通常のミセル溶液（W_mまたはL_1）と油

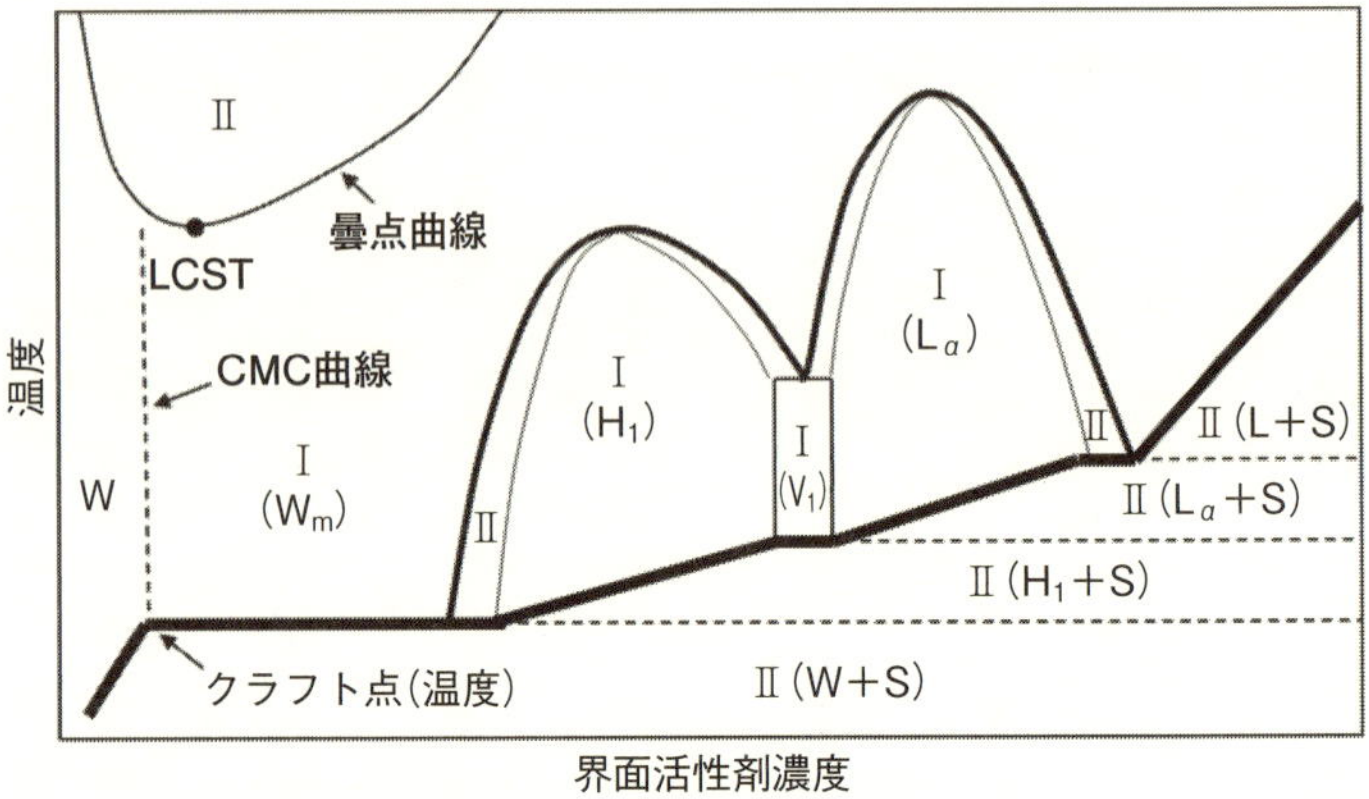

図1　界面活性剤/水２成分系の相図[1)]

Ⅰは１相、Ⅱは２相を表し、括弧内は各相の種類（本文参照）を指す。

相を溶媒とする逆ミセル相（O_mまたはL_2）が存在するので、相図を判読する際には、成分とその標記に注意が必要である。分子分散溶液相（W）とミセル溶液相（W_m）との境界がいわゆる臨界ミセル濃度（CMC）に該当し、一般的な界面活性剤のCMCは10^{-4}〜10^{-2}mol/L程度である。また、クラフト点（またはクラフト温度）と呼ばれる、界面活性剤の溶解度が急激に増加する温度がある。クラフト点以上の温度で、溶解度曲線は濃度に依存せずほぼ一定になる。これはクラフト点に相当する温度・濃度においてミセルを形成するためであり、それゆえ溶解度曲線とCMC曲線の交点がクラフト点として定義される。

界面活性剤の濃度を上げると、バルク水相の減少によりミセル溶液相からリオトロピック液晶相に転移する。リオトロピック液晶には多種多様な

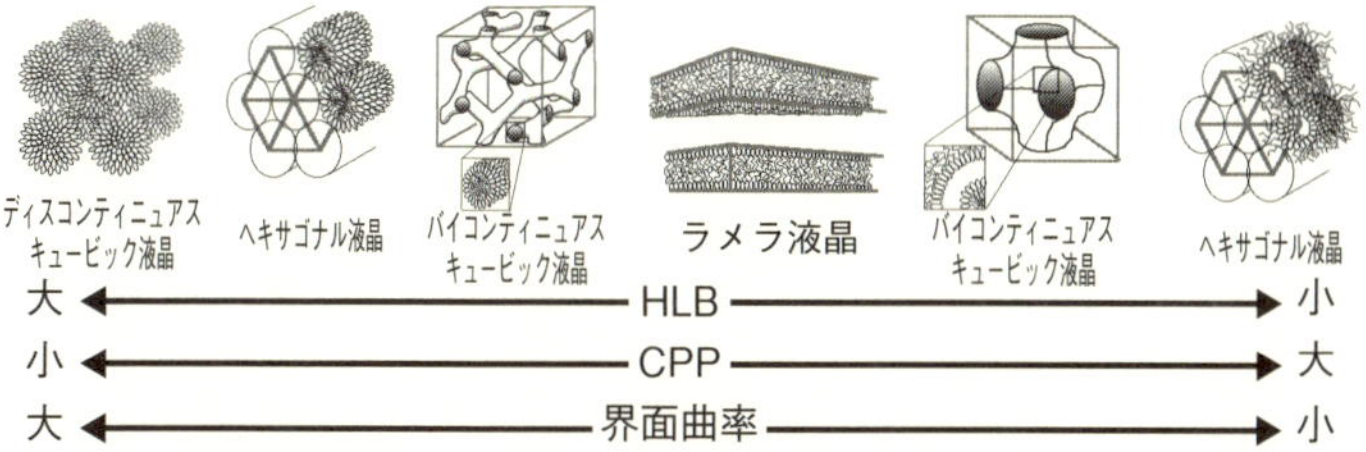

図２　自己組織体構造と構造を規定する各種パラメーター（界面曲率、臨界充填パラメーター（CPP）、親水性-疎水性バランス（HLB））の関係

構造が存在し、図2に示したヘキサゴナル液晶（H_1）やバイコンティニュアス（両連続）キュービック液晶（V_1）、ラメラ液晶（L_α）、ディスコンティニュアス（不連続）キュービック液晶（I_1）の他に、ネマチック液晶（N）などがある。また、L_αを除く上記の液晶には「逆構造」が存在し、それぞれの略号はI_2、H_2、V_2のように表記される。ミセルおよびこれら液晶を含む界面活性剤の分子集合体を「自己組織体」もしくは「会合体」と呼ぶ。ミセル溶液はＣＭＣに相当する一定濃度の分子分散溶液（Ｗ）中に分子集合体（ミセル）が分散溶解した状態である。液晶は、液体の流動性と個体の規則性の両方の性質を有し、液体と固体の中間に存在する独立の状態である（301ページ、コラム05参照）。液晶は界面活性剤の種類や濃度、温度、共存添加物によって異なった構造となり、各液晶の基本構造は図2のとおりで、いずれもナノメートルスケールの構造ユニットを有する。

その他に、図1の相図中で特徴的なのが曇点曲線である。

曇点とは言葉の如く「溶液が白濁する温度」を指し、ポリオキシエチレン型の非イオン界面活性剤系でしばしば見られる現象である。これは親水基であるポリオキシエチレン鎖の温度上昇に伴う脱水和に起因するが、他種の親水基を有する界面活性剤においても化学構造の調整や無機塩などの添加物を加えることで曇点を観察することができる。図1の曇点領域（2相領域、Ⅱ）では連結線（タイライン（tie line）：2つの平衡組成を結ぶ水平な等温線）が横軸に対し平行に描かれる。すなわち、曇点以上で溶液はミセル溶液相（W_m）と分子分散溶液相（W）から成ることを意味する。界面活性剤の種類によっては界面活性剤相（D）+Wもしくは逆ミセル溶液相（O_m）+Wと記述されることがある。同様に、温度変化に伴う相転移現象として液晶の溶解があり、図1のいずれの液晶も系の温度が上昇することで他の相へと相転移をする。一般に、非イオン界面活性剤は温度の影響を受けやすく、イオン性界面活性剤は受け難い傾向がある。

曇点と同様に、ミセル溶液相および各液晶相の間には大抵の場合2相共存領域が存在する。W_m相とH_1相の間であれば単にW_m+H_1相が存在するということになるが、液晶間（例えばH_1相とV_1相）のように実験的に観察し難い場合もある。さらにこの2相領域をよく見ると、温度上昇とともに2相領域の温度幅が狭くなり、頂点では直接H_1（あるいはL_α）相からW_m相に転移していることが分かる。この温度を調和融点（azeotropic point）と呼び、この点においい

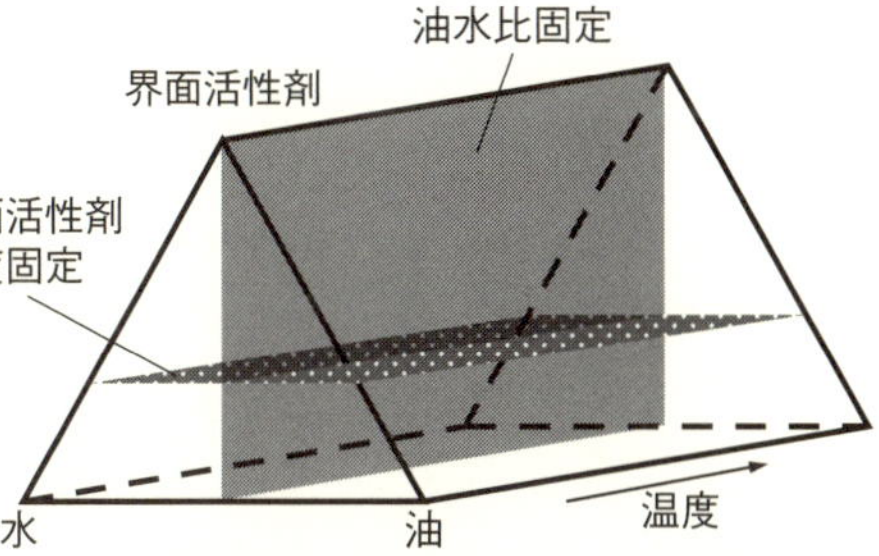

図３　温度を変数とした場合の水／ポリオキシエチレン型界面活性剤／油３成分系相図の表し方

ては共存する液晶相とW_m相の組成が等しくなる。

2-2　3成分系の相図

前述のように2成分系の相図は温度と組成を軸とした図で描かれる。一方で、3成分系の場合は複雑であり、成分の組成や温度（および圧力）を固定した図となる。逆に、それらが3成分系の変数であり、3成分系で描かれ得る相図の全体像は図3のような「三角柱」になる。温度を固定した時の相図は三角形になり、温度を変化する時はいずれか1成分の組成を固定して表す。

2-2-1　組成を変数とした時の相図

図4に模式的な三角形の相図を示す[2)]。化粧品やトイレタリー、食品、医薬品などの応用分野に関しては界面活性剤／水／油が主要な3成分であり、ここでも各成分

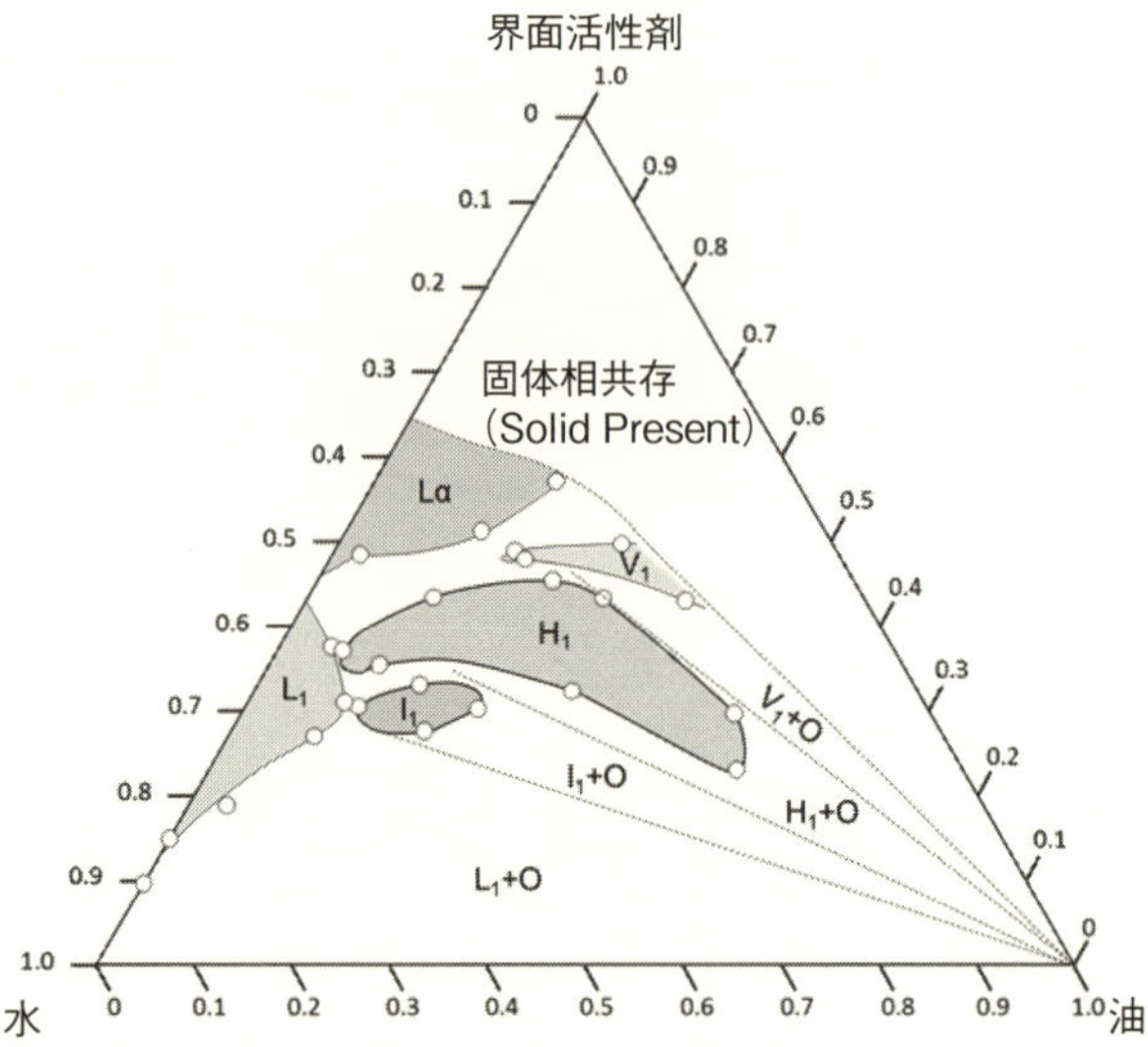

図４　界面活性剤／水／油３成分系の相図[2)]

相の記号は本文参照

を三角図の頂点に置く。この頂点ではその成分が１００％の組成になり、頂点から離れるにつれて濃度は減少することになる。２成分系と同様に、３成分系でも様々な自己組織体が形成される。また、相律からも理解できるように独立変数が増えるため、出現する相も2相だけでなく条件に応じて3相が現れる。さらに、混ざらない成分、例えば油と水が存在するため、〝エマルション〟や〝マイクロエマルション〟のような状態が現れ、その多相領域における連結線は極めて複雑になる。

３成分系の特徴である油と水が均一に混ざらない領域は各成分の化学的性質に依存し、特に界面活性剤の影響が大きい。それゆえ、界面活性剤の親水性と親油性の程度を表す〝HLB〟（親水性—親油性バランス：Hydrophilic–Lipophilic Balance）で相挙動を大別すると分かりやすい[3)]。HLBが大きいと親水性、小さいと親油性を意味するが、HLBの大小によって各溶媒との親和性が変化するため相挙動も大きく変わってくる。図5にはHLBが大（親水性）から小（親油性）へ移行する時の典型的な相挙動の模式図を示している。実際の系では、界面活性剤高濃度領域に種々の液晶が形成され、相挙動はより複雑になるが、ここではそれを省略し、1相領域（I）として表している。HLBが大きい時、すなわち親水性の界面活性剤の系では図5(a)、HLBが小さい場合が(c)のような相図となり、一見類似した相図に見えるが、全く異なるものである。図5(a)の線分ABを使って説明すると、界面活性剤／水2成分混合溶液（点A）でミセル溶液（W_mまたはL$_1$）が形成され、そこに油が加えられるとミセル中に油が可溶化される。油がさらに加えられると可溶化限界（点M）に達し、可溶化できない油（O）が分離する。この2相をW_m＋Oと表記し、O／Wエマルションと同義である。

HLBが小さいということは逆型の自己組織体を形成しやすいということであり、相図上では油が多い領域で逆ミセル溶液（O_mまたはL$_2$）が形成される（図5(c)）。この逆ミセルに水を加えると、はじめは水（W）を可溶化できるが、量が増えると限界を越えて可溶化できなくなり分子分散溶液相（W）が分離する。起こっている現象は、図5(a)と(c)で同じであり、単

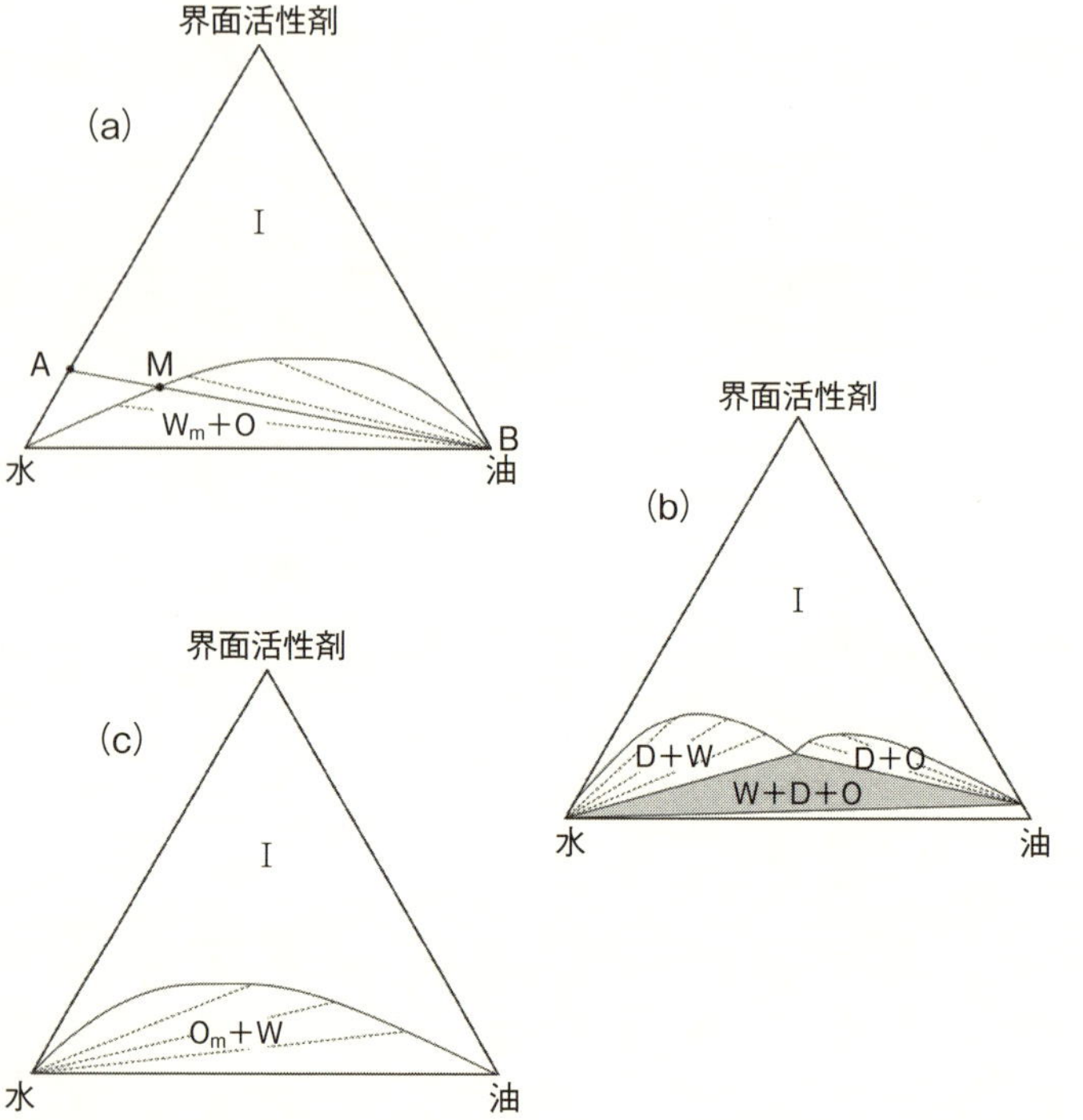

図5　異なるHLBを有する界面活性剤と水、油から成る3成分系相図

(a) HLBが大きい界面活性剤系、(b) HLBが中程度の界面活性剤系、(c) HLBが小さい界面活性剤系。Iは1相領域を表し、2相領域(W_m＋O、D＋O、D＋W、O_m＋W) 中の破線は連結線を表す。その他の表記法は本文を参照。

純に逆の構造体が存在するだけである。また、結果として(c)の場合の2相領域にはO_m＋W、すなわちW／Oエマルションが形成される。

図5(b)はHLBが釣り合っている時に見られる相図である。〝HLBが釣り合っている〟界面活性剤は溶媒

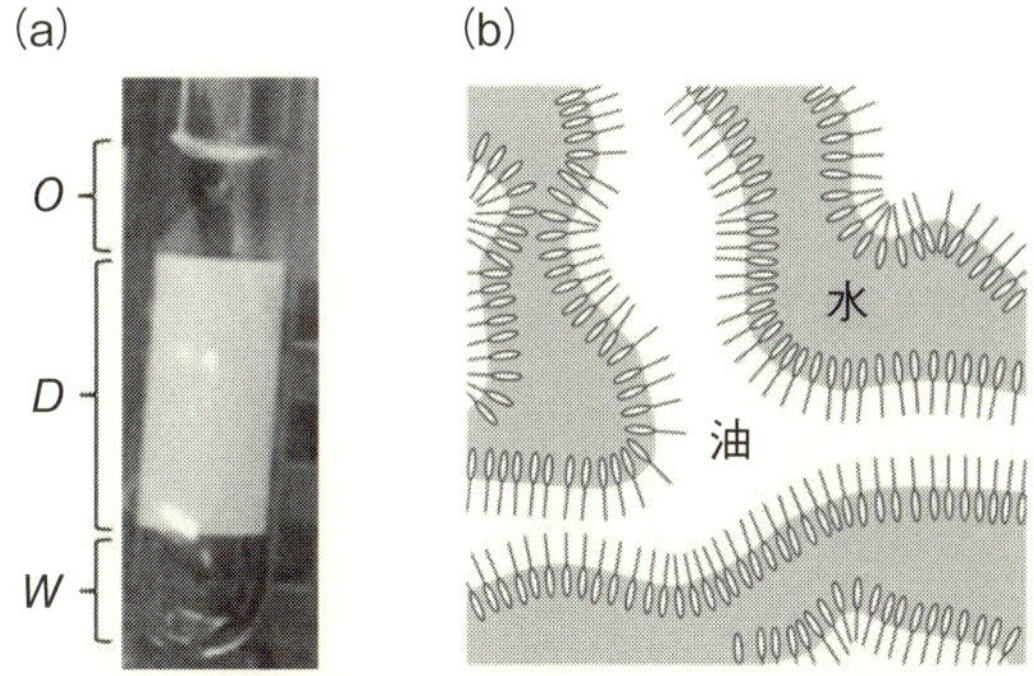

図6　3相平衡状態の外観写真（a）と両連続型マイクロエマルションの模式図（b）

O：油相、*D*：両連続型マイクロエマルション相、*W*：水相

の量に応じてミセルまたは逆ミセルを形成することができ、水と油の適当な混合比では3相領域（W＋D＋O）が現れる。すなわち、図5(a)と(c)と同様に、界面活性剤濃度が増加すれば1相になるが、濃度が低い時には水相（W）、油相（O）、そして両連続型マイクロエマルション（D）からなる3相平衡状態になる（図5(b)）。図6(a)にその外観写真を示しており、多くの場合、密度の関係から最下相がW、真ん中の相がD、最上層がOとなる。3相平衡状態での相律はF＝3－3＋2＝2となり、温度と圧力が一定の条件下では自由度Fは0となる。つまり、この3相が現れる三角形（連結三角形、図5(b)）の領域内では、それぞれの相（W、D、O）の組成は不変であり、それぞれの頂点が各相の組成を表すことになる。

図5の多相領域中に描かれている破線は連結線

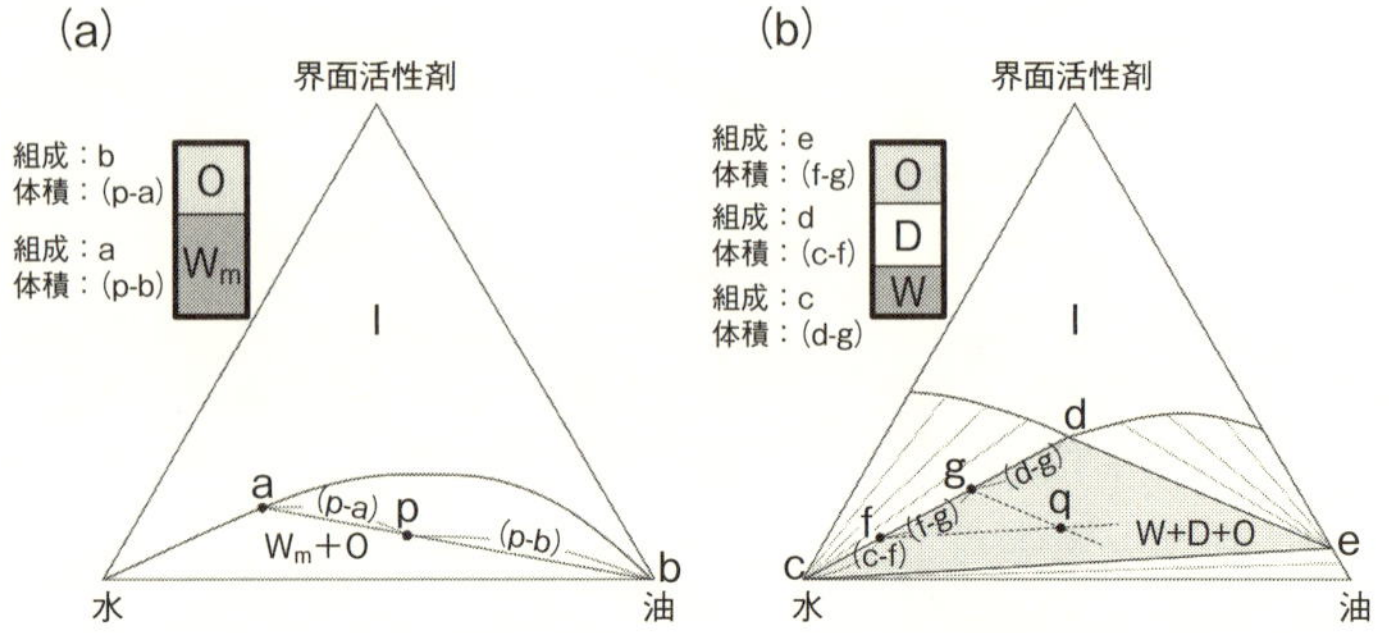

図７　２相（a）または３相（b）領域での組成と各相の体積比率

(tie line)と呼ばれ、2相または3相を形成している各相の組成と体積比率を表す。図7(a)のp点の組成で溶液を調製した場合、その溶液中で共存するW_m相とO相の組成はa点とb点の組成になり、またW_m相とO相の体積比はてこの原理に基づき(p−b)/(p−a)となる。ここで、(p−b)と(p−a)はそれぞれの線分の長さを表す。連結線上であれば、W_m相とO相の組成は変化しないが、体積比率は変化することを意味する。図7(b)に示す3相領域の場合、前述のとおり3相領域内であれば、各々の相の組成は必ず三角形の頂点(c、d、e)の組成になり、各相の体積比率のみが変化する。図7(b)のq点の体積比率は三角形の辺に平行な線(図中の破線)から求めることができる。この場合、辺cdと交わる点をf点、g点とすると、3相状態の各相の体積比率はW相/D相/O相＝(d−g)/(c−f)/(f−g)となる。

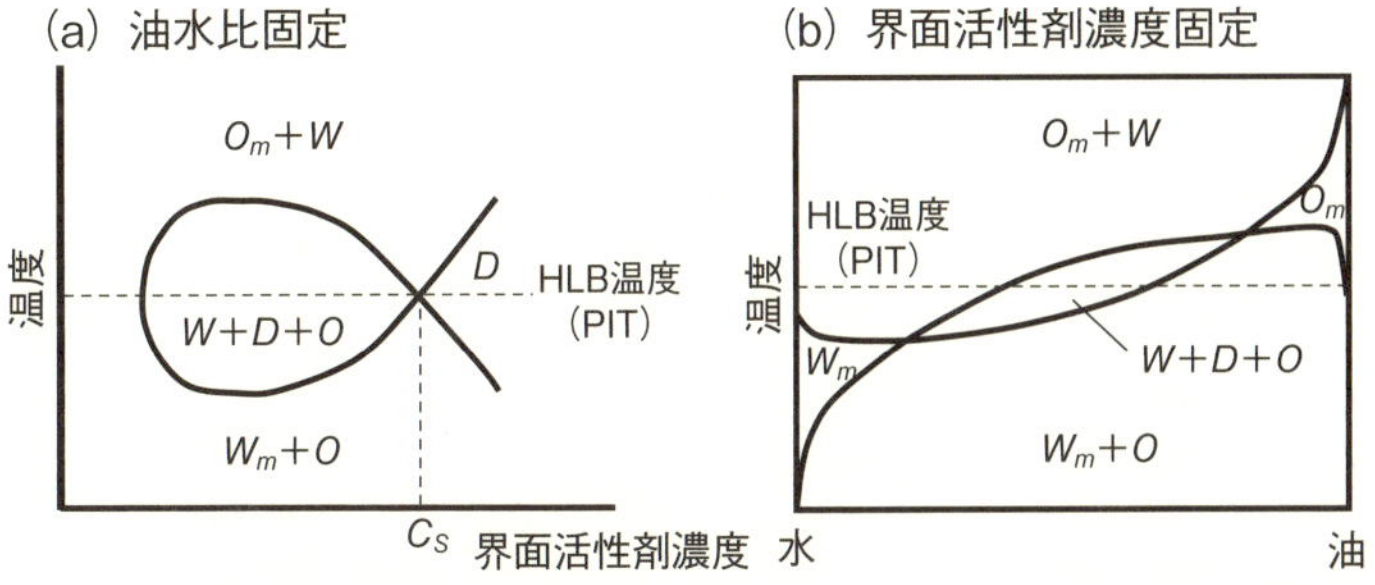

図8　温度を変数とした場合の水／ポリオキシエチレン型界面活性剤／油3成分系相図の表し方

(a) 油水比を固定した場合（図中は油：水＝1：1）の相図であり、図3の三角柱を垂直方向に分断した面に相当する。(b) 界面活性剤濃度を固定した場合の相図であり、三角柱の水平方向面に相当する。

2-2-2　温度を変数とした時の相図

図3に示したように、温度を変化した時の相図の表し方は様々である。すなわち、ある成分の組成を固定して温度を変化させて相図を描くことになり、組成の選択は任意である。残りの2つの成分については変数となり、温度と同様に相図の軸となる。図8には、その代表的な相図の表現方法を示しており、(a)が油水比を固定した場合、(b)が界面活性剤濃度を固定した場合の相図である。温度に対して強い影響を受けるポリオキシエチレン型非イオン界面活性剤の系を参考に示したが、図8(a)はいわゆる〝フィッシュ型〟相図であり、油水比を固定し、界面活性剤濃度（横軸）と温度（縦軸）を変数とした場合に魚のような形をした相図が得られる。ポリオキシエチレン型界面活性剤は、温度が上昇するにつれて親水基のポリオキシエチレン鎖が脱水和するため親油性

に変化する。そのため、低温ではO／W型、高温ではW／O型エマルションが形成され、その中間の温度では$W+D+O$の3相平衡になる。図5では界面活性剤のHLBに観点を置いて説明したが、このように界面活性剤の種類だけでなく、温度によってもHLBは変化し、相図の様相は大きく異なってくる。図8(a)では界面活性剤濃度が増加すると1相領域(D相)が現れているが、これは図5(b)の界面活性剤高濃度領域（三角形の頂点に向かう方向）に相当する。このフィッシュの尾びれの付け根部分（1相と3相が接する温度）をHLB温度またはPIT(Phase Inversion Temperature：転相温度）と呼び、界面活性剤が親水性から親油性に転換すると同時にエマルションのタイプがO／WからW／Oに変化する温度として知られている[4)]。また、この時の濃度C_sは水と油を可溶化するのに必要な界面活性剤の最小量である。

図8(b)は、界面活性剤濃度を固定し、油水比（横軸）と温度（縦軸）を変数とした相図である。同じようにポリオキシエチレン型界面活性剤系を参考にしているので、温度変化に対応した転相現象が観察される。この図では水と油の割合を変化しているので単独のミセル溶液相と逆ミセル溶液相がしばしば現れる。水の多い領域ではミセル溶液相（W_m）がHLB温度より低温側で存在し、油はすべてミセルに可溶化されている。W_m領域の上側の曲線（上部臨界温度曲線）がいわゆる曇点曲線である。一定の温度で油の割合が増していくと可溶化限

界に達し、油相として分離してくる（W_m＋O）。この可溶化限界は温度上昇に伴い油の多い方へシフトし、HLB温度付近では急激に増す。これはミセルの会合数が増加するためである。同様に、油の多い領域では、逆ミセル溶液相（O_m）がHLB温度より高温側で存在し、水は逆ミセルに可溶化され、HLB温度に近づくと水の可溶化量は増加していく。

2―3　4成分以上の相図

界面活性剤系のほとんどの相図が2成分系もしくは3成分系で表される。4成分系になると一定温度でさえ四面体空間の相図となり、平面的な相図で全体を見渡すことはできず、全体の相状態を理解するのは困難になってくる。しかしながら、現実の系では、混合油を用いたり、鎖長分布のある界面活性剤を使用したりするため、多成分系の相図が必要となってくる。この場合、擬似的に成分数を減らして（例えば、水とグリセリンであれば、グリセリン水溶液を1成分として考える）相図が描かれる。どのように成分数を減らすかがポイントとなるが、実用的な系に適用するために擬似3成分系を取り扱い、その相図から全体の相平衡の断面を求めることによって界面活性剤のHLBと相挙動が議論される。

3　自己組織体の構造

ミセルのように溶質が溶媒中で分子分散せず、分子間の相互作用によって会合体を形成するような現象を自己組織化（self-organization）といい、複数の分子から形成される構造体を自己組織体と呼ぶ[5)]。溶質が自己組織化する一般的な必要条件としては、(1)溶媒との親和性が低く、分子間に引力的相互作用が働く疎媒基を有すること、(2)溶媒と親和性のある親媒基を有すること、(3)個々の分子が運動性を維持できる液体もしくは液晶状態にあることが挙げられる。単に分子分散濃度が低い溶質（低溶解度）のように(1)と(2)の片方だけの条件を満たす場合には、固体の析出や2液相の分離など不安定な組織構造をもたらす。また、自己組織体中の溶質が固体状態であると、固体の融点以下で活動度が急激に低下し、析出によって系から排除されてしまう。すなわち、図1に示すように自己組織体はクラフト点以上で形成される。表1に分子分散溶液と自己組織化溶液の比較を示す。界面活性剤溶液で形成される、ミセルやリポソーム、液晶、マイクロエマルションの他にタンパク質溶液や機能性高分子溶液が系中で自己組織体構造を構築し、それらの機能性を発現している。生体に見られる複雑多機能な組織が多くの場合自己組織体から成り立っていることと関連づけられる。

表１　分子分散溶液と自己組織化溶液[5)]

分子分散溶液 （無秩序混合系）	自己組織化溶液 （機能性溶液・生物系）
希薄溶液	ミセル溶液
電解質溶液	リポソーム系
正則溶液	液晶
正則高分子溶液	可溶化溶液・マイクロエマルション
溶融塩	タンパク質溶液 機能性高分子溶液
理想化しやすい	配向・会合・組織化した溶液
理想溶液から理解できる	生物的・有機的・機能的

図２の自己組織体模式図から分かるように、自己組織体の形態は多種多様である。これらは溶質である界面活性剤の分子構造に強く依存し、また、溶媒の種類、組成、共存物質、温度などに影響される。ここでは、自己組織体構造および相転移現象を理解し、制御するために用いられる３つのパラメーター（界面曲率、臨界充填パラメーター（ＣＰＰ）、親水性―親油性バランス（ＨＬＢ））について、順に説明する。

３―１　界面曲率

自己組織体構造は界面曲率（主曲率）で特徴付けられる。原理的に、自己組織体の表面上のすべての点は２つの主曲率半径R_1とR_2を用いて、平均曲率およびガウス曲率として定義される。

表2　様々な自己組織体の平均曲率とガウス曲率

自己組織体構造/相	平均曲率	ガウス曲率
球状ミセル（W_m）	$+1/R$	$+1/R^2$
棒状ミセル（H_1）	$1/(2R)$	0
バイコンティニュアスキュービック相（V_1）	$0\sim1/(2R)$	$-1/R^2\sim0$
ラメラ（L_a）	0	0
逆両連続キュービック相（V_2）	$-1/(2R)\sim0$	$-1/R^2\sim0$
逆棒状ミセル（H_2）	$-1/(2R)$	0
逆ミセル（O_m）	$-1/R$	$1/R^2$

$$平均曲率：\quad c=\frac{1}{2}\left(\frac{1}{R_1}+\frac{1}{R_2}\right)$$

$$ガウス曲率：\kappa=\frac{1}{R_1}\times\frac{1}{R_2}$$

低濃度界面活性剤からなる球状ミセルの場合は、等方性の構造なので平均曲率は$c=1/R$（$R=R_1=R_2$）、ガウス曲率は$\kappa=1/R^2$、ヘキサゴナル液晶を構成する棒状ミセルでは、$R_2=\infty$から$c=1/2R_1$、$\kappa\sim0$となる。慣例として、水溶媒に対して界面が凸の場合は正の曲率、逆に凹の場合は負の曲率と表され、図2に示すような界面活性剤系の自己組織体の曲率はW_m、I_1、H_1、V_1、L_a、V_2、H_2、I_2、O_mの順に小さくなっていく。表2に界面活性剤系の自己組織体における平均曲率とガウス曲率の一例を示す。

3－2　臨界充填パラメーター（CPP）

自己組織体の規則構造は、系が存在する

空間に占める自己組織体と分子分散溶液の割合および自己組織体を構成する界面活性剤の分子構造に反映され、与えられた条件の中で界面面積が最小になる幾何学的構造をとる。自己組織化を支配する主要な力は炭化水素－水界面（便宜上、疎媒基を炭化水素、溶媒を水とした）における疎水性引力と親水基の斥力（イオン斥力、水和斥力、立体斥力）から生じる。前者は分子の会合を促進し、後者は水との接触が要求される。これら2つの競合する相互作用から、界面領域に主に働く2つの〝拮抗力〟という概念が生まれる[6)]。自己組織体を構成する界面活性剤1分子あたりの全界面自由エネルギー（μ_N^0）は次式で表される[6)]。

$$\mu_N^0 = \gamma a + \frac{K}{a}$$

ここで、Kは定数、γは界面張力、aは界面活性剤頭部の有効面積であり、右辺第1項は引力項、第2項は斥力項を表す。これらの相互作用が界面における同一平面内で働くと仮定した場合、自由エネルギーの最小値は$\partial \mu_N^0 / \partial a = 2\gamma a_S (a_S = (K/\gamma)^{0.5})$となる。$a_S$は最適有効断面積と呼ばれ、自己組織体構造を規定する重要な因子である。

イスラエルアチヴィリはこの界面活性剤の分子構造と自己組織体の形態を関連づける臨界

充填パラメーター（ＣＰＰ）を提唱しており[33)]、実際に有用な指標であることが認められている。ＣＰＰは自己組織体中での疎水基の占有容積（V_L）、疎水基の長さ（l）、および最適有効断面積（a_S）から次式を用いて求められる。

$$CPP = \frac{V_L}{a_S \cdot l}$$

式から分かるように、無次元の単位をもつＣＰＰは実質的な疎水基容積（V_L）の容器（$a_S \cdot l$）中の占有率を表したものであり、その占有率に応じて１分子が作り出す幾何学構造が決定される。例えば、この計算式から$a_S \cdot l$は単純な円柱の体積を表すことになり、疎水基の有効容積が約30％しか満たさない場合、円錐状のパッキングとなる。さらに、この円錐状の分子が会合すると球状のミセルが形成される。ＣＰＰが1/3以下でミセル、1/3～1/2でヘキサゴナル液晶、１以下でラメラ液晶というようにＣＰＰで自己組織体の構造が決定され、界面の曲率と良い相関を示すことが分かっている（図２）。

3－3　親水性―親油性バランス（ＨＬＢ）

親水性―親油性バランス（ＨＬＢ）とは、端的に言うと、水と油それぞれに対する界面活性剤の親和性を表すパラメーターである。ＨＬＢも界面曲率（ＣＰＰ）と密接に関連しており、ＨＬＢが大きい場合はＣＰＰが小さい傾向にあり、形成される自己組織体の界面曲率は大きくなる（図2）。系の条件（温度、組成、濃度など）により、これらのパラメーター間の関係は変化してくるが、一定温度の2成分系のような単純な界面活性剤水溶液系では組成（濃度）とＣＰＰ（界面曲率）との典型的な関係がみられる。ＨＬＢを数値で表したものがＨＬＢ値であり、産業上界面活性剤を取り扱う場合にしばしば利用される数値である。ここでは詳しい説明を省くが、ＨＬＢ値から界面活性剤の可溶化能や乳化能などを予測することができ、処方開発には有用な指標である。

4　アニオン界面活性剤

アニオン界面活性剤は、石けんに代表されるように、多くは洗浄剤として用いられる。ア

表3　代表的なアニオン界面活性剤の分子構造

（太字は親水部）

カルボン酸塩	ラウリン酸Na（C_{12}Soap）	$C_{11}H_{23}$**COONa**
スルフォン酸塩	ドデシルスルフォン酸Na	$C_{12}H_{25}$**SO_3Na**
	ドデシルベンゼンスルフォン酸Na（LAS；x＋y＝11）	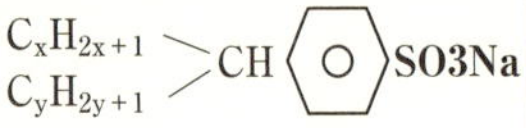
硫酸エステル塩	ドデシル硫酸Na（SDS） POE付加ドデシルエーテル硫酸エステルNa（AES）	$C_{12}H_{25}$**OSO_3Na** $C_{12}H_{25}$**O（EO）$_P$$SO_3$NA**
リン酸エステル塩	アルキルリン酸Na	$C_{12}H_{25}$**$OPO_3$2NA**

ニオン界面活性剤が、乳化・可溶化・分散の各作用が総合的に働き、汚れを被洗浄物から落とし水に移す働きをもつからである。工業的に代表的なアニオン界面活性剤の分子構造を表3に示す。陰イオン性の親水部としては、カルボン酸塩、スルフォン酸塩、硫酸エステル塩、リン酸エステル塩などが存在する。また、アルキル鎖としては、炭素数12から18程度のものが多く用いられる。

4−1　親水部分子構造による相挙動

まずは、炭素数12のNa塩でボディーソープやシャンプーで汎用のアニオン界面活性剤の相挙動を比較する。図9に、代表的なアニオン界面活性剤であるラウリン酸Na（C_{12}Soap）[7]、ドデ

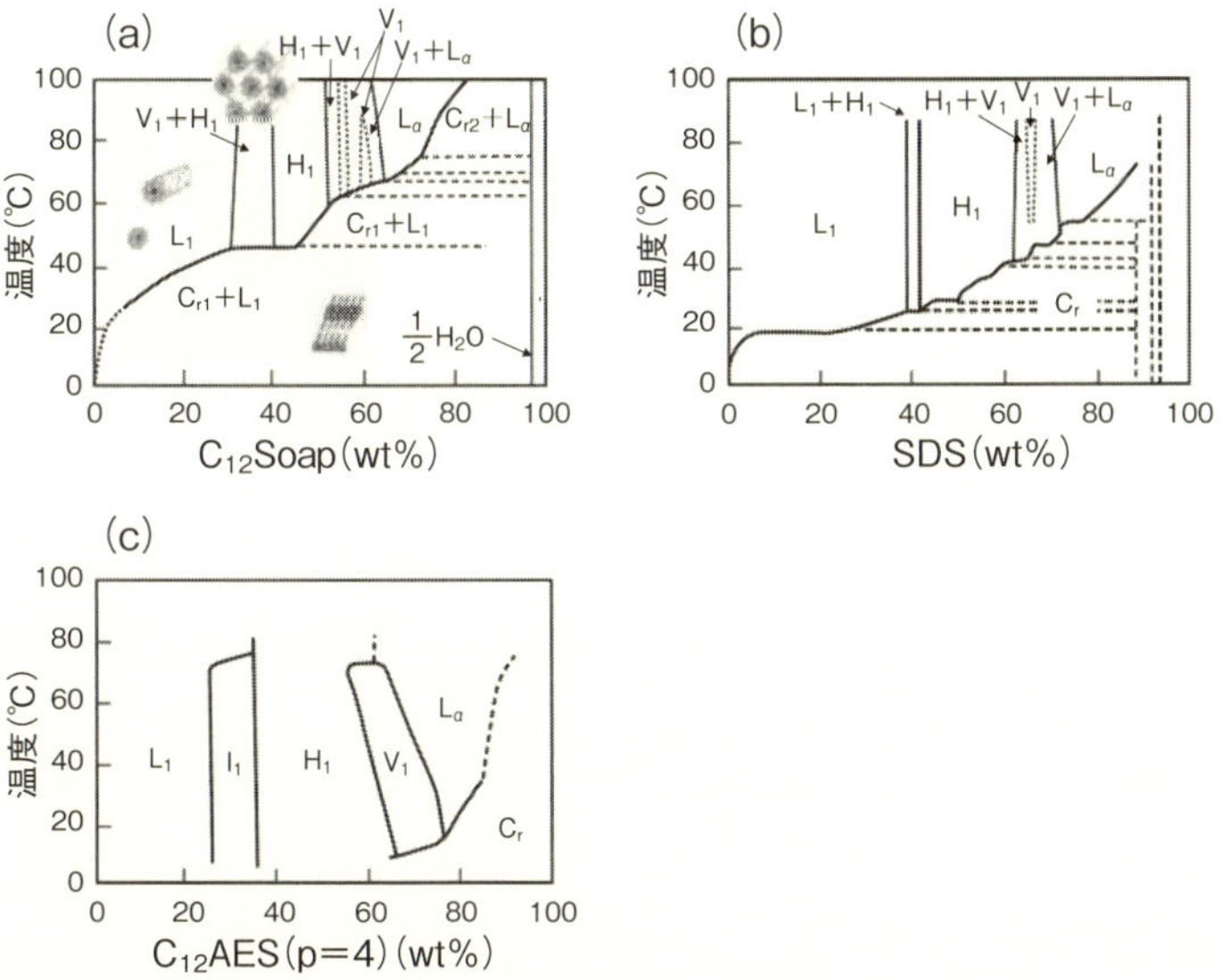

図９　代表的なアニオン活性剤の相図

相状態は以下のように表記。L_1：ミセル溶液、H_1：ヘキサゴナル液晶、V_1：キュービック、液晶、L_α：ラメラ液晶、C_r：結晶固体

三宅深雪（2014），アニオン界面活性剤の相挙動，PHARM TECH JAPAN, Vol. 30 No. 11, 56（2150）-57（2151），じほうより転載（一部改変）

シル硫酸エステルNa（SDS）[8]、ラウリルベンゼンスルフォン酸Na、アルキルエーテル硫酸エステルNa（C_{12}AES）[9]の相図を示す。まず、SDSに比べて、C_{12}Soapの溶解温度は全濃度領域で高い。カルボン酸基が硫酸基よりコンパクトで、かつカルボニルの双極子モーメントの相互作用で分子配向を促進することが、固体中でのパッキングを高め、溶解温度を上げている。C_{12}AESは、液晶相が出現するまで固体相は出現せず、溶解温度は0℃以下である。C_{12}AESのエチレ

ンオキサイド（ＥＯ）部は、水和して親水基である硫酸基の分子断面積a_Sを拡大するので、結晶化を抑制する。固体相の溶解温度の差が、石けんは固体製品に、AESは液体製品に多く利用される所以である。

一方、溶解温度以上のC_{12}Soap、SDS、C_{12}AESの溶存状態では、いずれも中間濃度領域から液晶相が出現する。C_{12}Soap、SDSでは、30～40％付近でヘキサゴナル液晶（H_1）が出現し、60～70％付近からラメラ液晶（L_α）が現れる。C_{12}AESでは、ヘキサゴナル液晶の前後にキュービック液晶（I_1、V_1）相が出現する。しかし、一般原料のアルキルエーテル硫酸エステル塩（AES）はＥＯ鎖に分布をもつので、キュービック相は出現しない。

C_{12}SoapやSDSのヘキサゴナル液晶からラメラ液晶への変化は、ＣＰＰが1/3～1/2から１に変化したことを意味するが、界面活性剤濃度の増大で親水部の水和が減少し、分子断面積が小さくなることがわかる。また、C_{12}AESでのキュービック相I_1の出現は、ＥＯ部が親水部を嵩高くして、ＣＰＰが1/3以下となったことを意味している。このように、分子構造によるＣＰＰバランスが相挙動を左右する。

表4　Soap と AS の炭素鎖長とクラフト点

	R	クラフト点（℃）
Soap R-**COONa**	C_{12}	20
	C_{14}	34
	C_{16}	45
	C_{18}	54
AS R-**OSO_3NA**	C_{12}	9
	C_{14}	21
	C_{16}	45*
	C_{18}	56*

*1％水溶液の溶解温度

表5　DS と C_{12}Soap の対イオンとクラフト点

	対イオン	クラフト点（℃）
$C_{12}H_{25}OSO_3^-$	Na^+	9
	K^+	34
$C_{11}H_{23}COO^-$	Na^+	20
	K^+	<0

4－2　アルキル鎖長と溶解温度

固体相の溶解温度は、濃度に伴いゆるやかに増加する傾向にある。溶解温度の尺度であるクラフト点は、厳密には、固体相の溶解度曲線とCMC曲線の交点で定義される。便宜的に、所定濃度のミセル溶液で測定した溶解温度をクラフト点とみなすことがあるので、濃度条件に注意してデータを比較する必要がある。

表4には脂肪酸塩（Soap）とアルキル硫酸エステル塩（AS）のクラフト点に対する鎖長の効果を、表5には、対イオンの効果を示す[4),10),11)]。

Soap、ASともに、アルキル鎖長が長くなると、クラフト点は増加する。アルキル鎖がC_{12}、C_{14}のSDSのクラフト点はSoapに比べて低いが、C_{16}以上では同程度になる。SDSでは、Na塩よりK塩のクラフト点が高いが、Soapでは、K塩のクラフト点の方が著しく低い。これは、イオン半径とその水和が分子配向に関与した結果である。ASでは、半径の大きなKイオンは、イオン表面の電子密度の低下で水和が減少し、対イオンの結合を促進して固体状態が安定化する。一方、Soapでは、Kのイオン半径の大きさが、カルボキシル基間の配向と相互作用を乱す方向に働いて、固体での配向を乱す効果をもつ。このように、塩の種類は、親水部の有効面積に影響し界面活性剤の溶解性を左右する。水道水の使用条件では、Caイオンの対イオン効果を配慮する必要がある。一般に、Ca塩は、溶解性を著しく低下させる[12]。

4−3 界面活性剤の混合と溶解温度

低温での液体状態を保つために、多くの場合は界面活性剤を混合してクラフト点を下げる工夫がなされる。界面活性剤の混合によるクラフト点の変化のパターンとして、次の3つ(図10)が知られている[13]。

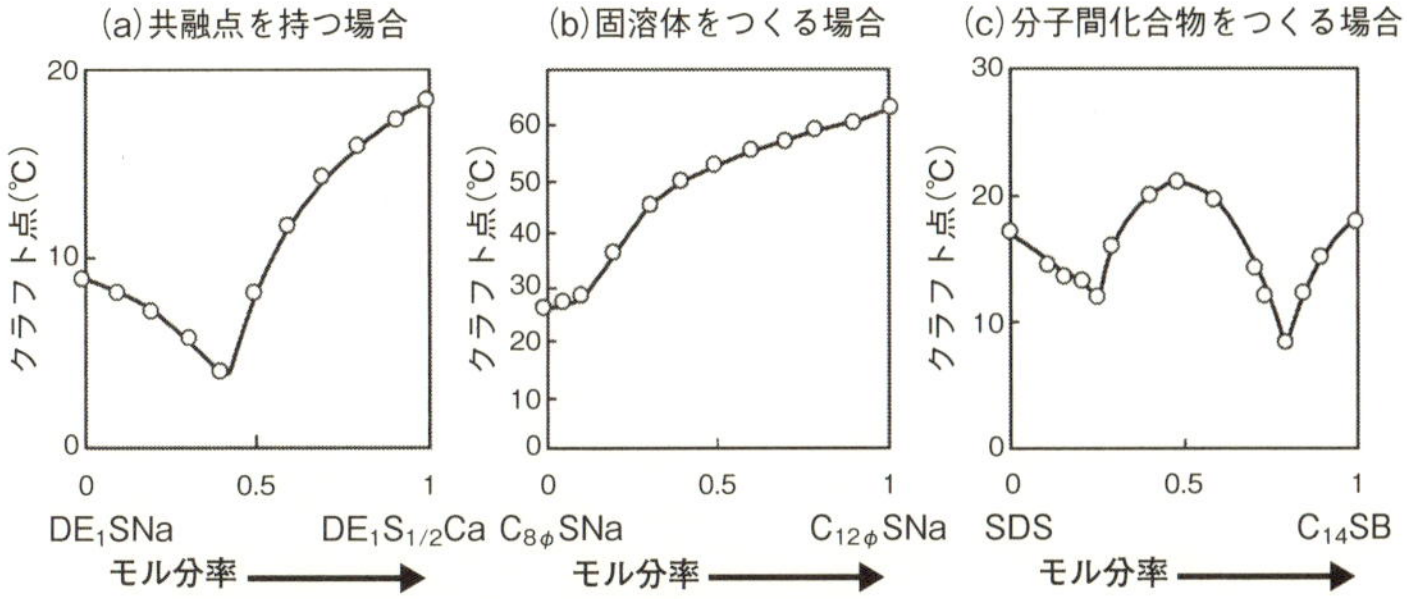

図10　界面活性剤の混合と溶解温度の変化

(a) ドデシルオキシエチレン硫酸Na（DE_1S・Na）/ドデシルオキシエチレン硫酸Ca（DE_1S・$_{1/2}$Ca）混合系

(b) オクチルベンゼンスルフォン酸Na（$C_{8\phi}S$・Na）/ドデシルベンゼンスルフォン酸Na（$C_{12\phi}S$・Na）混合系

(c) ドデシル硫酸Na（SDS）/C_{14}スルフォベタイン（$C_{14}SB$）混合系

三宅深雪（2014），アニオン界面活性剤の相挙動，PHARM TECH JAPAN，Vol. 30 No. 11，58（2152），じほうより転載（一部改変）

①共融点をもつ場合
②固溶体をつくる場合
③分子間化合物をつくる場合

共融点をもつ場合では、ある組成で極小（共融点）をもつと同時に、共融点以下では2つの純成分の結晶が混合している。多くの混合系はこのタイプとなるので、クラフト点の低い界面活性剤を混合することで効果的に溶解温度を低下することができる。

一方、固溶体の場合は、固体相で分子状に混合する。混合組成によって溶解温度が変化するが、このタイプの混合系は図10(b)の例以外ではあまり知られていない。さらに、アニオン界面活性剤と両性界面活性剤のように明確な相互作用をもつ界面活性剤の混合は、分子間化合物を形成し、組成-溶解温度曲線に極大をもつようになる（図10（c））。望みの液体状態を得るためには、界面活性剤の混合と溶解温度の変化を十分に調べる必要がある。

5　カチオン界面活性剤

パーソナルケア分野での対象表面は、多くの場合アニオン電荷をもつため、カチオン界面活性剤は、表面の改質を目的としてヘアコンディショナーや柔軟剤などに応用されている。また、菌に少量、吸着して殺菌作用をもつことから、除菌・衛生関連の製品にとっても欠かせない界面活性剤である。カチオン界面活性剤の親水基は、アンモニウム型が一般的であるが、ピリジニウム型や、塩基性アミノ酸に由来するグアニジン型のカチオン界面活性剤も存在する（表6）。カチオン界面活性剤では、親水基の窒素原子の水素結合性や結合したメチル基が相挙動に大きな影響を与える。

5-1　親水部分子構造による相挙動

まず、図11に、アルキルアンモニウム型のカチオン界面活性剤で、窒素原子に結合したメ

表6　代表的なカチオン界面活性剤の分子構造

アルキルアンモニウム塩	$C_{12}N(H)_a(Me)_bCl$	
$a=3$、$b=0$	ドデシルアンモニウムクロライド	$C_{12}H_{25}NH_3\cdot Cl$
$a=0$、$b=3$	ドデシルトリメチルアンモニウムクロライド	$C_{12}H_{25}N(CH_3)_3\cdot Cl$
ジアルキルアンモニウム塩	$R_2N(Me)_2Cl$	
$R=18$	ドオクタデシルジメチルアンモニウムクロライド	$(C_{18}H_{37})(C_{18}H_{37})>\mathbf{N(CH_3)_2\cdot Cl}$
アルキルピリジニウム塩	$C_{12}NP_yCl$	
	ドデシルピリジニウムクロライ	$C_{12}H_{25}N$  $\cdot Cl$
アルキルグアニジン塩	$C_{12}A_mGCl$	
$m=0$	ドデシルグアニジンクロライド	$C_{12}H_{25}\mathbf{NHC(NH2)=NH\cdot Cl}$
$m=4$	ドデシルアミドブチルグアニジンクロライド	$C_{11}H_{23}C(=O)NH(CH_2)_mNHC(NH_2)=NH\cdot Cl$

チル基の数による相挙動の変化を示す[14)15)]。カチオン界面活性剤として汎用される、4級アンモニウム型のドデシルトリメチルアンモニウムクロライド（DTAC）では、界面活性剤低濃度側で溶解温度は0℃以下と低く、ミセル溶液相より高濃度側にキュービック相（I_1）、ヘキサゴナル相（H_1）、バイコンティニュアスキュービック相（V_1）、ラメラ（L_α）相の順に液晶相が現れる。トリメチ

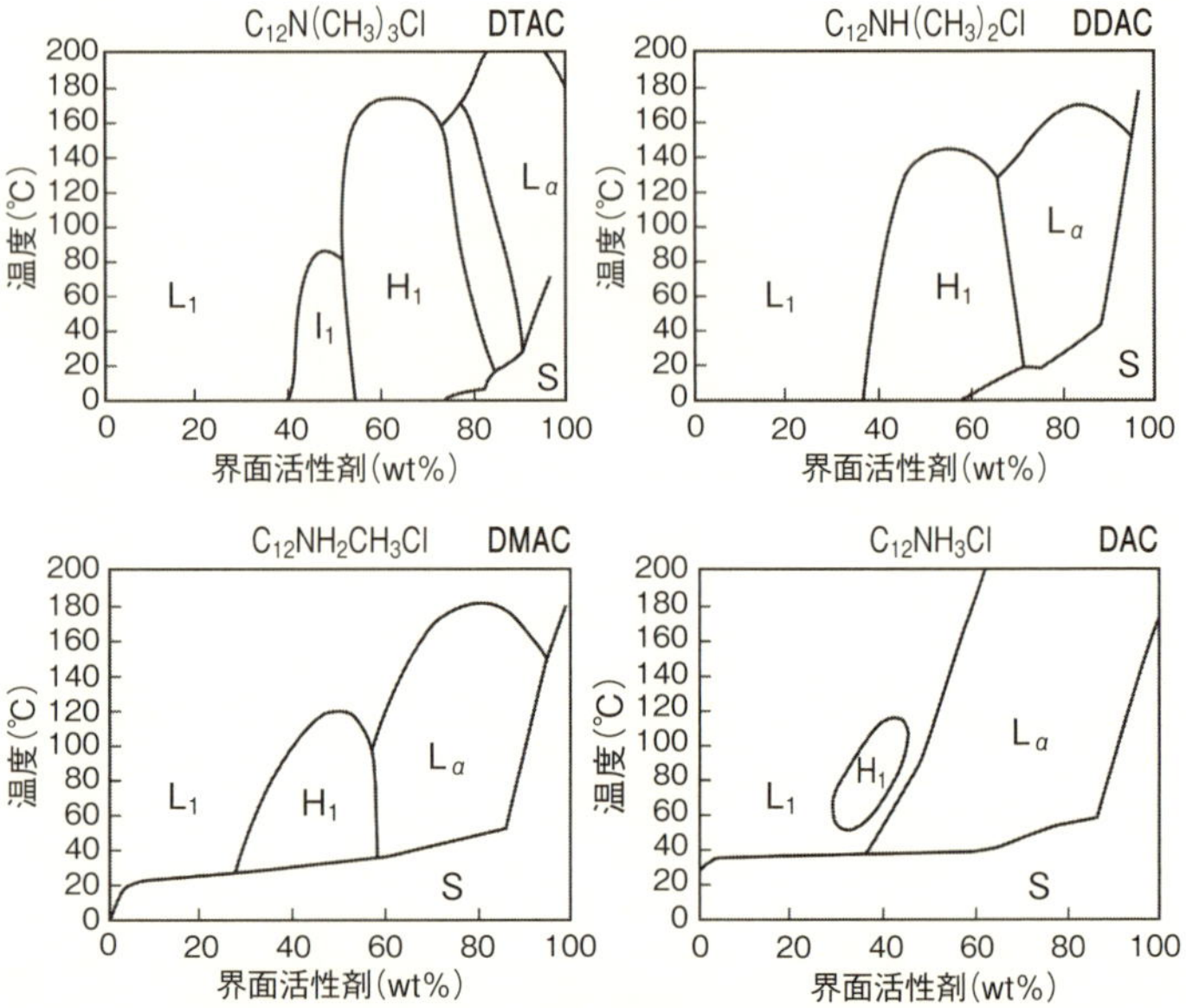

図 11　アルキルアンモニウム塩の相挙動

三宅深雪（2014），カチオン界面活性剤の相挙動，PHARM TECH JAPAN，Vol. 30 No. 13，74（2528），じほう（2014）より転載（一部改変）

ルアンモニウム基の4つのメチル基が分子断面積を広げ、分子配向をゆるめて溶解温度を低下させ、CPPが極めて小さい場合にのみ見られるI_1相を出現させる。窒素原子に結合したメチル基の数が減少すると相挙動も大きく変化する。ドデシルジメチルアンモニウムクロライド（DDAC）では、初めにH_1相が出現し、メチルアンモニウムクロライド（DMAC）やドデシルアンモニウムクロライド（DAC）では、出現したH_1相が縮小して、L_α相が拡大する様子が観察される。また、メチル基の減少は、

表7　アルキルアンモニウム塩のクラフト温度（固体相の境界がフラットになったところでの溶解温度）

		クラフト温度（℃）
DTAC	$C_{12}H_{25}N(CH_3)_3$・Cl	−16
DDAC	$C_{12}H_{25}NH(CH_3)_2$・Cl	−5
DMAC	$C_{12}H_{25}NH_2CH_3$・Cl	23
DAC	$C_{12}H_{25}NH_3$・Cl	32.5

分子断面積を小さくして分子の配向性を増すので、一連の界面活性剤のクラフト点も上昇する（表7）。さらに大きな分子断面積をもつドデシルトリブチルアンモニウムブロマイドでは、トリメチルタイプよりさらに分子断面積が広がり、分子配向性が大きく低下して固体相や液晶相は出現しない（図12）。同時にブチル基は疎水性を付加するので、高温側に曇点領域が出現するようになる[16]。

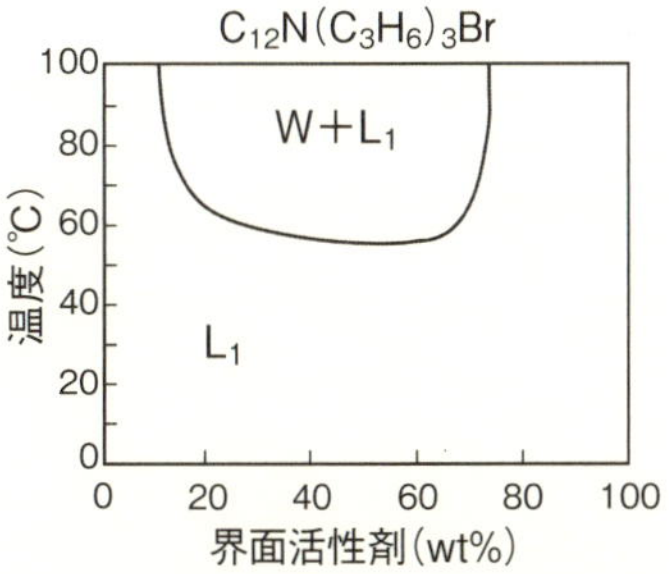

図12　ドデシルトリブチルアンモニウムブロマイドの相挙動

三宅深雪（2014），カチオン界面活性剤の相挙動，PHARM TECH JAPAN, Vol. 30 No. 13, 74（2528），じほうより転載（一部改変）

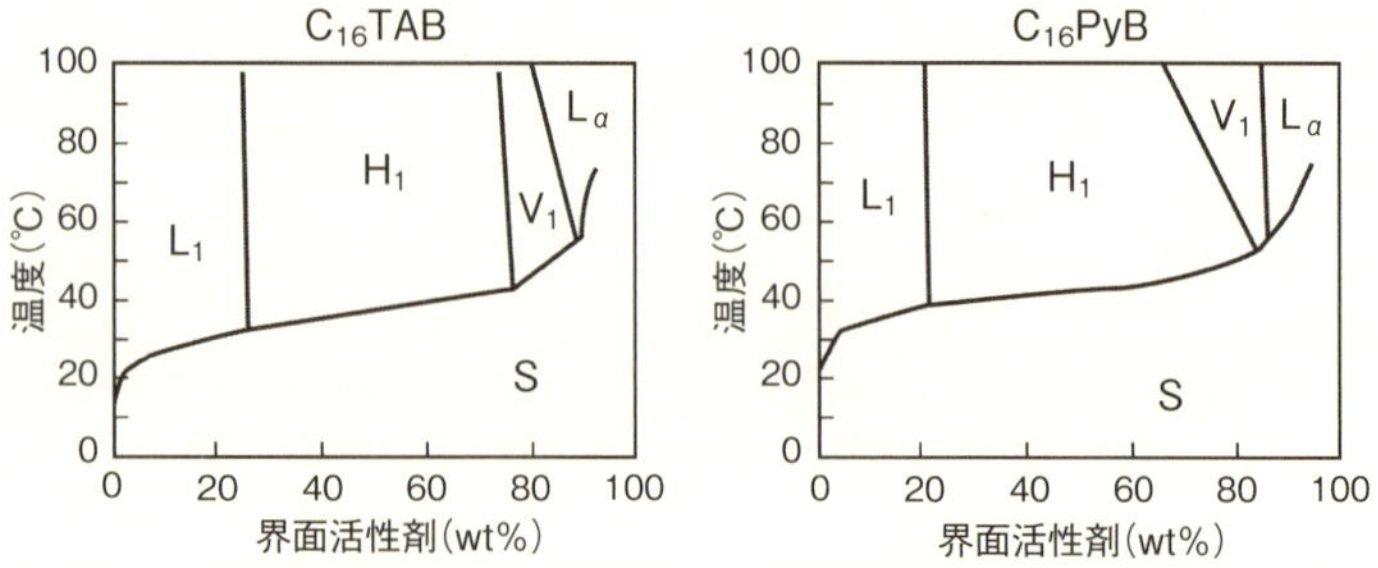

図13　ヘキサデシルトリメチルアンモニウムブロマイドとヘキサデシルピリジニウムブロマイドの相挙動

三宅深雪（2014），カチオン界面活性剤の相挙動，PHARM TECH JAPAN, Vol.30 No.13, 75（2529），じほうより転載（一部改変）

5－2　アルキル鎖による相挙動と溶解温度

炭素数が16のヘキサデシルトリメチルアンモニウムブロマイド（C_{16}TAB）とヘキサデシルピリジニウムブロマイド（C_{16}PyB）の相挙動を図13に示す[17]。アルキル鎖が長くなると疎水部体積を増加させるので，I_1相が出現したDTACに比べて，C_{16}TABはCPPが大きくなる。カチオン界面活性剤の炭素鎖長とクラフト点の関係を表8に一覧にした。いずれの界面活性剤でも，炭素鎖長の増加はクラフト点を上昇させる。同じ炭素鎖長でクラフト点を比較すると，トリメチル型ではクロライドよりもブロマイド[18]のほうがやや高く，また，トリメチルブロマイド型よりピリジニウム型[18,20]のほうが高めである。これはピリジニウム基の芳香環によって固体相で分子配向がやや促進されたためと解

表8　代表的なカチオン界面活性剤のクラフト点とCMC

界面活性剤	クラフト点（℃）	CMC（mM）
C_{12}TAC	＜0	17.2
C_{14}TAC	＜0	4.5
C_{16}TAC	＜0	1.3
C_{18}TAC	7	0.34
C_{12}TAB	＜0	15.4
C_{14}TAB	9.5〜10.5	3.8
C_{16}TAB	25	0.96
C_{18}TAB	35〜37	0.29
C_{12}PyB	＜0	11.8
C_{14}PyB	14〜15	2.7
C_{16}PyB	32	0.62

釈できる。

最後に、柔軟剤や表面改質剤などに応用される2鎖型のカチオン界面活性剤、ジオクタデシルジメチルアンモニウムクロライドの相図をみてみよう（図14）[21]。2鎖型の界面活性剤ではCPPは1となるので、CMC以上のほぼ全濃度域でL_α相が出現し、特に低濃度側

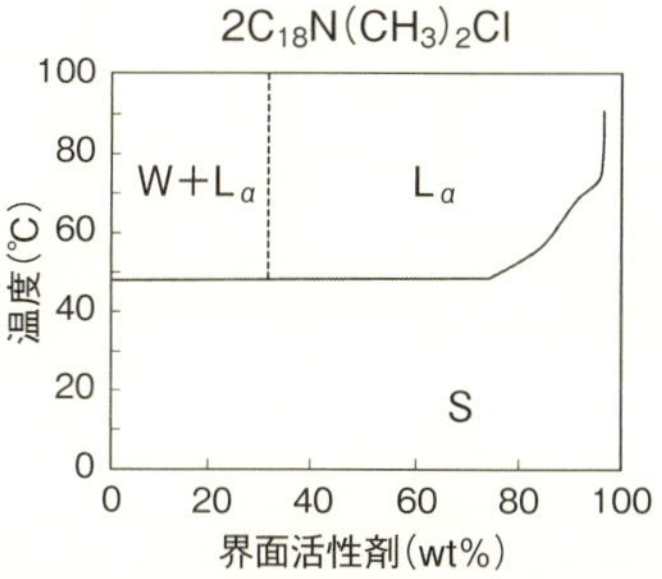

図14　ジオクタデシルジメチルアンモニウムクロライドの相挙動

三宅深雪（2014），カチオン界面活性剤の相挙動，PHARM TECH JAPAN, Vol. 30 No. 13, 76（2530），じほうより転載（一部改変）

表9　代表的なノニオン界面活性剤の分子構造

アルコールエトキシレート	POEドデシルエーテル（$C_{12}EOp$） POEノニルフェニルエーテル（$NPEO_p$）	$C_{12}H_{25}O(CH_2CH_2O)_pH$ C_9H_{19} 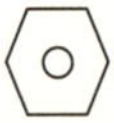 $O(CH_2CH_2)_pH$
脂肪酸メチルエステルエトキシレート	ラウロイルメチルエステルエトキシレート（$C_{12}MEE_p$）	$C_{11}H_{23}\underset{\substack{\|\\ O}}{C}O(CH_2CH_2O)_pMe$
ポリグリセリン脂肪酸エステル	ポリグリセリンラウリン酸エステル	$C_{11}H_{23}\underset{\substack{\|\\ O}}{C}O(CH_2\underset{\substack{\vert\\ OH}}{C}HCH_2O)_pH$

のW＋L_α相では、2分子膜の小胞体であるベシクル（リポソーム）状に分散する。

6　ノニオン界面活性剤

ノニオン界面活性剤は、アニオン界面活性剤と同様に、洗浄剤や乳化剤、分散剤として私たちの生活になくてはならない界面活性剤の1つである。親水部は、電荷を持たないポリエチレンオキサイド（PEO）鎖やポリグリセリン鎖で構成される（表9）。アルコールエトキシレート（AE）は、PEOの重合度によって親水部の大きさを変えることができ、また、PEO鎖の水和体積が、濃度や温度といった様々な条件で変化するので、それらを利用したHLBの制御が容易である。よって、実用の場では、PEO鎖に由来するCPPの変化と相挙動の関係を理解することが重要である。一方で、パーソナルケア分野では、グリセリンのOH基による高親水性のポリグリセリン脂肪酸エステルや、ポリプロピレンオキサイド（ＰＰＯ）を疎水部としＰＥＯをブロック重合した高分子活性剤も、分散性や増粘性の調節に多用される。

6－1　ＰＥＯ型界面活性剤

6－1－1　ＰＥＯ鎖の構造と相挙動

まずは、ＰＥＯ鎖に分布を持たないドデシルアルコールエトキシレート（$C_{12}EO_m$）の相挙動を図15に示す[22]。広範囲な濃度、温度領域で固体相をもつアニオン界面活性剤に比べ、ノニオン界面活性剤の固体相は高濃度側のみに出現し、低濃度側の溶解性が高くクラフト点は0℃以下である。溶存状態に目を移すと、ＥＯ鎖（m）が3の場合、低濃度からL_α相が出現する。m＝4はL_1相がわずかに出現した後にL_α相となる。m＝5ではL_1相が広がり、のちにH_1相、L_α相が出現する。そして、m＝6とm＝8では、L_1相、H_1相が広がって、逆にL_α相は縮小する傾向にある。この一連の相挙動は、ＥＯ鎖の数によってＣＰＰが変化したことに起因する。すなわち、m＝3, 4では低濃度からCPP＝1であり、ＥＯ鎖の増加でＣＰＰは小さくなる。

ノニオン界面活性剤では、高温側にＰＥＯ鎖の脱水和で2相に分離する領域が存在する。

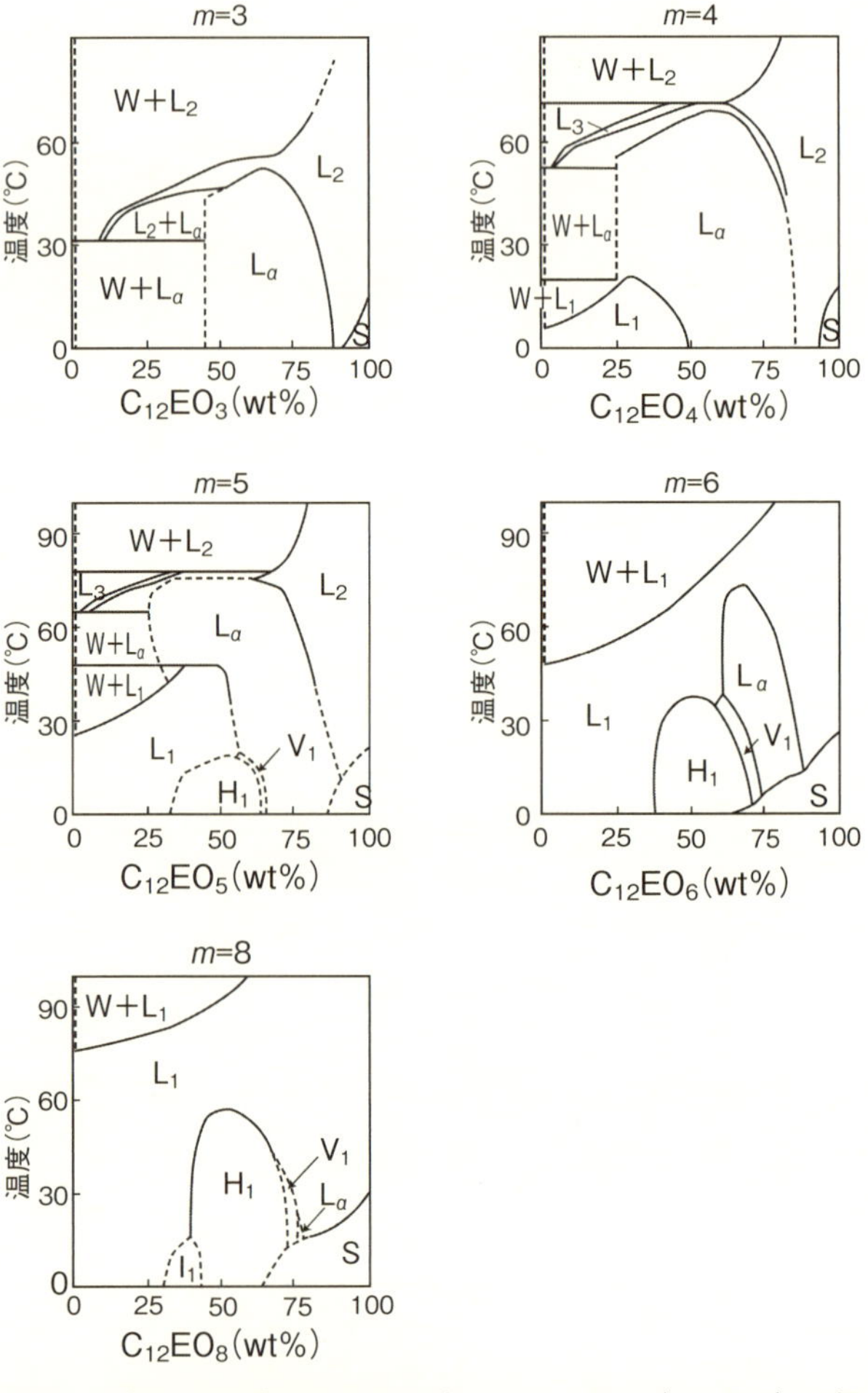

図 15　単一 EO 鎖の POE ドデシルエーテル（$C_{12}EO_p$）の相挙動（*m*：単一 EO 鎖長）

三宅深雪（2014），ノニオン界面活性剤の相挙動，PHARM TECH JAPAN, Vol. 30 No. 12, 48（2338），じほうより転載（一部改変）

この相分離が始まる温度を曇点（下部臨界温度）と呼び、その境界を相互溶解度曲線と呼ぶ。曇点以上の温度では、ＣＭＣ濃度の分子分散溶液（W）と相互溶解度曲線上の組成のミセル溶液（L_1）、または逆ミセル溶液（L_2）が分離した状態となる。たとえば、m＝6とm＝8では、境界線が濃厚なL_1溶液と接しているので$W+L_1$の分離状態になり、m＝3のL_α相より高濃度側ではL_2溶液と接しているので$W+L_2$の分離状態となる。また、m＝4とm＝5は、CPP＝1のL_α相が出現する温度を挟んで、低温側に$W+L_1$、高温側に$W+L_2$が現れる。$W+L_\alpha$領域が$W+L_2$に転じる前に、L_α相が小単位にちぎれ等方性液体となったスポンジ相と呼ばれるミセル溶液（L_3）が出現する。

一方、工業的に作られたノニオン界面活性剤の親水部は、ＥＯ鎖の重合度に分布をもつ。たとえば、ＥＯ付加モル数（p）が7の場合、m＝0からm＝15ぐらいまでの混合物となり、真にm＝7のＥＯ鎖をもつＡＥの重量分率は10％前後ぐらいである。さらに、未反応のアルコール（m＝0）が全体のＨＬＢを引き下げる。ＥＯ鎖に分布をもつ$C_{12}EOp$の相図（図16）[23]を、単一ＥＯ鎖長の相図（図14）と比べると、p＝5は単一鎖長の$C_{12}E_4$に、p＝7, 10は、それぞれ単一鎖長の$C_{12}E_6$、$C_{12}E_8$の相挙動と類似している。工業品では、必要に応じて相挙動をチェックすることが重要である。

注　ここでは、図15、図16にあるとおり、mと記載した場合は単一ＥＯ鎖、pと記載した場

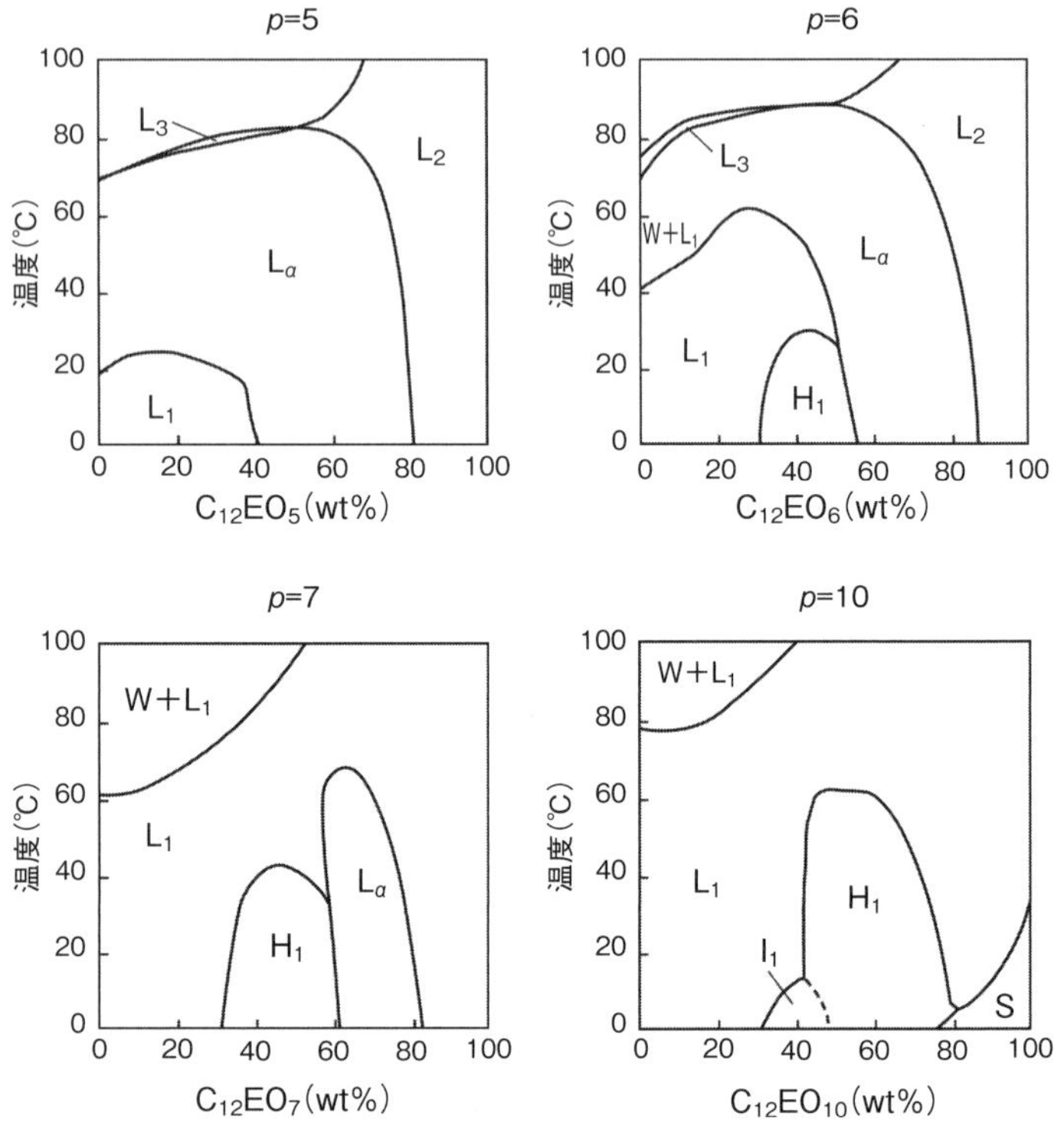

図 16　EO 鎖に分布を持った POE ドデシルエーテルの相挙動（p：平均 EO 付加モル数）

三宅深雪（2014），ノニオン界面活性剤の相挙動，PHARM TECH JAPA10.N，Vol. 30 No. 12, 49（2329），じほうより転載（一部改変）

表10　AEのCMCと曇点に影響を及ぼすアルキル鎖長とEO鎖長の効果

	n	p	CMC（mM）	曇点（℃）
$C_n(EO)_8H$	10	8	1	84.5
	12	8	0.071	77.9
	14	8	0.009	70.5
	16	8	0.0025	65.0
$C_{12}(EO)_pH$	12	5	0.065	28.9
	12	6	0.068	51.0
	12	7	0.069	64.7
	12	8	0.071	77.9

合は平均EO付加モル数を表す。

6-1-2　PEO鎖の構造と曇点

AEの曇点は分子構造によるHLBによって支配される。アルキル鎖とEO鎖による曇点の変化を表10にまとめた[24)-26)]。アルキル鎖長の増加や、EO鎖の減少はHLBを低下させ、曇点が低下する。つまり、曇点はEO鎖の数と水和状態に左右されるのである。

ノニオン界面活性剤の曇点は、無機塩の共存によって影響を受ける。図17は、$C_{12}EO_7$の曇点に対する共存物質の効果である[27)]。K塩のアニオン種による曇点の低下は、SO_4^-＞Cl^-＞Br^-＞NO_3^-の順に大きい。これは離液順列に従う塩析効果である。また、SCN^-や尿素はバルク中の水和構造の破壊効果で曇点を上昇させる。これらのイオンは、疎水性水和（アルキル鎖の周囲を取り囲む構造化した水）を抑制し、結果としてEO鎖エーテル酸素と

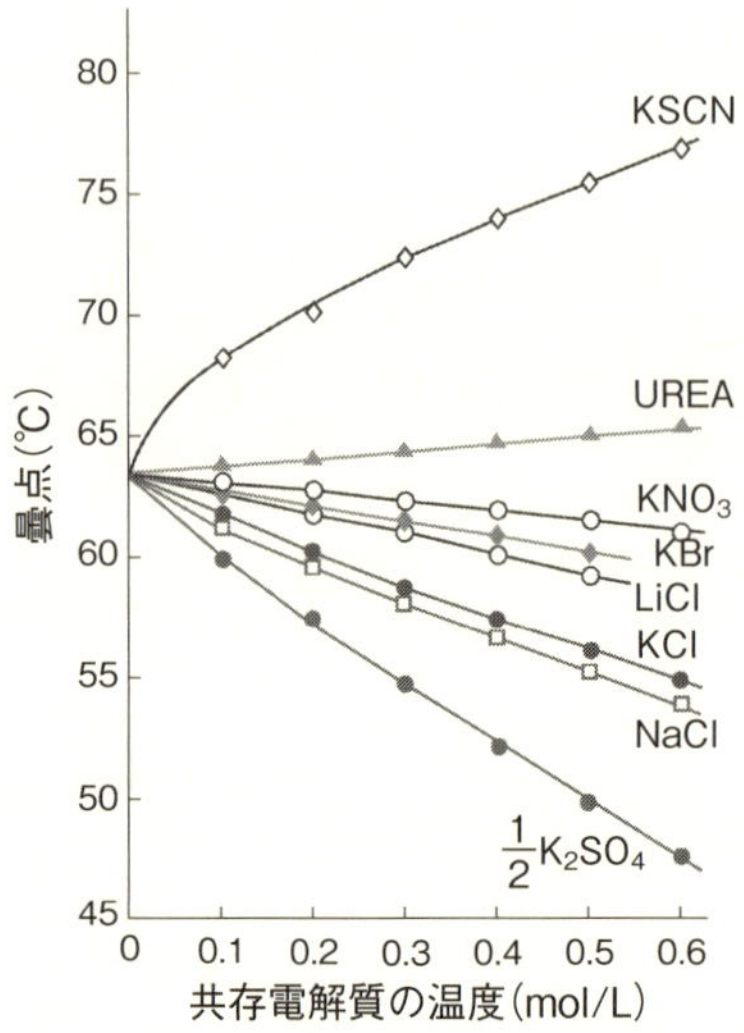

図 17　$C_{12}EO_7$（5 mM/L）の曇点に対する共存電解質の効果

三宅深雪（2014），ノニオン界面活性剤の相挙動，PHARM TECH JAPAN, Vol. 30 No. 12, 51（2341），じほうより転載（一部改変）

の水和を促進することで曇点を上昇させる。一方、塩化物によるカチオン種の低下効果は、Na^+＞K^+＞Li^+の順である。必ずしも離液順列にしたがっていないのは、Li^+イオンがエーテル部と複合体を形成して親水部層に侵入し、ＥＯ鎖の脱水作用を弱めたためである。

6-2　ブロック型高分子界面活性剤

ＰＥＯ鎖(A)とＰＰＯ鎖(B)をブロック重合した高分子界面活性剤は、ＡＢタイプのジブロックタイプとＡＢＡタイプのトリブロックタイプがあり、ＡとＢの重合度によって多彩な分子構造を調節できる。実用的には親水性の高いＡＢＡタイプが多く用いられる。低温、低濃度では単分子状に溶解するが、疎水性の

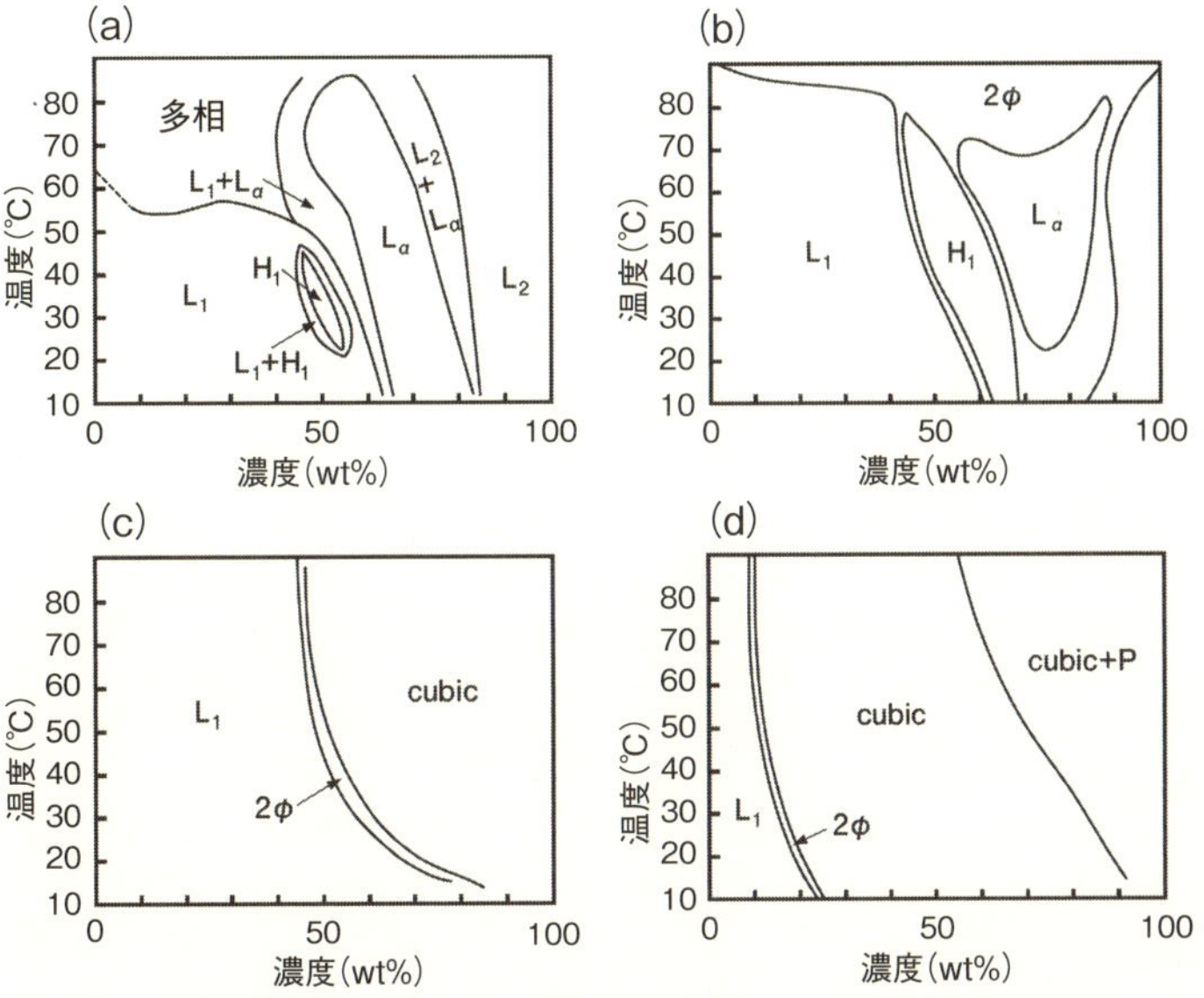

図18　各種ABAタイプブロックコポリマー/水2成分系の相図

(a) $(EO)_{13}$ $(PO)_{30}$ $(EO)_{13}$、(b) $(EO)_{20}$ $(PO)_{30}$ $(EO)_{20}$、(c) $(EO)_{80}$ $(PO)_{30}$ $(EO)_{80}$、(d) $(EO)_{106}$ $(PO)_{70}$ $(EO)_{106}$

L_1：ミセル水溶液、I_1：ディスコンティニュアスキュービック液晶、H_1：ヘキサゴナル液晶、L_α：ラメラ液晶、L_2：逆ミセル溶液、P：固体

山下裕司 (2016), 高分子界面活性剤, PHARM TECH JAPAN, Vol.32 No.9, 72 (1624), じほうより転載（一部改変）

PPO鎖を親水性のPEO鎖が取り囲むようなコンフォーメーションをとることから、CMC以下の溶存状態はモノマーミセルと呼ばれている。モノマーミセルは、濃度の増大や温度の上昇で、PPO鎖が脱水和することで、分子会合状態を形成する。PEOの脱水和は温度に鋭敏で、臨界ミセル濃度と同時に、

温度上昇でミセル形成する臨界ミセル温度をもつ。ABAタイプにてPEOの重合度xとPPOの重合度yによる相挙動の変化を図18に示す[28]。重合度yが30のPPO鎖に対し、重合度xが13のPEO鎖が結合した、$EO_{13}PO_{30}EO_{13}$のPE 6400(図18(a))では、ミセル溶液相が60℃以下、濃度40~60%の領域まで広がっており、この範囲は温度上昇とともに狭まる。これは、高温側でPEO鎖の脱水和が促進されるためである。さらに、60℃以上では相分離し、高濃度側にはH_1相、L_α相が出現する。PEO鎖が20と長くなるP65($EO_{20}PO_{30}EO_{20}$)(図18(b))ではミセル溶液相の領域が広がり、さらにPEO鎖の長いF68($EO_{80}PO_{30}EO_{80}$)(図18(c))では、高温でも相分離が起こらなくなる。また、液晶相もキュービック相が出現する。一方、PPO鎖のyが70のF127($EO_{106}PO_{70}EO_{106}$)(図18(d))では、疎水性が増すため、ミセル溶液相の領域が狭まり、より低濃度からキュービック相が出現する。PEO鎖が長いと、高温まで溶解状態となり、立体効果で会合体の凝集・合一を防ぎ、増粘にも寄与する効果をもつ。

7 糖系界面活性剤

糖を親水基とする糖系界面活性剤や糖脂質は、その生分解性や環境適合性、および生体への安全性から、食品産業に加えて化粧品や医薬品分野で近年ますます注目が高まっている。

表 11　代表的な糖系界面活性剤の分子構造

化合物名	構造
ショ糖脂肪酸エステル	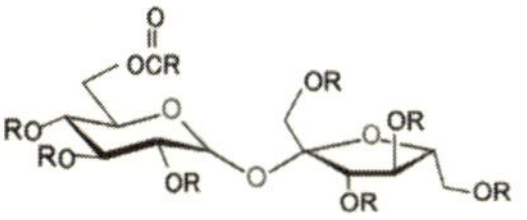 R=H or Alkyl
アルキルグルコシド	α型 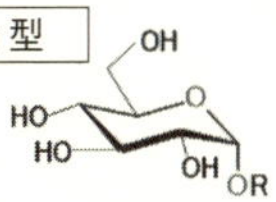 β型 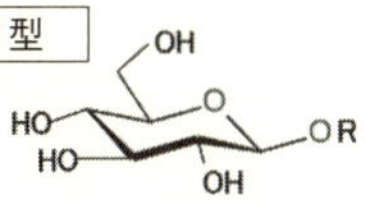 R=Alkyl
アルキルグルコシド脂肪酸エステル	α型 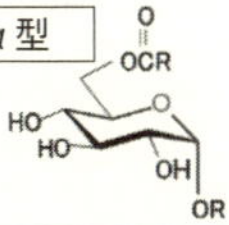 β型 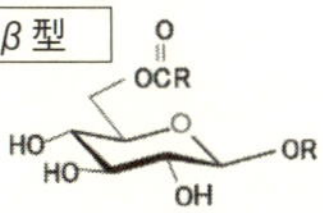 R=Alkyl
アルキルポリグルコシド	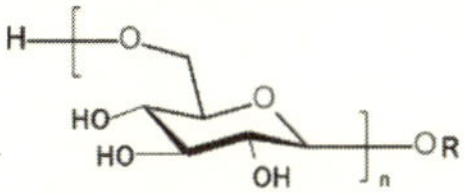 R=Alkyl
アシル糖アルコール	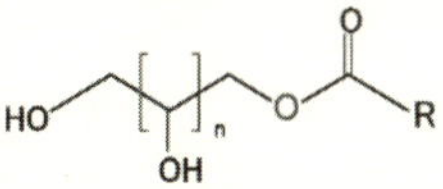 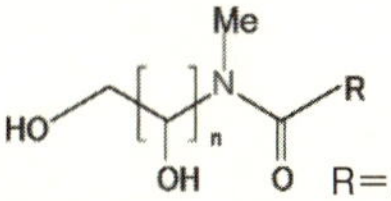 R=Alkyl
ソルビタン脂肪酸エステル	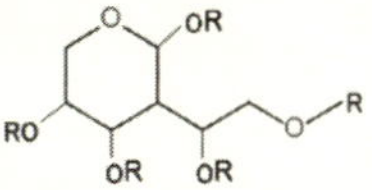 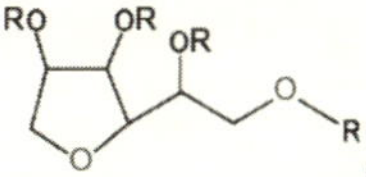 R=H or Acyl
バイオサーファクタント	マンノシルエリスリトールリピッド（MEL） 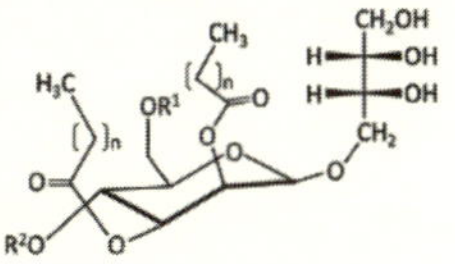 ソホロリピッド 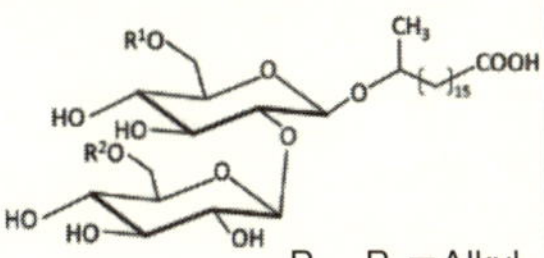 R_1, R_2=Alkyl

三宅深雪，山下裕司（2015），糖系界面活性剤，PHARM TECH JAPAN，Vol. 31 No. 16，63 (3035)，じほうより転載

安全、環境への配慮から、生態系に対して安全でリスクの小さな天然系界面活性剤として活用が進められている。表11に種々の糖系界面活性剤の名称と構造を示す。糖系界面活性剤の代表例は、ショ糖脂肪酸エステルやアルキルグリコシドがあげられる。界面活性剤の親水基を構成する糖ユニットはヒドロキシル基に富み、ノニオン界面活性剤のＰＥＯ鎖に比べ高い親水性をもつ。さらに、糖鎖の重合度や立体構造、形状が、分子間相互作用（水素結合）に対して著しい影響を与え[29)30)]、相挙動を変化させる。

7－1　アルキル鎖長の影響

環状の糖系界面活性剤の中で、最も単純な分子構造をもつアルキル-β-D-グルコシド（C_mG_1）は、ピラノース環のC-1炭素に結合したヒドロキシル基に、疎水基がエーテル結合している。図19にアルキル鎖長の異なるC_mG_1／水2成分系の相図を示しており、C_8G_1とC_9G_1では界面活性剤濃度の増加に伴い、ミセル溶液からヘキサゴナル液晶（H_1）、バイコンティニュアスキュービック液晶（V_1）、ラメラ液晶（L_α）へと相転移する[31)32)]。$C_{10}G_1$になると、低濃度領域で2相領域（W＋L_1）が出現し、H_1相とV_1相は形成されなくなる。アルコールエトキシレート（ＡＥ）の2相領域は濃度と温度によって決定されるが、$C_{10}G_1$では、界面活性剤

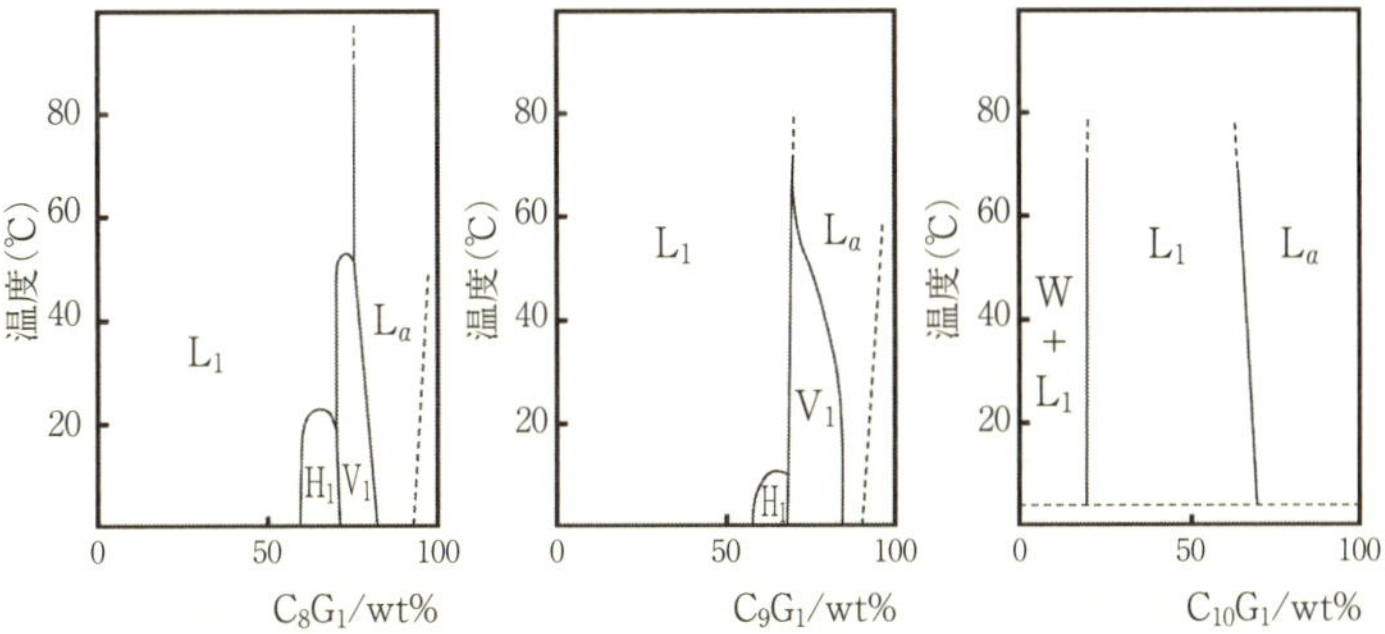

図 19　アルキル-β-D-グルコシド（C_mG_1）／水系の相平衡図

左から、C_8G_1、C_9G_1、$C_{10}G_1$（L_1はミセル水溶液、H_1はヘキサゴナル液晶、V_1はバイコンティニュアスキュービック液晶、L_αはラメラ液晶、W は水相を表す）

三宅深雪，山下裕司（2015），糖系界面活性剤，PHARM TECH JAPAN，Vol. 31 No. 16, 64（3036），じほうより転載（一部改変）

濃度のみに依存する。これはヒドロキシル基の水和状態が、温度で変化しないことを示唆している。

通常、PEO鎖をもつノニオン界面活性剤では、濃度に依存して界面活性剤に対する水の比率が変化すると、親水基と疎水基界面の有効断面積a_Sが変化してCPPも変化する。[6] しかし、C_8G_1／水系では、液晶相の構造や界面活性剤濃度に関係なく有効断面積a_Sがほぼ一定であることが報告された[3]。$C_{10}G_1$／水系のL_1相は、20 wt％付近から始まる紐状ミセルが連結した巨大ミセルの溶液である。$C_{10}G_1$の巨大ミセルでは、CPPが1に近い状態で有効断面積a_Sが支配的であるため、容易にL_α相へと転移できる。また、逆に、水の比率が増加しても有効断面積a_Sを拡大できずに、過剰な水相と分離してしまうと考えられている。この$C_{10}G_1$の2相領域は、15～20％ほどのC_9G_1を添加することで、低温ではミセル溶液で下部臨界温度をもつ2相領域に変化する[32)]。このように、炭素数のわずかな違いが、相挙動に劇的な変化を与えるのが、糖系界面活性剤の1つの特徴といえる。

8 おわりに

本章では界面活性剤溶液の挙動を理解し応用に生かすために、相挙動の原理と各種界面活性剤溶液の具体的な相図について説明した。

処方設計や化粧品の製造管理において、界面活性剤の構造と物性の関係をＨＬＢほかの分子構造から導かれるパラメーターで予測することは極めて困難である。これは実際に用いられる多成分の複雑な混合系における、界面活性剤同士および他の成分との複雑な相互作用によるためである。本章で取り上げた相図の読み方、作り方の理解と、経験値としての各種界面活性剤の具体的な相図の応用を、磨かれた感性による匠の技にも通ずる合理的な解析と予測法として、新しい処方設計や現場での問題解決に繋げて頂くことが筆者らの願いである。

参考文献

1）日本油化学会　編「界面と界面活性剤―基礎から応用まで」，P.82-87，日本油化学会（2005）

2）Yamashita Y, Sato T, Nagasawa T, et al. Chem Lett 2013；42（4）：433-5.

3）Aramaki K. In：Japan Oil Chemists' Society, editor. Interfaces and surfactant；2009. p.101-2.

4）K. Shinoda, Y. Minegishi, et al., *J. Phys. Chem.*, **80**, 1988（1976）

5）Shinoda K. In：Solution and solubility. 3rd ed. Maruzen；1991. p.2.

6）Israelachvili JN, Mitchell DJ, Ninham BW. J Chem Soc Faraday Trans I 1976；72：1525-68.

7）D. M. Small,"Handbook of Lipid Research 4. The Physical Chemistry of Lipids, Chapter 9 Substituted AliphaticHydrocarbons：Soap and Acid-Soaps", p325, Plenum Press, New York（1986）

8）P. Kekicheff, C. Grabielle-Madelmont, and M. Ollivon,. *J. Colloid Int. Sci*, **131**, 112-132（1989）

9）三宅，未発表データ

10）角田光男　監修，"界面活性剤の機能と利用技術（普及版）"，p.51，シーエムシー出版（2006）

11）D. M. Small,"Handbook of Lipid Research 4. The Physical Chemistry of Lipids, Chapter 9 Substituted Aliphatic Hydrocarbons：Soap and Acid-Soaps", p329, Plenum Press, New York（1986）

12）日本油化学会　編「油脂・脂質・界面活性剤データブック」丸善出版（2012）

13）辻井　薫，油化学，**30**，566（1981）

14）F. K. Broome, C. W. Hoerr and H. J. Harwood, *J. Am. Chem. Soc.*, **73**, 3350-3352（1951）

15）R. R. Balmbra, J. S. Clunje and J. F. Goodman, *Nature*, **222**, 1159-1160（1969）

16）S. A. Buckingham, C. J. Garvey and G. G. Warr, *J. Phys. Chem.*, **97**, 10236-10244（1993）

17）R. G. Laughlin, *Aqueous Phase Science of Cationic Surfactant Salts*, Surfactant science series, vol. 37, p1-40, Marcel Dekker, Inc.(1991)

18) T. W. Davey, W. A. Ducker, A. R. Hayman and J. Simpson, *Langmuir*, **14**, 3210 (1998)
19) T. Perche, X. Auvray, C. Petipas and R. Anthore, *Langmuir*, **12**, 863 (1996)
20) M. S. Bakshi and R. Sood, *Colloids and Surface A : Physicochem. Eng. Aspects*, **237**, 125 (2004)
21) R. G. Laughlin and R. L. Munyon, *J. Phys. Chem.*, **94**, 2546–2552 (1990)
22) D. J. Mitchell et al., *J. Chem. Soc. Faraday Trans.*, **79**, 975–1000 (1983)
23) K. R. Wormuth and P. R. Geissler, *J. Colloid Interface Sic.*, **146** (2), 320 (1991)
24) Ueno et al., *J. Jpn. Oil Chem. Soc.*(*Yukagaku*), **30** (7), 421 (1981)
25) T. Tamura et al., *J. Colloid Interface Sci.*, **206** (1), 112 (1998)
26) K. Deguchi et al., *J. Colloid Interface Sci.*, **38** (3), 596 (1972)
27) K. Meguro, K. Muto and M. Ueno, *Nippon Kagaku Kaishi*, 394, CA92, 169876a (1980)
28) Wanka G, Hoffmann H, Ulbricht W. Macromolecules 1994 ; 27 : 4145–59.
29) Sculte, J., Enders, S., Quitzsch, K.,"Rheological studies of aqueous alkylpolyglucoside surfactant solutions" *Colloid Polym. Sci.*, **277**, 827–836 (1999)
30) Matsumura, et al.,"Surface activities, biodegradability and antimicrobial properties of n–alkyl glucosides, mannosides and galactosides" *J. Am. Oil Chem. Soc.*, **67**, 996–1001 (1990)
31) Nilsson, F., Soederman,"Physical–chemical properties of the n–octyl b–D–glucoside/water system. A phase diagram, self–diffusion NMR, and SAXS study" *Langmuir*, **12**, 902–908 (1996)
32) Nilsson, F., Soederman, O., Reimer, J.,"Phase separation and aggregate– aggregate interactions in the $C_9G_1/C_{10}G_1\beta$–alkyl glucosides/water system. A phase diagram and NMR self–diffusion study" *Langmuir*, **14**, 6396–6402 (1998)
33) Israelachvili, J. N.　著，近藤　保，大島広行　訳，分子間力と表面力　第 2 版，第 17 章，pp.354–358，朝倉書店（1996）

第 3 章

界面活性剤

中間康成

1　はじめに

古くは紀元前のローマ時代から汚れを落とすために使用されていた石鹸を起源とする界面活性剤は、今では洗浄剤の他、可溶化剤、乳化剤、防曇剤[注1]、消泡剤[注2]、脱墨剤[注3]などとして、それぞれの用途に合うように形を変え様々な分野で使用されている。それは、界面活性剤が洗浄の他にも様々な作用を持ち合わせているからであり、化粧品への使用もその例外ではない。

化粧品における界面活性剤の役割は、水と油のような、混ぜても必ず分離してしまう物質を均一な混合状態で保持させ、それを塗布した際に肌や毛髪への浸透を助けることである。界面活性剤は濃度によって性質を変えるため、製品の施術プロセス、つまり肌に塗ったときの感触や機能をコントロールすることができる。さらに、化粧品の混合状態を数年に亘って安定的に維持する働きもあり、製剤開発には欠くことのできない成分である。

この章では、化粧品を開発する立場から、応用面で役立つ界面活性剤の基本的な性質として、界面活性剤の溶解性（ミセル形成、曇点、クラフト点）、吸着性について触れる。さらに、それらを踏まえて、界面活性剤の混合系の特異性について述べたい。化粧品製剤には一種類の界面活性剤が単独で用いられることはなく、混合して用いられる。複数の界面活性剤を混合することによって相乗効果が生じ、製剤化に際してはそれが付加価値となるからである。

注1　食品の包装や農業用フィルムの表面にできる曇りを防ぐ薬剤。
注2　製紙や繊維などの諸工業で問題となる発泡を防いだり、できた泡を消す薬剤。
注3　古紙再生を目的に古新聞・古雑誌からインクを剥離し除去する薬剤。

2　界面活性剤の特徴と種類

界面活性剤とは、溶液中（水相、油相）で分子集合体（ミセル）を形成し、溶液と接する他相（気体、固体）の界面に吸着する物質である。この2つの物性を示すためには、化学構造上1つの分子内に極性の異なる2つ以上の機能部分を持つことが必要となる。極性の異なる機能部分とは、通常、分子内に炭素数8～22のアルキル鎖からなる水に馴染まない「疎水基」（水系で使用されることが多いため疎水基と言うが、油系で議論される場合は親油基とも言う）と、水に馴染む「親水基」である。このような1つの分子内に疎水基と親水基を併せ持つ構造を「両親媒性構造」と言う（図1）。

界面活性剤は、イオン性界面活性剤と非イオン界面活性剤に大別される。イオン性界面活

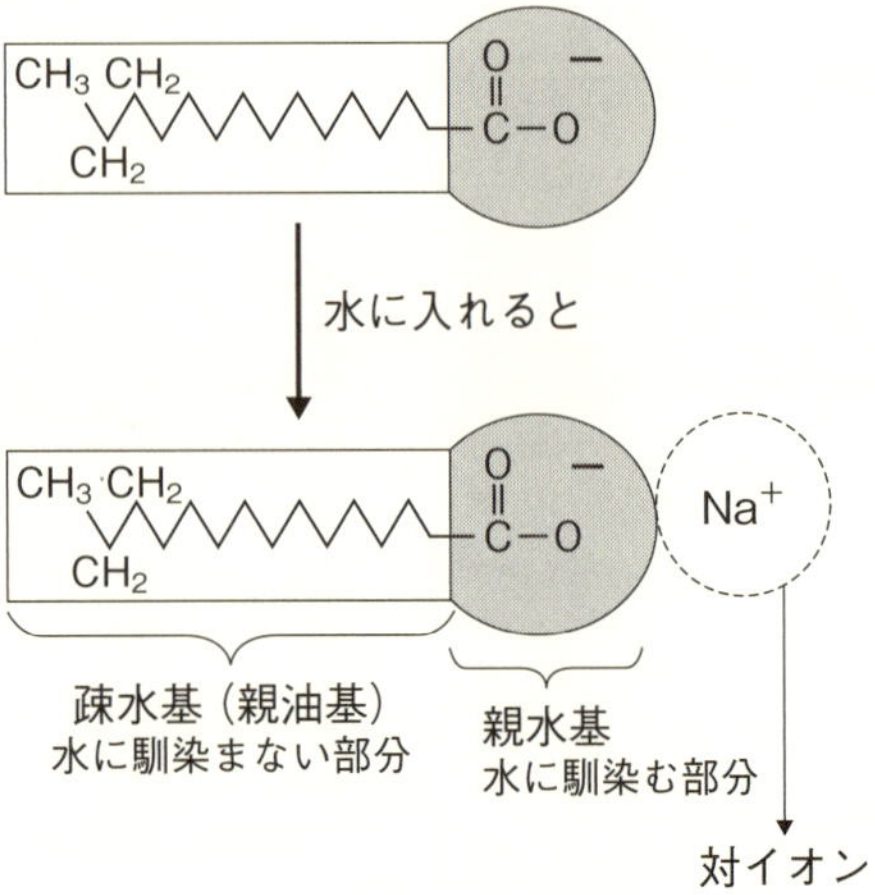

図１　界面活性剤の構造

性剤はさらに、水溶液中で親水基がアニオンに解離するアニオン界面活性剤、カチオンに解離するカチオン界面活性剤、pHによりアニオンとカチオンに解離する両性界面活性剤に分類される。水溶液中で親水基がイオンに解離しないものは、非イオン界面活性剤と呼ぶ（図2）。

　界面活性剤は、親水基の種類によってさらに分類される。イオン性界面活性剤の親水基としては、カルボキシル基（$-COO^-$）、サルフェート（$-OSO_3^-$）、スルフォネート（$-SO_3^-$）、カルボキシベタイン（$-NR_2CH_2COO^-$）、スルホベタイン（$-N(CH_3)_2C_3H_6SO_3^-$）第４級アンモニウム（$-R_4N^+$）などがある。たとえば、石鹸分子は油と馴染む親油性の原子団（親油基）である炭化水素鎖と、水と馴染む親水性の原子団（親水基）であるカルボキシル陰イオンからなる。

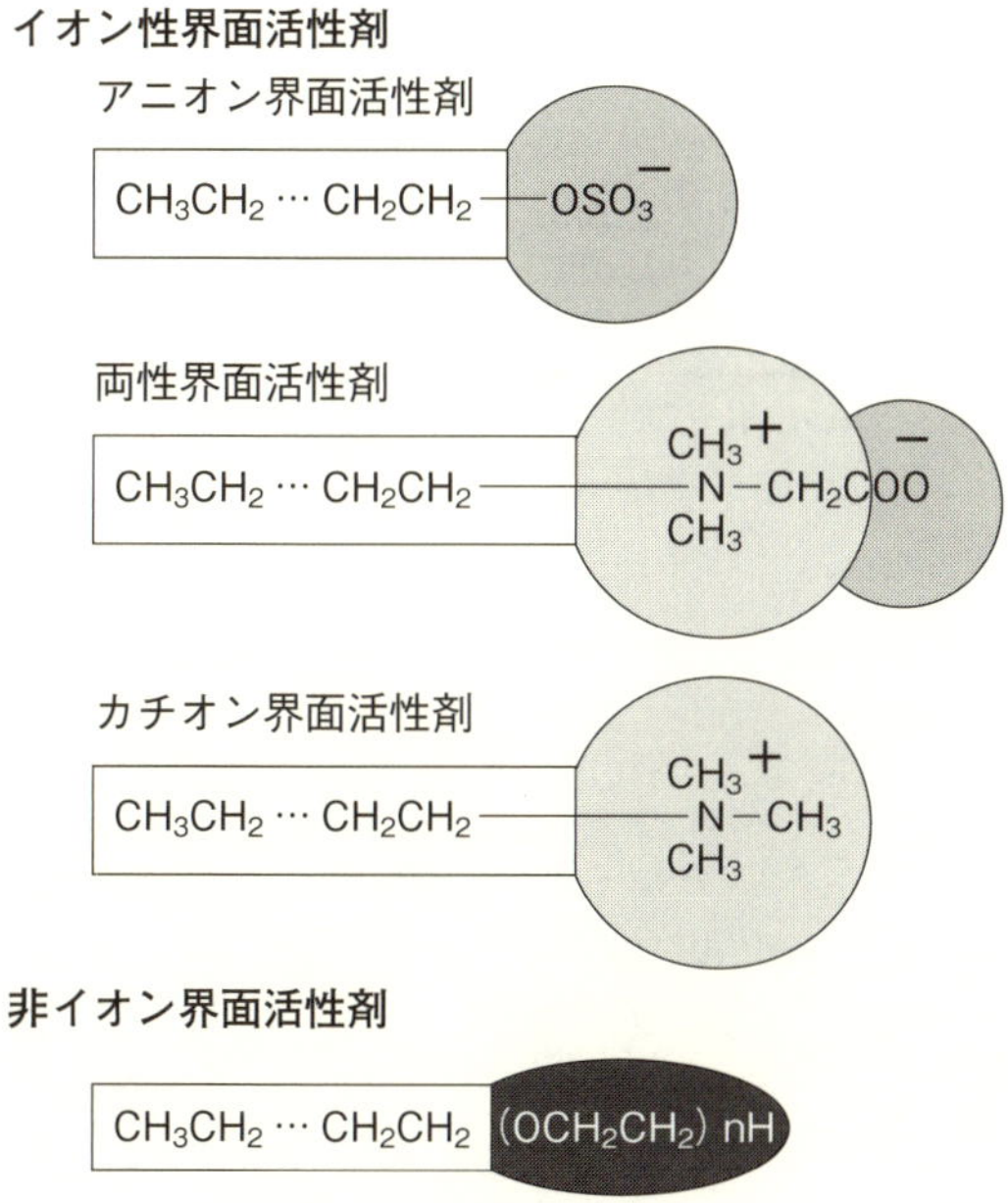

図２　界面活性剤の種類

図2に示すとおり、水溶液中では、カルボキシル陰イオンの部分はNa^{+}やK^{+}、Mg^{2+}などの陽イオンを対イオンとして持つ構造となる。非イオン界面活性剤の親水基は、一般的にはポリオキシエチレン基を有するが、グリセリル基やソルビトール基などを持つものもあり、用途により使い分けされている。

また、界面活性剤は溶解性の観点から、水に溶けやすい親水性界面活性剤と油に溶けやすい親油性(疎水性)界面活性剤に分けられる。我々が扱うイオン性界面活性剤は、基本的に親水性界面活性剤であるが、非イオン界面活性剤の場合に

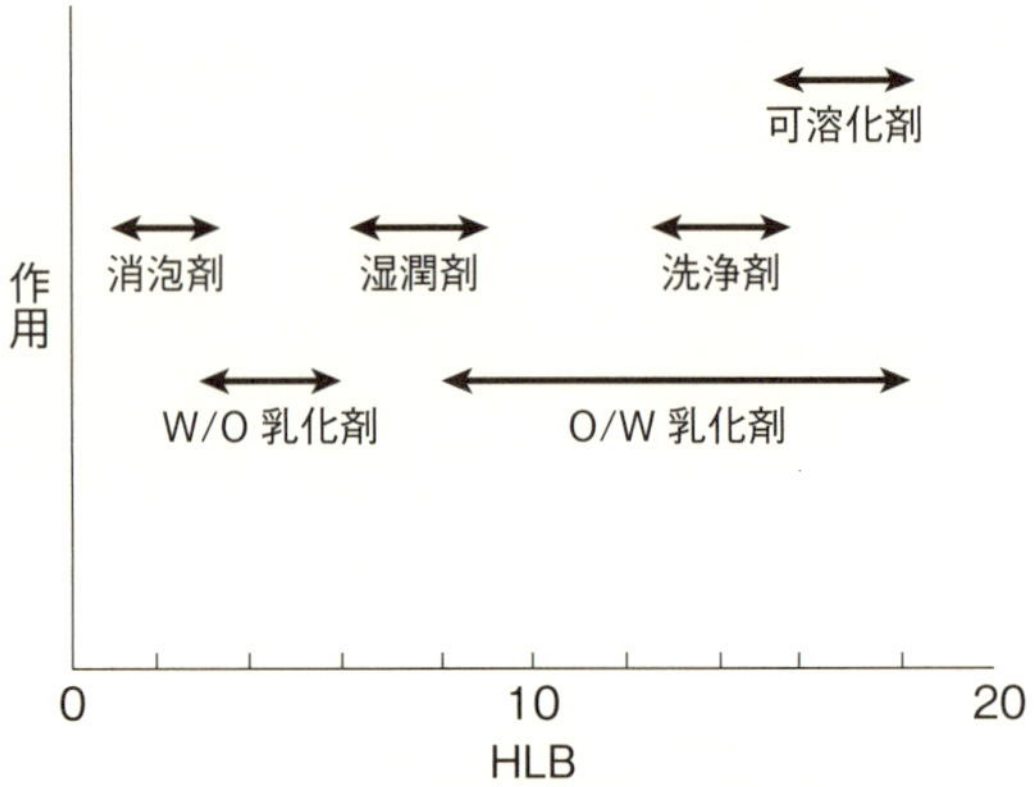

図３　界面活性剤選択の目安

は親水基と親油基のバランスによって親水性／親油性界面活性剤となる。このバランスとは、親水基が水と引き合う力と親油基が油と引き合う力のつり合いを意味し、この間に働く相対的な力の関係を数値化したものを親水性―親油性バランス（Hydrophilic-Lipophilic Balance：HLB）と言う。ＨＬＢはグリフィン[1]によって提唱され、その後いくつかＨＬＢを求める計算式が出されている[2,3]。このＨＬＢは非イオン界面活性剤の特徴を表す数値で、後述する乳化や洗浄などへの応用にあたっての選択の目安となることから汎用されている（図３）。しかしながら、ＨＬＢはあくまでも経験的な指標であり、応用にあたって界面活性剤選択の方向付けにはなるが、これだけでは必要十分ではなく製剤開発において試行錯誤を伴うことが多い。製剤開発にとっては、界面活性剤の性質を端的にスピーディに把握することが重要であり、その観点から非イオン界面活性剤の場合にはＨＬＢを踏まえた上で、水への溶解性の指標となる「曇点」を、イオン性界面活性剤では「クラフト点」を確認して応用することが多い。

3　界面活性剤のミセル形成

界面活性剤の大きな特徴の一つは、ある濃度以上で界面活性剤分子が集合しミセル（分子集合体）を形成することである。このミセルを形成する濃度を臨界ミセル濃度（critical micelle concentration：CMC）と呼ぶ。

では、水溶液中でどのようにしてミセルが形成されるのだろうか。それは、界面活性剤分子と共存する水分子のエントロピー増加によって起こる疎水性相互作用が要因となっている[4)]。界面活性剤を水に入れるとその疎水基部分の周りの水分子がアイスベルク構造（氷山構造）を形成し、水分子のエントロピーは減少する。濃度が上昇し界面活性剤分子数が増えてくると、それらの疎水基同士が出会い、集合し始める。するとアイスベルグ構造が崩れ、自由水が放出されて水分子のエントロピーは増加する（炭化水素の集合によるエントロピーの減少は、水のエントロピーの増加に比べればはるかに小さい）。そのエネルギーが駆動力となってミセルが形成される。

界面活性剤溶液は、単分子溶解状態からミセルを形成する濃度に至ると溶液の性質が大きく変わるため、表面張力、電導度、浸透圧などの数値変化を観察することでCMCを決定することができる[5]。

3-1　ミセルの性質

CMC以上の濃度では、ミセルと単分子状界面活性剤分子（モノマー）は水溶液中で共存しており、それらが離合集散を繰り返す中で動的平衡状態を保っている。その交換速度はマイクロ秒オーダーとされている。ミセルは一般的には球状であり、そのコア部分は無秩序に配列したアルキル鎖で満たされ、表面は液体状の特性を持つ粗い状態にある。ミセルの大きさは、たとえばドデシル硫酸ナトリウム（Sodium Dodecyl Sulfate：SDS）の場合、直径が約100Åの球状ミセルであることが知られている[6]。さらに、近年の分子動力学シミュレーションによれば、SDS分子会合数が60程度で形成されるミセルがエネルギー的に最も安定であることが報告されている[7]。分子会合数については、一般的に光散乱測定によりミセル量（ミセルの大きさ）を計測し、分子量で割ることで算出可能である。この分子会合数は、界面活性剤の分子形状で決定され、低濃度領域では濃度を変えても変化しないが、環境により変化する。たとえば、非イオン界面活性剤では温度が高くなると大きくなり、イオン性界面活性剤の場合はイオン濃度が高くなると大きくなる。最もポピュラーな一親水基に1本のアルキル基が結合した界面活性剤は、球状ミセルを形成するが、たとえば二鎖型の界面活性剤はモノマー濃度を増やしていくと球状ではなく板状のミセルを形成することが知られている。一鎖型の界面活性剤が球状ミセルとなり、二鎖型の界面活性剤が板状のミセルとなることは、親水基と親油基のそれぞれの含有空間の幾何学的バランスで予想することができ、それを数値化したものを臨界充填パラメーター（critical packing parameter：CPP）[8)]と言いミセル構造を予測する目安となっている。

　界面活性剤の濃度が高まると、ミセルの形や構造、光学的な性質などの異なる液晶を形成する。図3は、界面活性剤水溶液の温度と濃度変化に伴う相状態を概念的に示したモデル図である。一般に、Tc（CMC以上の水和固体から溶液状態への相転移温度線）以下では、界面活性剤は不溶性の水和固体（水和結晶とも言う）として存在し、その構造に濃度依存性はなく、二分子膜のラメラ構造をとっている。Tc以上の溶解状態では濃度が上昇するとともに球状ミセルが集まって棒状ミセルを形成し、さらに高濃度になると界面活性剤分子が配向、配列して秩序構造ができ液晶（リオトロピック液晶）を生成する。一般には、最初に棒状ミ

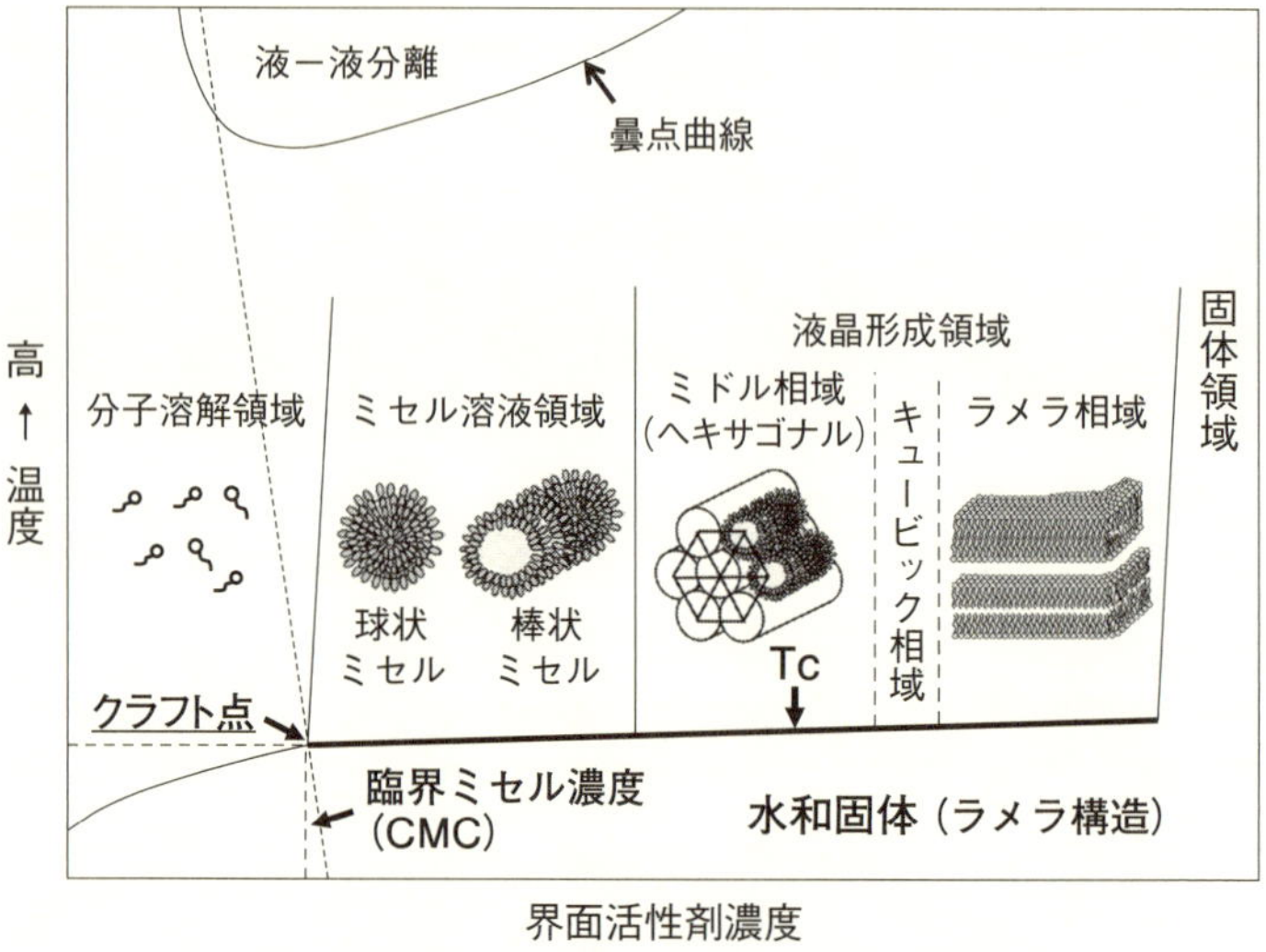

図3　界面活性剤水溶液の相状態の濃度・温度依存性

セルが配列したヘキサゴナル液晶が生成し、さらに高濃度でラメラ液晶が生成する。これらの液晶は光学的異方性を示すが、球状や棒状ミセルと同様に等方性を示すキュービック液晶が生成する場合もある。ミセルから液晶への転移に伴い、レオロジー特性が大きく変化することからそれらの性質を活用し、洗浄剤から乳化剤まで幅広い製剤に応用されている。

Tcを境に溶解状態は異なるが、同じ二分子膜構造である水和固体とラメラ液晶の違いを示したのが図4である。水和固体には厳密に言うとコアゲルとゲルが存在する[9]。低い温度で存在するのがコアゲルで二分子膜構造となっており、その親水基の層間の親水部には水がほとんどなく、アルキル鎖

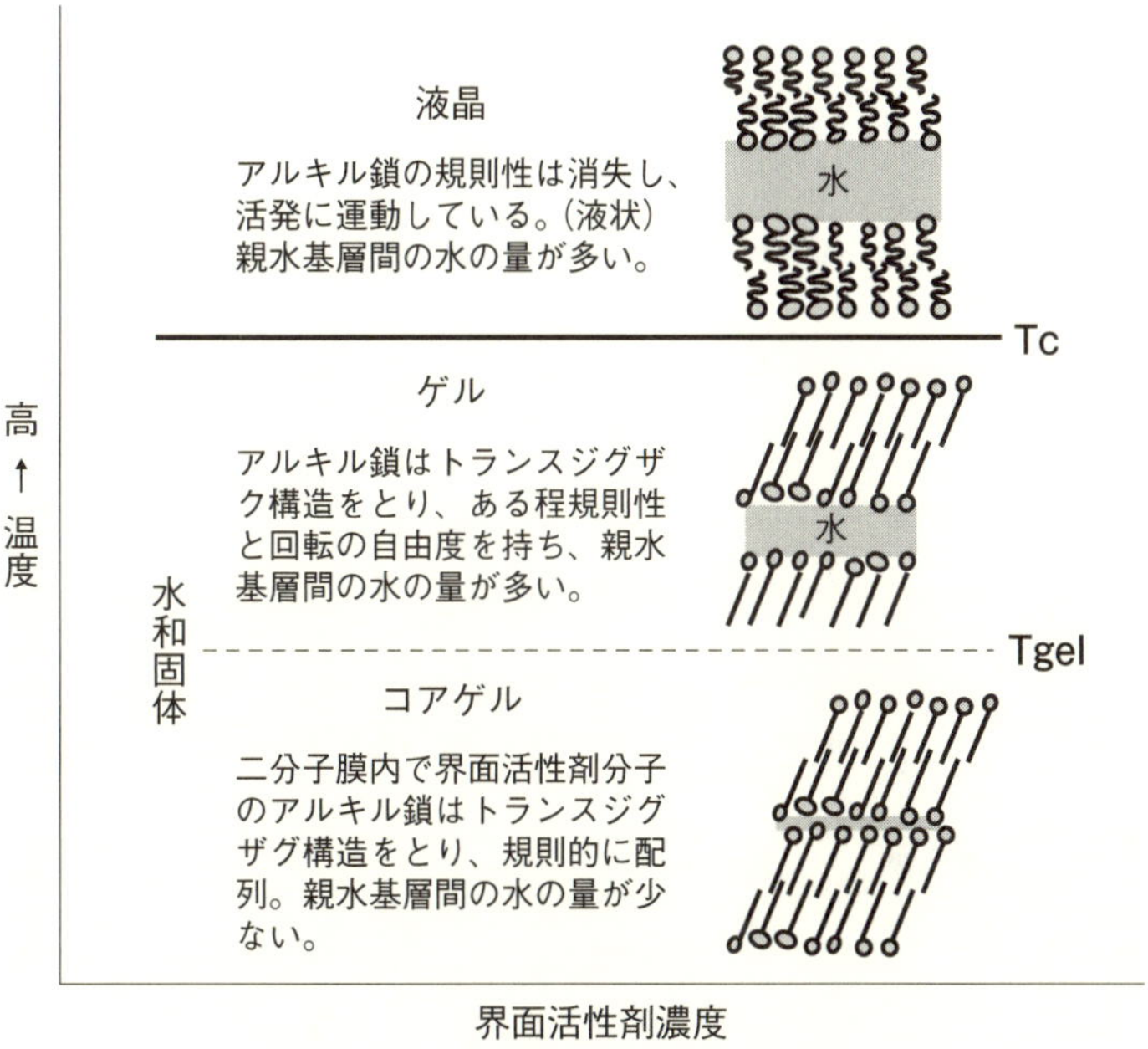

図4　界面活性剤高濃度領域での状態

はトランスジグザグ構造をとり規則的に配列している。コアゲルは温度を上げていくとゲル（αゲルと呼ぶこともある）となるが、このゲル相転移温度を〈Tgel〉と言う。ゲルはコアゲルと同じく二分子膜構造であるが、親水基の層間には水を含み、アルキル鎖はある程度規則的に配列しているものの回転の自由度を有している。さらに温度を上げていくとTcに至り、ラメラ液晶となる。ラメラ液晶は、親水基の層間に多量の水を含み、アルキル鎖は規則性を失って液状となっている。水和固体とラメラ液晶の違いは、広角側のX線回折測定を行うことで明らかにできる[10)11)]。

3－2　可溶化

水に溶解しない油性の物質（難溶性物質）が界面活性剤を添加すると溶解するようになるが、この現象を可溶化と言う。これは、水に溶解しない物質がミセル内部の親油性部分に溶解して熱力学的に安定な状態になるために起きる現象であり、したがってCMCより高い濃度で起こる現象である。球状ミセルへの可溶化は、被可溶化物の極性により可溶化位置が異なることが知られている。たとえば、炭化水素などの無極性物質はミセルのコア部分に可溶化され、これをコアシェル型の可溶化と言う。一方、極性の強い有機化合物などはミセル親水部表面に可溶化され、高級アルコールや高級脂肪酸は活性剤間に可溶化されることが知られており、これらはパリセード型の可溶化と呼ばれる。界面活性剤の可溶化能は、その構造、無機塩の添加及び温度の影響を受ける。一般的に親油基の鎖長が大きいほどコア部分が大きくなり可溶化能は大きくなる。イオン性界面活性剤水溶液に無機塩を添加すると、界面活性剤の親水基間の静電的反発力が抑制されるため、CMCが小さくなりミセル量を増大させるため可溶化量は増える。親水性非イオン界面活性剤の場合には、水溶液の温度を上昇させると分子会合数が増加しミセルが巨大化するため、油の可溶化量が劇的に増加する[12)]。

4　界面活性剤の溶解性

4－1　曇点

曇点とは、非イオン界面活性剤のポリオキシエチレン部分のエーテル酸素に水和している水分子が温度上昇とともにはずれ（脱水和）、水への溶解度が減少して濁る液―液分離現象を意味し、濁り始める温度を曇点と呼んでいる。この温度が高いほど親水性が高く非イオン界面活性剤の水への溶解性の指標となる。水溶液中のポリオキシエチレン型非イオン界面活性剤分子は、親水基であるエチレンオキシド基（ＥＯ）の酸素原子が、水分子との接触を優位にするため、親油基である－CH_2－基を鎖の内側に包み込む、コイル状のメアンダー構造をとることにより、大きな親水性を保っている。温度を上げるとエーテル結合の酸素原子と水分子間の水素結合が外れていくので、コイルは徐々に伸び、親水性は減少して、ついには水に溶けきれなくなり曇点を迎える（図５）。

この時、温度上昇とともにミセルの会合数はどのように変化するのであろうか。図６[13)]は、

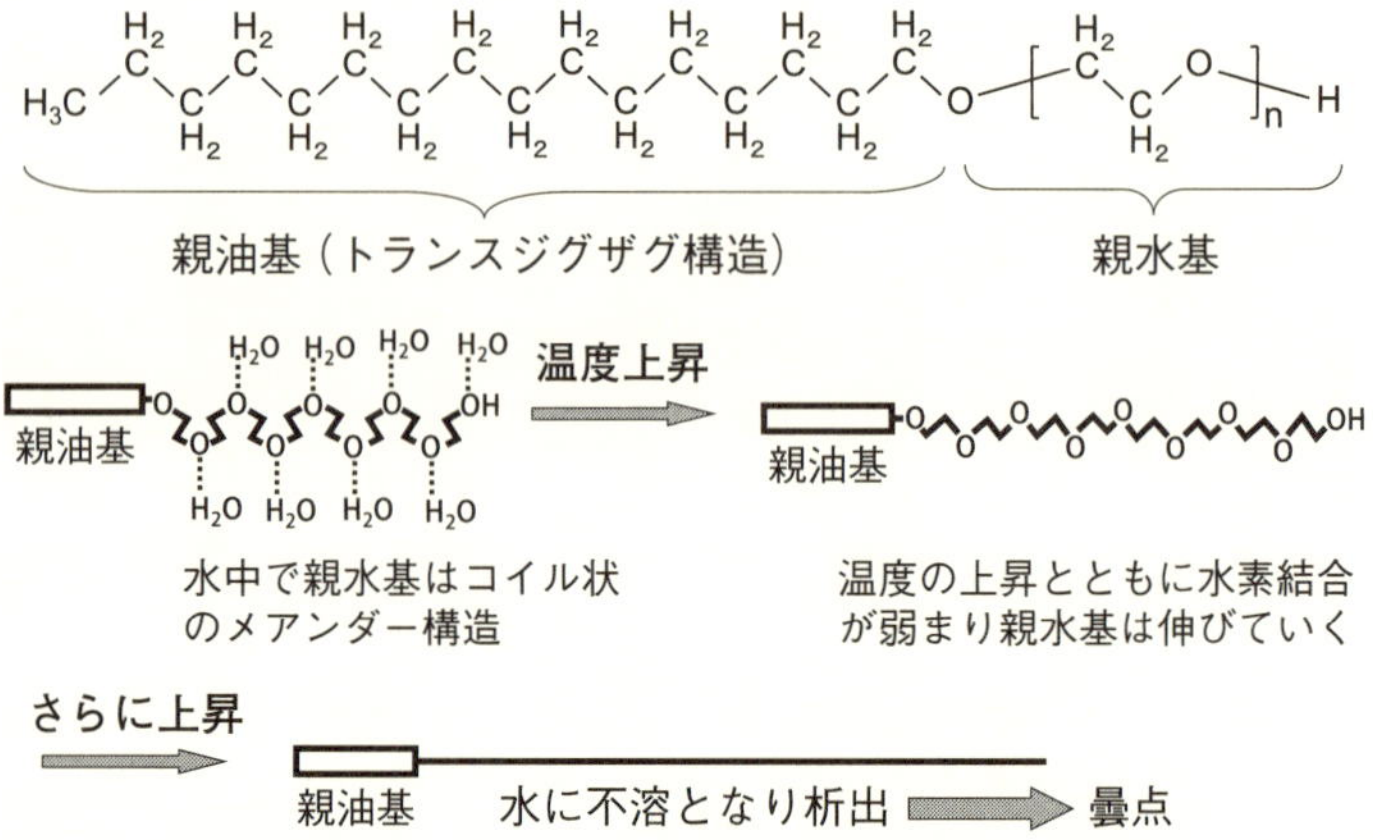

図５　ポリオキシエチレン型非界面活性剤の曇点現象

ドデシルエーテルにＥＯが５、６、７、８モル付加した非イオン界面活性剤の温度に対する会合数の変化を示したものである。いずれの界面活性剤も温度上昇とともに会合数が増えていくことがわかる。ここで、エチレンオキシド基を５モル付加したドデシルエーテル（5ED）に注目してみよう。この界面活性剤は、約30℃で曇点を示す界面活性剤であるが、５℃付近の低温では他の界面活性剤と同様、分子会合数は大まかに１００分子程度の球状ミセルと考えられるが、７℃辺りから急激に会合数が増えている。おそらくこの辺りから親水基部分の水素結合が切れ始め、その結果親水基が疎水化しコイル状のメアンダー構造が伸びて立体障害がなくなりパッキング性が向上した結果、分子会合数が増え巨大なミセルに成長したと考えられる。さらに、12℃付近で屈曲点を持っているが

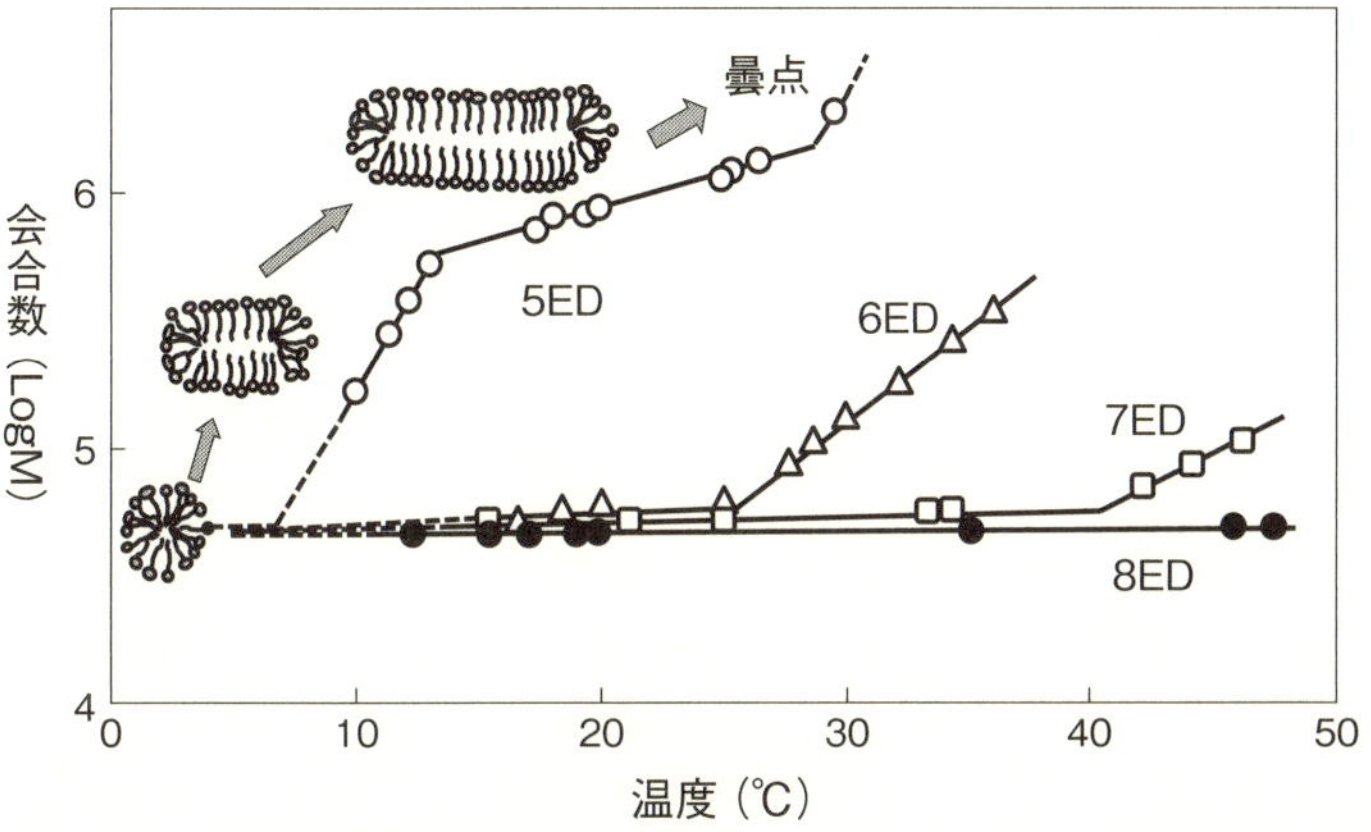

図6　ポリオキシエチレン（5, 6, 7, 8）ドデシルエーテルの会合数に与える温度の影響

この辺りでミセルのさらなる大きな形状変化があったと考えられ、30℃付近になると親油化した活性剤はもはや水には溶けきれず相分離する。ここで注目すべきは、約10℃～25℃に生成する巨大ミセルであり、油などを溶解する可溶化能が最大となる。この領域は、曇点の手前であるため熱力学的に安定な一液相であり活用が期待される。

温度上昇に伴い、球状ミセルが初めて形状変化する温度をST（Threshold temperature）[14)]と言い、曇点より約20～30℃低い温度であることが知られている。近年STは、示差走査熱量測定（Differential scanning calorimetry：DSC）により簡便かつ正確にとらえられるようになっている[13)]。曇点は通常1～2％程度の界面活性剤水溶液を使って測定し決定することが多いが、

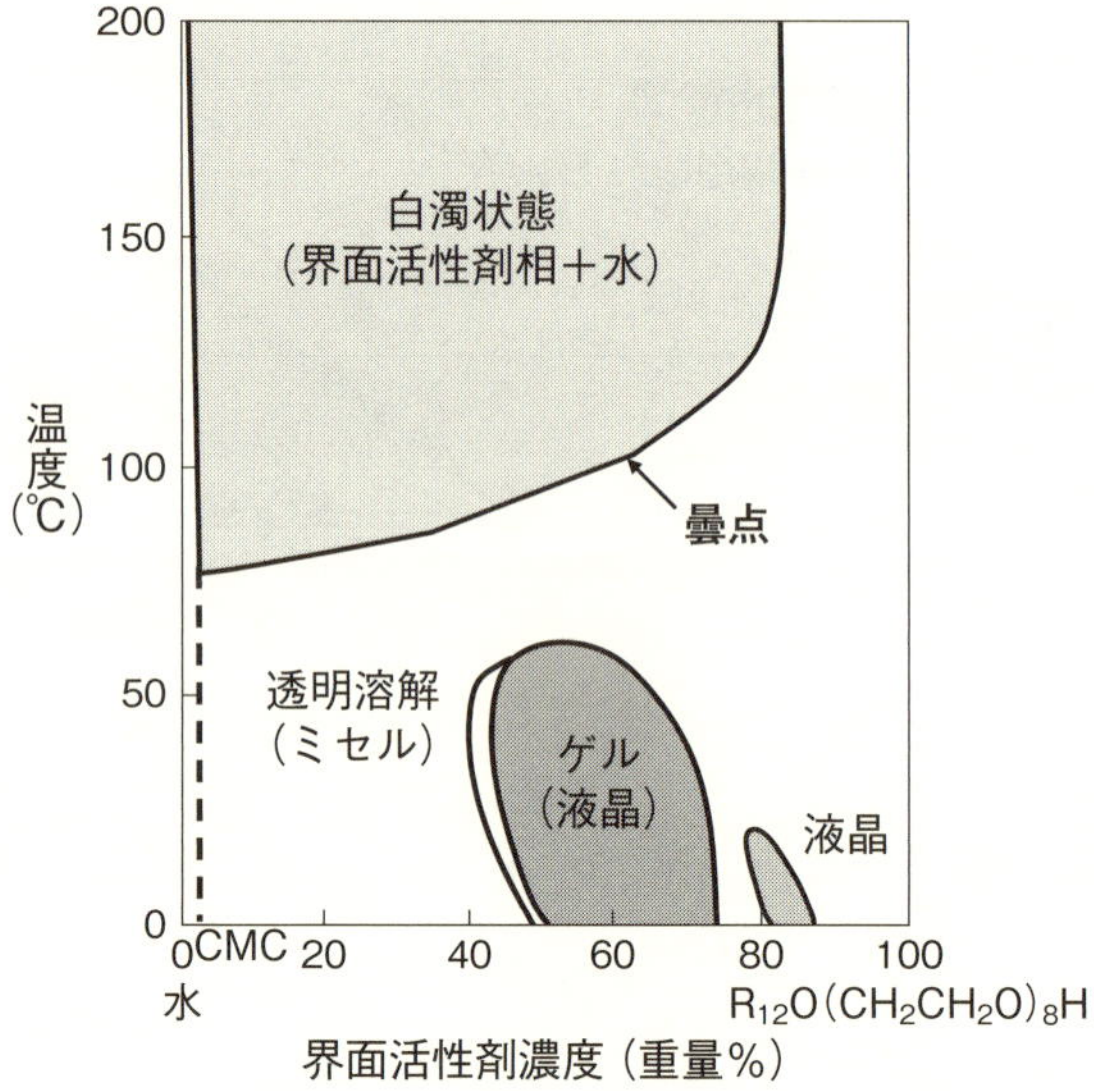

図７　曇点の濃度依存性

界面活性剤濃度が高まると急激に曇点が上昇するため、利用に当たっては注意を要する（図７）。また、曇点はＨＬＢの温度変化とも言える現象であり、親水基及び親油基の影響を受ける。たとえば、親油基が同一の場合には、エチレンオキシド基の付加モル数に伴って溶解度が増加し曇点は上昇する。さらに、水分子と水素結合している親水基部分は水溶性の塩類や多価アルコールの影響を受けやすく、非イオン界面活性剤の水に対する溶解性を考える場合にこれらを無視することはできない。逆に、これらの影響を正確に把握することで、製剤開発に応用することができる。たとえば、保湿剤として

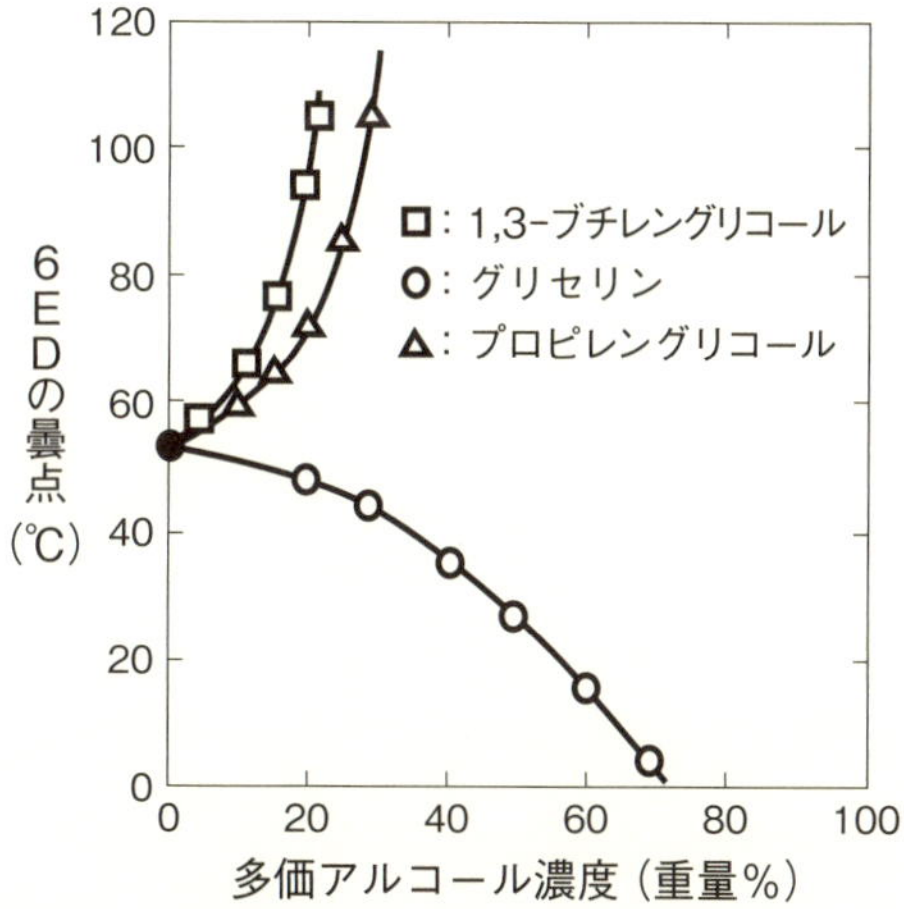

図８　ポリオキシエチレン（6）ドデシルエーテル（6ED）の曇点に与える多価アルコールの影響

多用される多価アルコールの曇点に与える影響を見てみよう。図８は多価アルコールがポリオキシエチレン（６）ドデシルエーテル（6ED）の曇点に及ぼす影響を調べた結果である。6EDの場合、1,3－ブチレングリコール（ＢＧ）やプロピレングリコール（ＰＧ）は曇点を上げるがグリセリン（ＤＧ）は逆に曇点を下げることがわかる。つまり、多価アルコールの種類により非イオン界面活性剤のＨＬＢがコントロールできることを示しており、この作用は、後述する乳化法や製剤開発で実際に応用されている[15,16]。

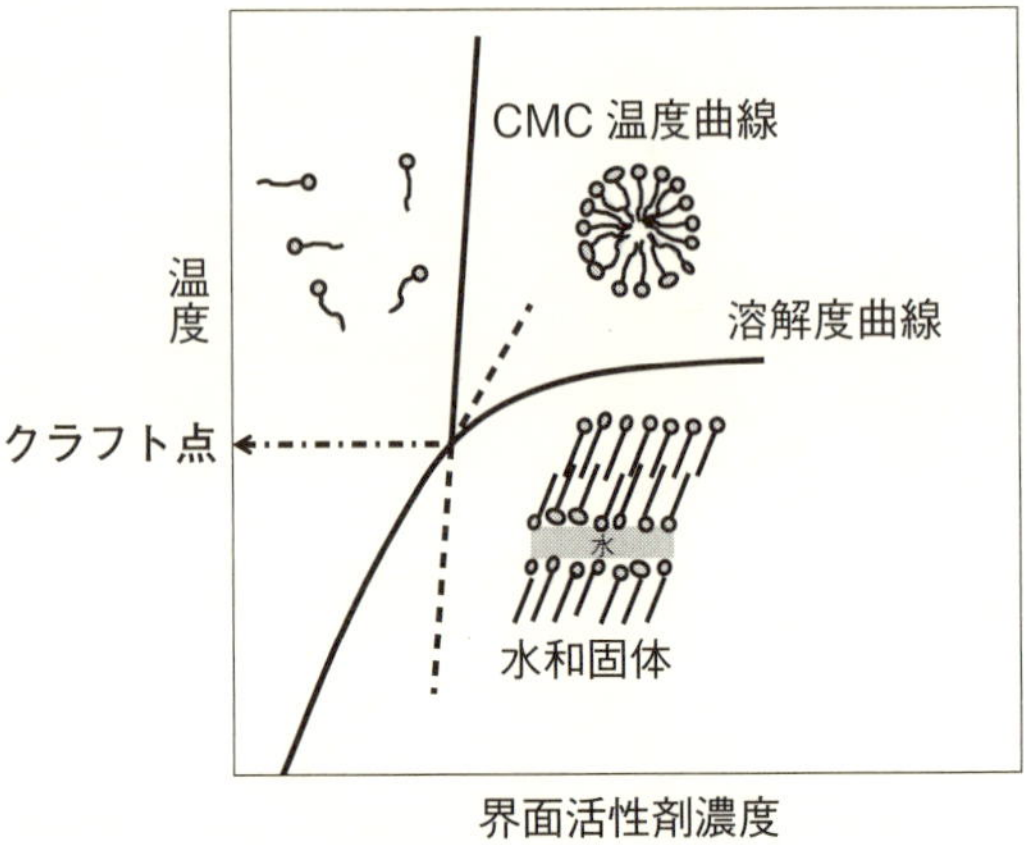

図９　クラフト点の概念図

４−２　クラフト点

クラフト点とは、イオン性界面活性剤の水への溶解度が急激に増加する温度を言う。正確には、界面活性剤のモノマーの溶解度曲線とＣＭＣの温度曲線、水和固体とミセル・液晶の相転移温度線（Tc）との三重点と定義される（図９）。界面活性剤は、クラフト点以下・ＣＭＣ以上では二分子膜構造の水和固体状態をとり、クラフト点以上・ＣＭＣ以上ではミセル状態となる。

界面活性剤が溶解状態にないと活性剤としての機能が発揮されないことから、使用する界面活性剤のクラフト点を知っておくことは製剤開発にとって重要である。しかしながら、実際にＣＭＣを求めようとすると、たとえばＣＭＣの温度依存性の測定と溶解度測定を行わなければならず大変な時間と労力を要することになるが、クラフト点は界面活性剤の水和固体の融点であるという考え方[17)]があり、それに従ってクラフト点を得ることが多い。クラフト点は、曇点と同様親水基及び親油基の影響を受ける。たとえば、親水基が同一の場合、アルキル鎖の炭素数が増すとクラフト点が上昇し、水溶性は減少する。また、不飽和基や極性基を導入すると水溶性が増加しクラフト点は低下する。同一の親油基の場合には、親水基の数や位置によって溶解性は変化し、親水基の位置がアルキル鎖長の中央に近いほど水溶性は大きくなる傾向にある。さらに、対イオンによっても著しく影響を受ける。一般的には、対イオンの水和度が大きいものほどクラフト点は低くなり溶解性は大きくなる。製剤開発者にとっては、製剤の低温安定性を確保するためクラフト点をいかに下げるかが重要になるが、要は如何に界面活性剤分子の結晶性をなくすかということに尽きる[18)]。

5　界面活性剤の吸着

界面活性剤の界面への吸着現象は、ミセル形成と同様界面活性剤の様々な作用発現の基本となるものである（表１）。様々な界面がある中で、我々が扱う界面は、空気／水や油／水、固体（皮膚、毛髪、粉末など）／水界面が多い。

表1　界面活性剤の機能と化粧品への応用

界面	機能	化粧品への応用
空気/水	起泡・消泡	シャンプー、洗顔料、石鹸
油/水	乳化	乳液、クリーム
固体/水	濡れ	化粧水、乳液、美容液
	分散	ファンデーション、口紅、マスカラ、サンスクリーン
	凝集	—
	潤滑	ヘアコンディショナー
固体/空気	帯電防止	ヘアコンディショナー

5－1　空気／水界面への吸着

化粧水に代表される空気／水界面を考えてみよう。表面にある（空気に接する）水分子は、内部にある水分子に比べて周囲を取り囲まれている水分子の総数が少ない。そのため内部にある水分子に比べて過剰のエネルギーを持つことになり、表面は常に高いエネルギー状態にある。この表面エネルギーを低下させるために、表面はできる限り小さくなろうとする力が働く。これが表面張力であり、油／水との界面では界面張力になる。たとえば、油／水界面に界面活性剤が添加されると、界面活性剤分子は親油性部位を油に、親水性部位を水に溶解させて配向し吸着する。両部位はそれぞれ界面活性剤の共有結合を通じて油分子、水分子の凝集エネルギーを受け取り、界面領域でそれらの平均化が起こり、エネルギー差が減少し界面張力が低下する[19]。したがって、吸着は表面エネルギーと内部のエネルギーが等しくなるまで進むことになる。いずれにしても、吸着により表面の性質を大きく変化させることで様々な機能の発現に繋がっており、学問上での研究や製剤開発での利用が活発に行われている。

製剤開発にとっては、界面活性剤がどれくらい、どのように界面で吸着しているのかを知ることは重要である。空気／水や油／水界面での吸着状態については表面（界面）張力―濃度曲線を作成し、ギブスの吸着式を適用することで知ることができる[20]。この吸着式は、界面活性剤の表面吸着が表面（界面）張力―濃度曲線の勾配によって決まることを示している。たとえば、界面活性剤のアルキル鎖長が長いほど表面張力は低濃度から低下するため表面吸着量が大きくなることがわかる。さらに、吸着量から界面活性剤分子の断面積を見積もることができるため、新たな界面活性剤の開発や評価に役立つ。

5－2　固体／水界面への吸着

固体（皮膚、毛髪、粉末）／水界面への界面活性剤の吸着状態を知るためには、吸着等温線を作成することが有用である。吸着等温線とは、固体（皮膚、毛髪、粉末など）と界面活性剤水溶液を一定温度で接触させ、平衡濃度に達した時の界面活性剤濃度と、その時の固体単位重量当たりに吸着した界面活性剤の量との関係をグラフにしたものである。吸着現象には、ファンデルワールス力による物理吸着と、化学結合（共有結合、イオン結合など）による化学吸着がある。物理吸着は比較的弱く、可逆的な性質を有しており、その吸着熱は数キロカロリー毎モル（kcal/mol）と小さく、多分子吸着も可能で代表的な吸着の型にはラングミュア型がある。それに対して、化学吸着は吸着分子と表面の間で電子の授受があり、非可逆的な性質を示しその吸着熱は10～100キロカロリー毎モル程度と比較的大きく、一般的には単分子吸着のみで終了し、代表的な型にはBET型（Brunauer-Emmett-Teller Isotherm）がある。吸着等温線を作成することで、物理吸着なのか化学吸着なのか、その両方が起こっているのかを知ることができる。図10は毛髪の代替として用いられるケラチンパウダーに対するアニオン界面活性剤であるN－ラウロイル－N－メチル－β－アラニンナトリウム（NaLMA）とカチオン界面活性剤であるステアリルトリメチルアンモニウムクロライド（STAC）の40℃における吸着等温線を示す[21]。点線の濃度がそれぞれの活性剤単独のCMCを示す。NaLMAは、CMCより低い濃度で吸着が飽和に達しており、モノマー状態での吸着が支配的で吸着等温線のパターンからはケラチンパウダーとの相互作用が相対的に弱いことから、ラングミュア型の物理吸着である。これに対して、STACは低い平衡濃度

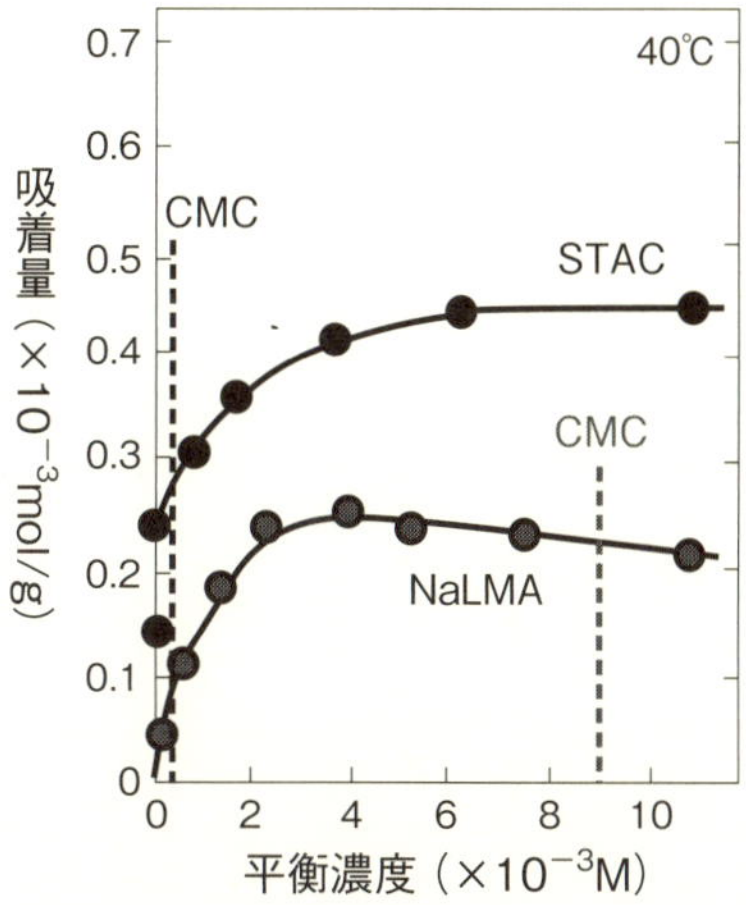

図10　ケラチンパウダーに対するSTAC及びNaLMAの吸着等温線

でも高い吸着量を示し、ケラチンパウダーと非可逆的な強い吸着である化学吸着を生じているが、CMCを超えた濃度から吸着が飽和に達していることから、界面活性剤分子がモノマーあるいは数分子会合した状態でも吸着していると推論される。ケラチンパウダーのゼータ電位は約マイナス30ミリボルト（mV）であり、水溶液中では毛髪と同様アニオンに帯電している。このように、ケラチンパウダーに対する界面活性剤の吸着挙動は電荷の関係から説明できる。

6　界面活性剤混合系

6－1　界面活性剤間の相互作用

ミセル形成の理論は、代表的なものとして質量作用モデル[22]、相分離モデル[23]などが提案されているが、前者ではミセル形成を可逆的平衡反応と捉え、会合数は分布を持つ変数として扱い、後者では会合数を無限大として扱うなど、いずれも仮定を伴うものである。ただ、後者の相分離モデルは使いやすく溶液の性質をダイレクトに表すことから、界面活性剤混合系のミセル形成に関するほとんどの理論がこのモデルに基づいており、組み合わせる界面活性剤の混合系ごとに詳しく議論されている[24]。

この相分離モデル理論に基づき、ミセル相に非理想性を導入した正則溶液の考え方から2成分の界面活性剤間の相互作用の程度を相対的に評価した相互作用パラメーターβが提案されている[25]。このパラメーターβは、実測した単独のCMC及び2成分の混合比率でのCMC値からその混合比率での値を求めることができ、分子間相互作用が相対的に引力として働く場合「負の値」を示し、その絶対値が大きいほど相互作用が強いことを表す。実際に様々な組み合わせの界面活性剤混合系について、相互作用パラメーターβが求められており[25]、それらの結果から相互作用の強さは、相対的にアニオン／カチオン界面活性剤混合系、アニオン／両性界面活性剤混合系、アニオン・カチオン／非イオン界面活性剤混合系、両性／非イオン界面活性剤混合系の順に強い傾向にある。これらの混合系の特異性については多くの報告があるが、相互作用が強い混合系ほど理想系からのずれが大きく、我々にとって新たな付加価値となる興味ある現象を示すことが多い。たとえば、ほとんどの混合系において、混合することで単独系よりもＣＭＣは低下し[26]、界面活性能が向上することで洗浄料の場合であれば使用量低減に繋がる。カチオン／非イオン界面活性剤混合系では、表面張力におけるシナジー効果が議論されている[27]。アニオン／両性界面活性剤混合系では、混合することで溶液中において分子間化合物を形成して高粘度溶液が得られ、皮膚刺激も低減する[28,29]。両性／脂肪酸混合系では混合することで生成する液晶を界面膜として活用し、合一に対して安定なエマルションが得られる[30,31]。アニオン／非イオン界面活性剤混合系での自然乳化[32]、非イオン／非イオン界面活性剤混合系でのマイクロエマルションの低エネルギー調製[33]など乳化に関する報告もある。さらに、最も相互作用の強いアニオン／カチオン界面活性剤混合系では、棒状ミセル形成[34]、ベシクル形成[35]等特異な溶液物性、レオロジー特性を示すミセルに関する報告がある。最近においても摩擦学の観点から、界面活性剤混合系の相互作用について、理論と実験によりシナジー効果が示され議論されている[36]。

ここでは、相互作用の最も強い異なる電荷を持つアニオン／カチオン界面活性剤混合系について、製剤化に役立つ界面活性剤の溶解性（曇点、クラフト点）、吸着に限って紹介する。

6－2　混合界面活性剤の溶解性

曇点は、ポリオキシエチレン型非イオン界面活性剤の脱水和現象と定義されているが、アニオン／カチオン界面活性剤混合系においても曇点現象を示すことが報告されている[37,38]。図11は、N－ラウロイル－N－メチル－β－アラニンナトリウム（NaLMA）／ステアリルトリメチルアンモニウムクロライド（STAC）／水3成分混合系の総濃度100ミリモーラー（mM）における相平衡図である。25℃以上等モル付近で非イオン活性剤様の曇点現象が出現していることがわかる。混合溶液中において両界面活性剤は、化学量論的に1：1でイオン結合したイオンペア（図12）として存在する。このイオンペアは、NaLMAのアミド基及びカルボキシル残基の酸素原子を親水基とする非イオン界面活性剤様の構造をとるため、曇点現象を示したと考えられる。このように、エチレンオキシド基を持たない活性剤でも曇点現象が現れることが示された。イオンペアが曇点を示すことから、乳化剤としての応用も期待

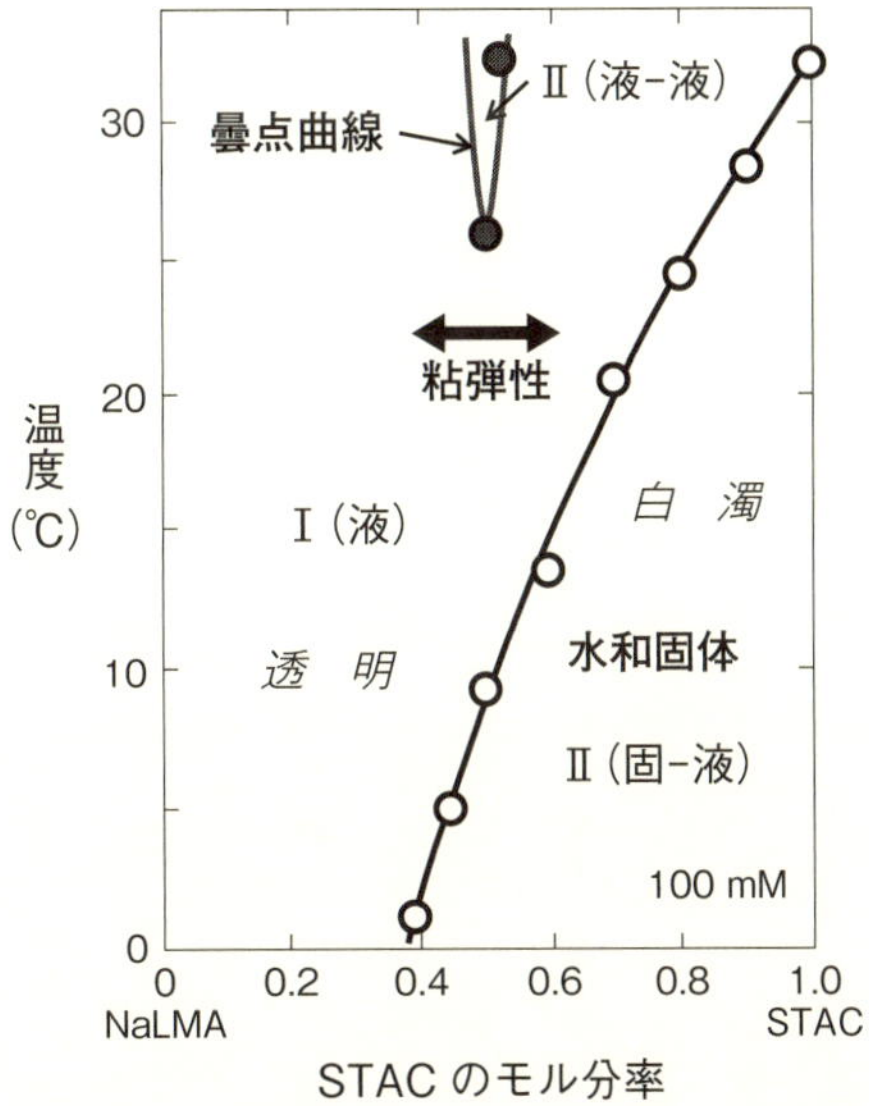

図11　NaLMA/STAC/水3成分系の相平衡図

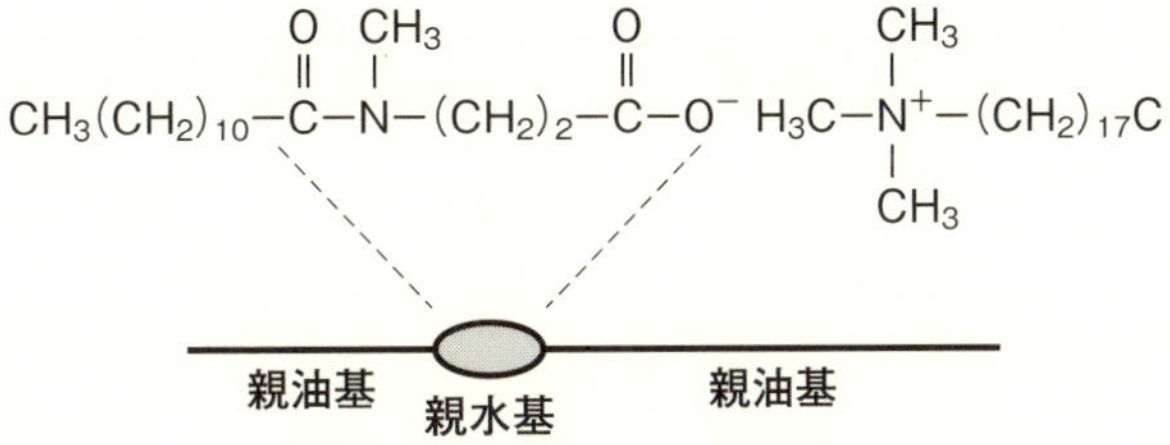

図12　イオンペア模式図

される。曇点曲線の下部にある曲線はクラフト点―組成曲線を示す。クラフト点を如何に下げるかが重要な命題となっていることを前述したが、多くの場合界面活性剤を混合すると共融点を示すため、クラフト点を下げることができる。それを確認するためには、クラフト点―組成曲線を作成することが有効である。2成分混合系のクラフト点―組成曲線には3つのパターンのあることが知られている[39)]。1つ目は、結晶相（水和固体相）の活量が組成によって変化しない（純成分の結晶のみが存在する）場合で共融点を示す相図となる。すなわち、水和固体相中では両界面活性剤は個々に存在するということである。2つ目は、結晶相の活量が組成によって連続的に変化する（あらゆる組成で固溶体を作る）場合で、クラフト点は両成分の中間の値となり、連続的に変化する。3つ目は、結晶相で両成分間に分子間化合物が形成される場合で、この場合クラフト点―組成曲線に極大が現れる。STAC/NaLMA混合系の場合はNaLMAのクラフト点が低いため確認はできないが、組成曲線のパターンから共融点を示す系かクラフト点が連続的に変化する系であり、前者の場合であればモル分率0・2付近でクラフト点が最も下がることが予想される。

６－３　混合界面活性剤の吸着挙動

化粧品製剤において界面活性剤が吸着する対象物は、油や粉末である。界面活性剤はこれらに吸着し表面の性質を変えることで、水相や油相への分散性を向上させており、これらの作用を促す界面活性剤をそれぞれ乳化剤、表面処理剤と呼んでいる。一方、化粧品において界面活性剤が吸着する対象物は皮膚や毛髪であり、前者への吸着は刺激の観点[40)41)]から、後者ではたとえばコンディショニング効果[42)43)44)]など有用性の観点から吸着性の研究が行われている。これらの吸着に関する研究の多くは単独の界面活性剤に関するものであり、混合界面活性剤の吸着に関する研究は少ない。しかしながら、界面活性剤が繊維の処理剤として盛んに使われていた時代にユニークな吸着現象も報告されており、特にアニオン／カチオン界面活性剤混合系は特異な吸着挙動を示す[45)46)]。

図13[21)47)]は、40℃におけるNaLMA及びＳＴＡＣ各々単独系に加え、それらの混合系のケラチンパウダーに対する吸着等温線を示す。NaLMAに対するＳＴＡＣの混合比率が高まると吸着量が増加する傾向を示し、STAC/NaLMA＝6/4及び7/3の系ではＳＴＡＣ単独の系より高い吸着量を示し、7/3の比率で最大値を示した。また、吸着等温線のパターンを見ると、カ

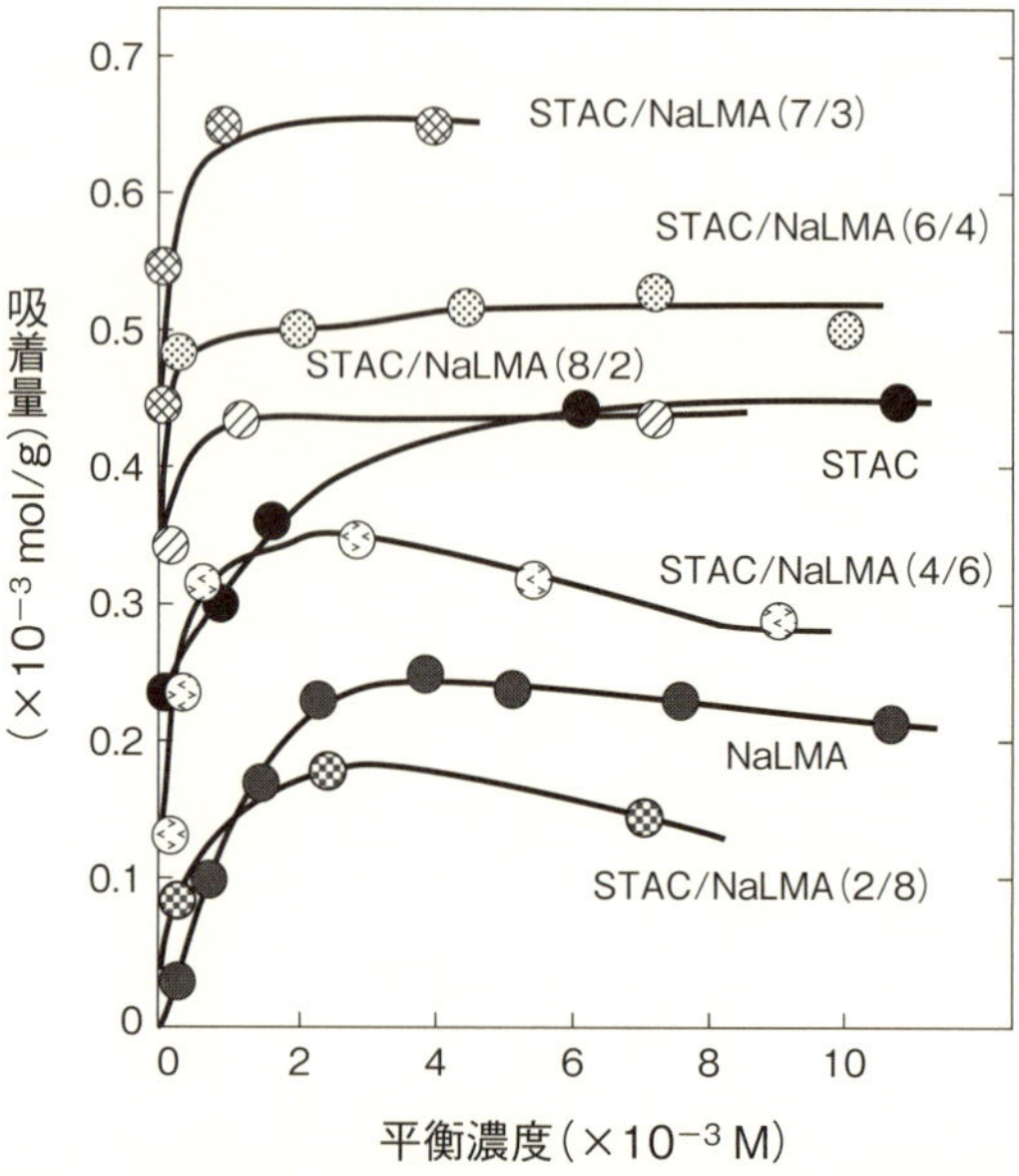

図13　ケラチンパウダーに対するSTAC/NaLMA混合系の吸着等温線

チオンの比率の高い混合系ではケラチンパウダーと非可逆的な強い相互作用を示すことが示唆された。

図14に、最大の吸着量を示したSTAC/NaLMA＝7/3混合系の比率に応じてSTACとNaLMAに分割した場合の吸着曲線を示す。点線はそれぞれ単独の吸着等温線である。STACの吸着量は、NaLMAが共存することにより単独の場合より増加しており、またNaLMAの場合は、単独ではラングミュア型の平衡吸着と考えられたが、STACが共存することにより、非可逆的な吸着挙動を示すことがわかる。

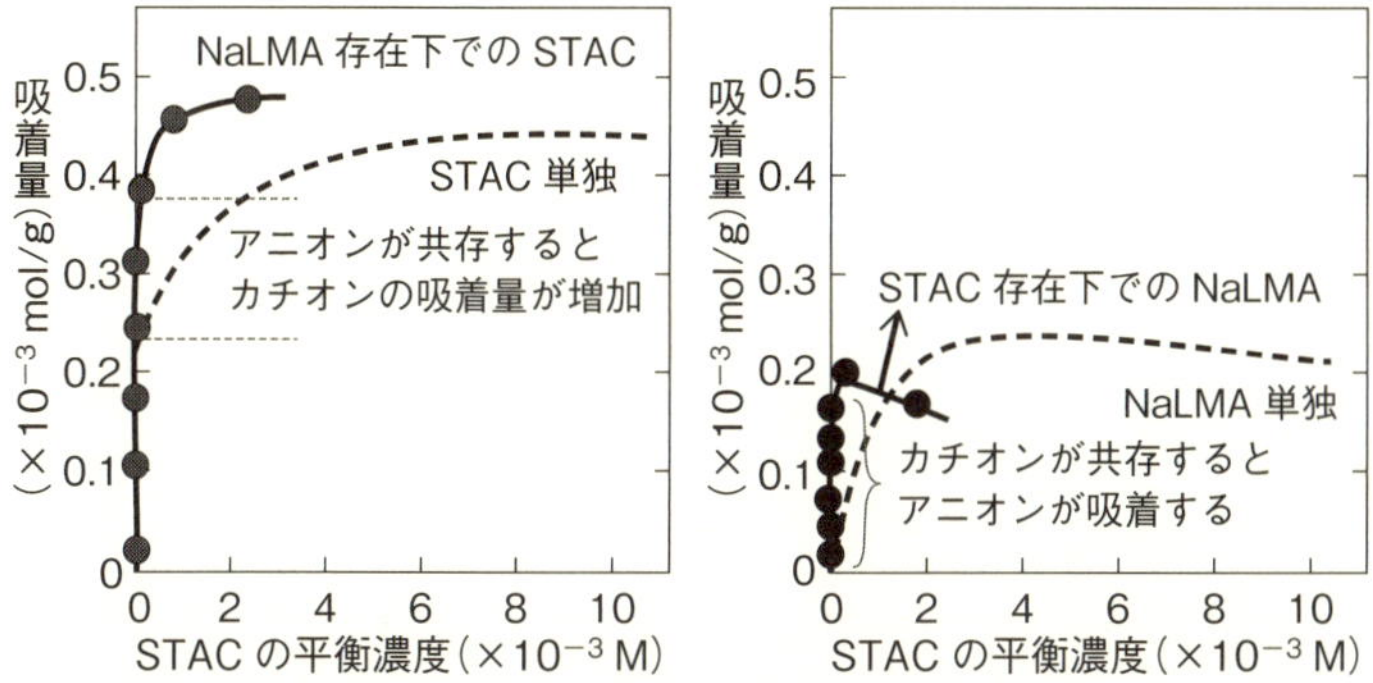

図14　ケラチンパウダーに対する STAC/NaLMA（7/3）混合系における STAC、NaLMA 単独の吸着等温線

この特異な挙動をSTAC分子のケラチンパウダーへの吸着状態から考えてみよう。STAC分子は、水溶液中でマイナスに帯電しているケラチンパウダーに対して、静電的な引力と隣の分子同士の反発力の折り合いの付くところで、イオンヘッド部分をケラチンパウダーの表面に向けて吸着する。一方、最大の吸着量を示したSTAC/NaLMA＝7/3の混合水溶液では、イオンペアと過剰なSTAC分子がケラチンパウダーに吸着することになる。それらがケラチンパウダーに吸着した際には、STAC分子同士の反発は、NaLMAの存在により相殺され、結果的にSTAC単独系よりもSTACの吸着量が増加し、NaLMA分

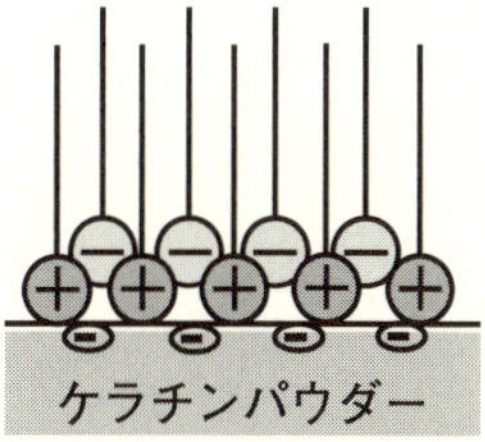

図15　アニオン/カチオン混合系の吸着状態

子はイオンペアとして吸着するため非可逆的な吸着挙動を示したものと考えられる。実際の毛髪においても同様の結果が得られており[48)]、リンスインシャンプーのコンディショニング剤として活用された。これらの結果を一般化すると、電荷を持つ表面へ静電的に吸着させる界面活性剤量を増やす場合には、反対電荷を持つ界面活性剤を共存させることが有効であると言える。

7 まとめ

化粧品にとって必須成分である界面活性剤について、製剤開発に深く関わる界面活性剤の基本的な性質である溶解性（ミセル形成、曇点、クラフト点）と吸着性、さらに製剤開発に直結する混合系の特異性について述べた。ここでは、古くから使用されている炭化水素系の界面活性剤に言及したが、近年では人や地球にやさしい界面活性剤が求められ、生分解性、天然系、植物系などがキーワードになり、新しい界面活性剤が開発されている。一方、界面活性剤と同様、製剤の感触や機能に大きく影響する油は、時代の要請により、炭化水素系、シリコーン系、フッ素系と進化しており、本来ならばそれらを乳化する界面活性剤もそれに同調して良いはずであるが、一部のシリコーン系界面活性剤の活用に留まっておりさらなる進化が望まれる。

化粧品における界面活性剤の役割は、これまで製剤の形態制御、安定性保持や製品使用時の機能にとどまっていたが、今後は積極的に肌や毛髪に働きかける界面活性剤の開発が求められるだろう。たとえば、クリームや乳液を肌上で塗布した後、乳化剤として働いていた界面活性剤が何らかの条件で、肌上で保湿成分に分解して肌に潤いを与えるなど人に優しい界面活性剤の開発が期待される。

参考文献

1) W. C. Griffin, J. Cosmetic Chemists, 1, 309（1949）
2) Y. Kawakami ; KAGAKU, 23, 546（1953）
3) J. T. Davies, E. K. Ridal ; "Interface Phenomena", p.359, Academic Press, N. Y.（1961）
4) 妹尾学，荒木孝二，大月穣，"超分子化学"，p.99，東京化学同人（1998）
5) McDonald, "Micelle Formation by Surfactants" in "Surfactants and Interfacial Phenomena", vol3, p.85, Wiley–Interscience Publication（1978）
6) M. Abe, K. Ogino, YUKAGAKU, 31, 569（1982）
7) N. Yoshii, K. Iwahashi and S. Okazaki, J. Chem. Phys. 124, 184901（2006）
8) J.N. Israelachvili（近藤保，大島広行　訳），"Intermolecular and Surface Forces（分子間力と表面力）"，p.256，マグロウヒル出版（1991）
9) 妹尾学，辻井薫，"界面活性の化学と応用"，p67，大日本図書（1995）

10）S. Tomomasa, F. Harusawa and Y. Machida, YUKAGAKU, 36, 938（1987）

11）H. Mizushima, J. Fukasawa, and T. suzuki, YUKAGAKU, 43, 656（1994）

12）篠田耕三，“溶液と溶解度”，p.168，丸善（1991）

13）未発表

14）Elworthy, P. H., and McDonald, C., Kolloid-Z. Z. Polym., 196, 16（1964）

15）H. Sagitani, Y. Hirai, K. Nabeta；Yukagaku, 35, 102（1986）

16）T. Suzuki, H. Takei, S. Yamazaki；J. Colloid Interface Sci., 129, 491（1989）

17）K. Tujii, YUKAGAKU, 31, 981（1982）

18）竹内節，“界面活性剤”，p.29，米田出版（1999）

19）K. Tajima；Oleo Science, 1, 83（2001）

20）M. J. Rosen, “Adsorption of Surface-Active Agents at Tnterfaces” in “Surfactants and Interfacial Phenomena”, vol2, p.56, Wiley-Interscience Publication（1978）

21）Y. Nakama, M. Yamaguchi, Yukagaku, 42, 366（1993）

22）P. Mukerjee, Advan, Colloid Interface Sci., 1, 241（1967）

23）K. Shinoda, Bull. Chem. Soc. Jpn., 26, 101（1953）

24）A. Graciaa, J. Lachaise and R.S. Schechter, “The thermodynamics of mixed micelle formation” in “Mixed Surfactant System”, edited by M. Abe, K. Ogino, Surfactant Science Series 46, Marcel Dekker

25）D. N. Rubingh, “Mixed Micelles Solutions”, in “Solution Chemistry of Surfactants”, edited by K. L. Mittal, Pleenum Press, New York（1979）. Vol. 1, p.337.

26）K. Kawakami, K. Kurano, Y. Kitagawa, S. Yamamura, M. Nakamura and, T. Takeda, YUKAGAKU, 42, 111（1993）

27) R. Kakehashi ; KAGAKUTOKOGYO, 80, 380 (2006)
28) K. Miyazawa, M. Ogawa, T. Mitui, Int. J. Cosmet. Sci., 6. 33 (1984)
29) Y. Moriyama, A. Razali, M. Tanaka and K. Takeda, J. Oleo. Sci., 60, 229 (2011)
30) Y. Nakama, Y. Shiojima, F. Harusawa, YUKAGAKU, 47, 585 (1998)
31) Y. Nakama, Y. Shiojima, F. Harusawa, YUKAGAKU, 47, 1331 (1998)
32) C. Endo, Y. Ito, C. Akabane, Y. Kaneko and H. Sakai, J. Oleo Sci., 64, 953 (2015)
33) S. Wakisaka, T. Nishimura and S. Gohtani, J. Oleo Sci., 64, 405 (2015)
34) K. Aramaki, S. Lemoto, N. Ikeda and K. Saito, J. Oleo Sci., 59, 203 (2010)
35) H. Nakanishi, K. Tsuchiya, T. Ohkubo, H. Sakai and M. Abe, J. Oleo Sci., 54, 443 (2005)
36) Negm, Nabel A,"Theoretical and practical treatments of surface and bulk properties of aqueos mixed surfactant systems : mixed monolayers, mixed micelles formation, and synergism", in "Surfactants in Tribology", edited by B. Girma, M. Kashmiri Lal, Vol3, 379 (2013)
37) Y. Nakama, F. Harusawa and I. Murotani, J. Am. Oil Chem. Soc., 67, 717 (1990)
38) A. Mehreteab, F. J. Loprest, J. Colloid Interface Sci., 125, 602 (1988)
39) K. Tujii ; NETSUSOKUTEI, 10 (2), 57 (1983)
40) F. Hashimoto, M. Haruyama, T. Yamashita and T. Iso, J. Soc. Cosmet. Chem. Japan., 23, 126 (1989)
41) N. Fujiwara, I. Toyooka, K. Ohnishi and E. Onohara, J. Soc. Cosmet. Chem. Japan., 26, 107 (1992)
42) K Yahagi et al., J Soc Cosmet Chem Jpn 23, 301 (1990)
43) J Mitamura et al., 18th IFSCC Congress Venezia Prprint (Poster presentation)
44) H. Okawa, K. Hanabusa, M. Suzuki, Y. Sekine and H. Fukui, J. Soc. Cosmet. Chem. Japan., 38, 9 (2014)
45) H. Muller and E. Krempl, Tenside, 5, 333 (1968)

46) F. Tokiwa, Yukagaku, 28, 578 (1979)
47) F. Harusawa, Y. Nakama and M. Tanaka, J. Soc. Cosmet. Chem. Japan., 25, 110 (1991)
48) F. Harusawa, Y. Nakama and M. Tanaka, "Anionic-Cationic Ion-Pairs As Conditioning Agents in Shampoos", Cosmetics & Toiletries, 106, 35 (1991)

コラム：03　界面活性剤の吸着によって表面（界面）張力は何故下がるのか？

界面活性剤の最も特徴的な機能の一つは、水の表面張力および水／油間の界面張力を下げることである。読者の皆さんは、この現象に馴れ過ぎていて、何故表面張力や界面張力が下がるのかと、深く考えられたことがないのではなかろうか？　しかし、この理由をよく理解することは、界面活性剤の働きの本質を知る上で大変有用である。

まず、水の表面張力が界面活性剤の吸着によって下がる理由を、図(a)を使って考えてみよう。水の表面張力の起源は、主として、表面にいる水分子の結合できない水素結合（dangling hydrogen bonds）である（図(a)の上図）。空気側に相手の水分子がいないため、表面にいる水分子は水素結合を結ぶことが出来ず、自由エネルギーの高い状態にある。単位面積当たりの、この表面の過剰自由エネルギーが表面張力である。そこに界面活性剤が吸着すると、今度は表面にいた水分子は界面活性剤分子の親水基と相互作用できる様になる。界面活性剤の親水基は極性を有しており、大抵の場合、水素結合が可能な官能基である。従って、表面にいた水分子も安定化され、その分表面張力は低くなる（図(a)の下図）。この時表面に存在する成分は界面活性剤の疎水基であるが、疎水基間の相互作用はファンデルワールス力のみで、水分子の時ほど大きくはない。従って、過剰な表面自由エネルギーも小さくなり、表面張力は低下することになる。

次に、水／油間の界面張力が、界面活性剤の吸着によって下がる理由に移ろう。物質AとBの間の界

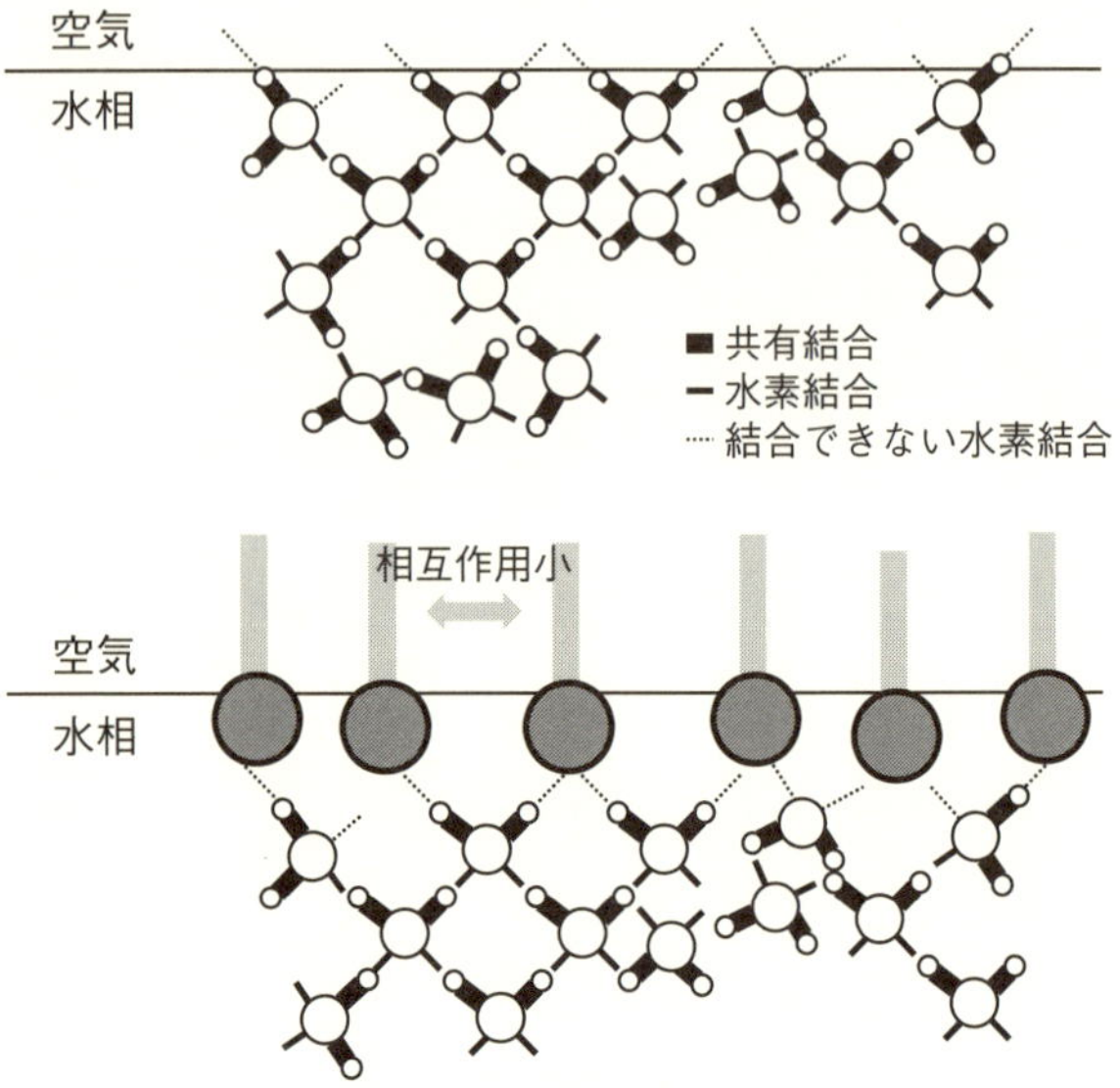

(a) 界面活性剤の吸着によって水の表面張力が下がる理由

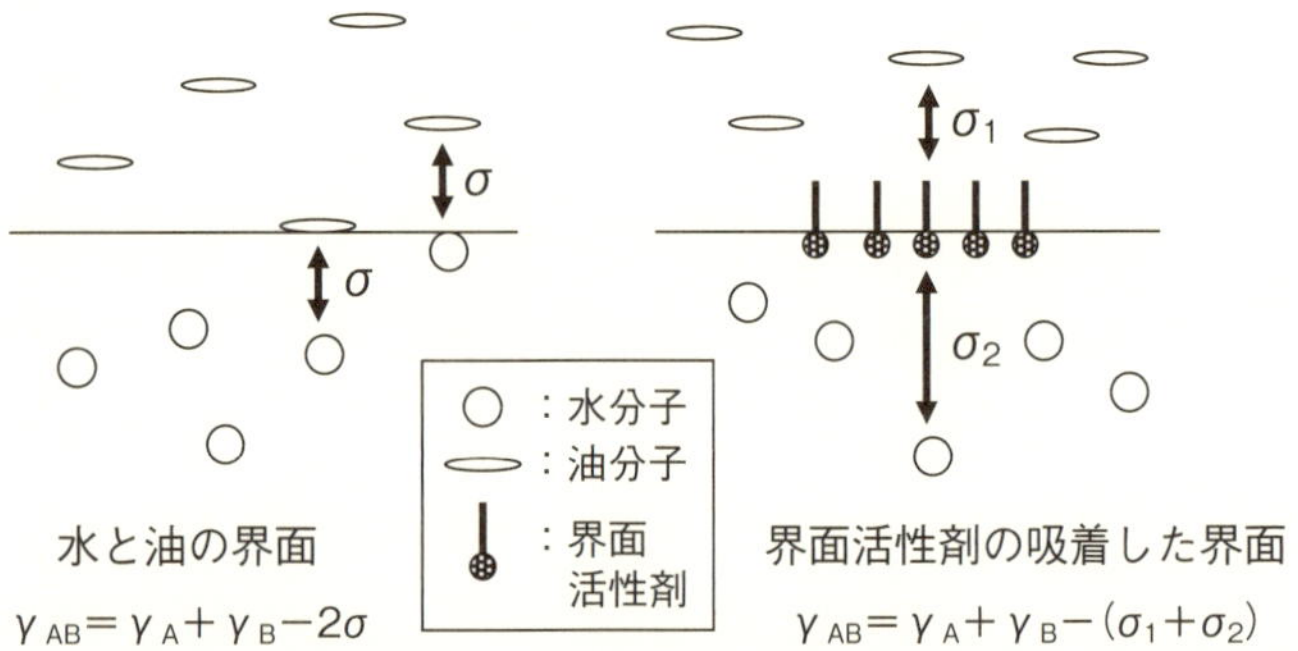

(b) 界面活性剤の吸着によって、水／油の界面張力が下がる理由

面張力（γ_{AB}）は、$\gamma_{AB}=\gamma_A+\gamma_B-2\sigma$と表される。ここで、$\gamma_A$と$\gamma_B$は各々AとBの表面張力で、$\sigma$はA／B間に働く相互作用自由エネルギーである（図(b)左図）。水／油間に界面活性剤が吸着した場合、σは、油と疎水基の間の相互作用（σ_1）と水と親水基の相互作用（σ_2）に分けられる（図(b)右図）。水／油間と疎水基／油間の相互作用は、ともにファンデルワールス引力であるから、σ_1はσとほぼ同じ値である。しかし、σ_2はσよりもかなり大きい。水と親水基の相互作用には、ファンデルワールス力に加えて、水素結合や双極子間相互作用等も可能だからである。その結果、界面活性剤が吸着した場合の界面張力は、存在しない場合より小さくなるわけである。

以上の説明から解るように、水の表面張力の低下も、水／油間の界面張力の低下も、その原因は水と親水基との間の大きな相互作用自由エネルギーにある。（辻井　薫）

第４章

ラメラゲルの原理と応用

岩田俊之

序論

ラメラゲルネットワークは、ラメラゲル（L_β）相が複雑に絡み合ったネットワーク構造を成し、その結果エマルジョンを安定化させている複数相から成るコロイド形態である（図1）。ラメラとは、複数の物質がパイ生地のように交互に積層された構造を指す。ここでいうゲルは界面活性剤や高級アルコールなどの両親媒性物質がα-ゲル（図2）という特異な配置構造をとった構造単位から成る連続体を指し、従ってラメラゲル相とは、α-ゲルを基本構造単位と

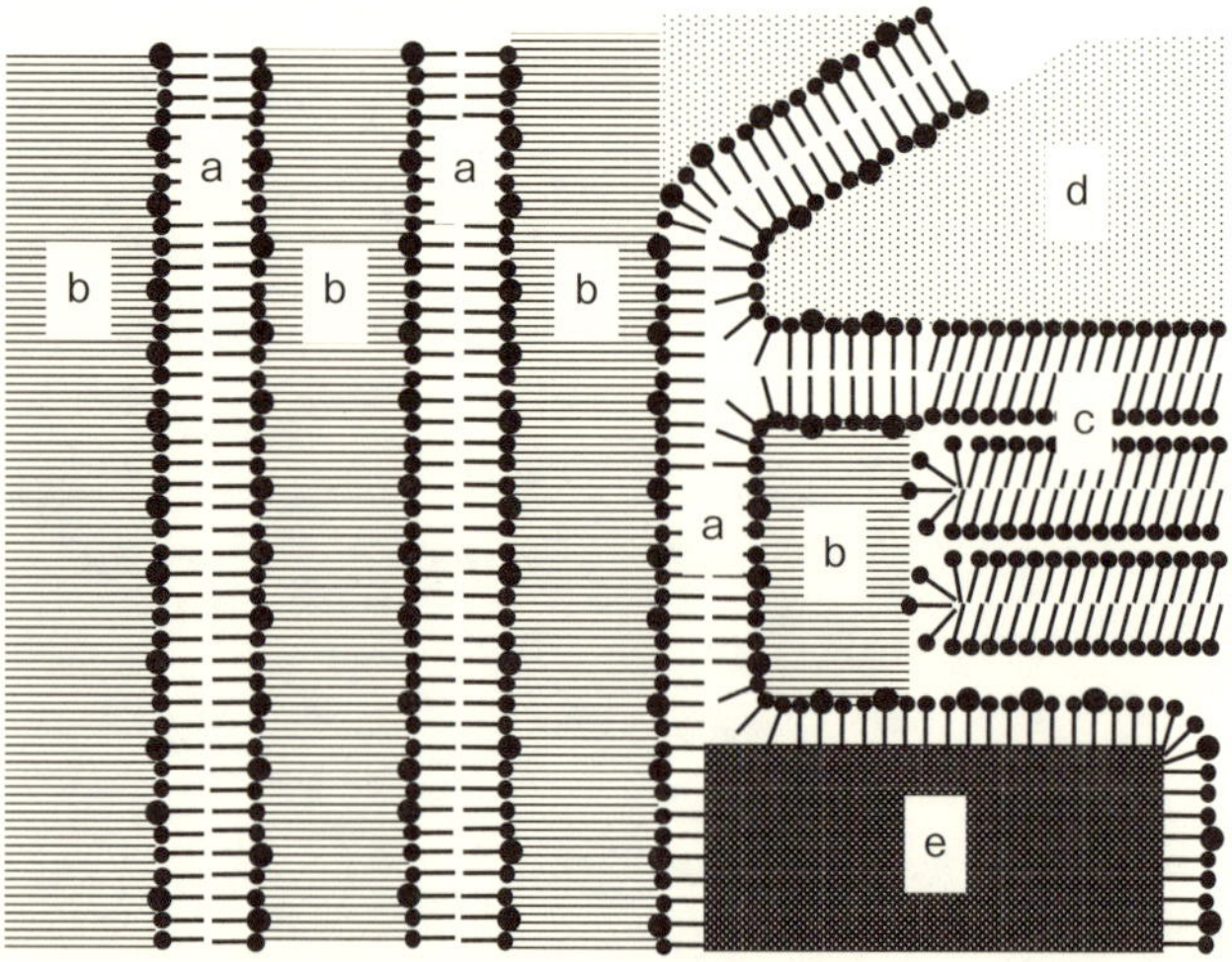

図１　ラメラゲルネットワークの模式図

a）界面活性剤とセテアリルアルコールの混合結晶二重膜、b）ラメラ層間水、a+b）ラメラゲル相、c）セテアリルアルコールの水和結晶、d）バルク水相、e）乳化された油相

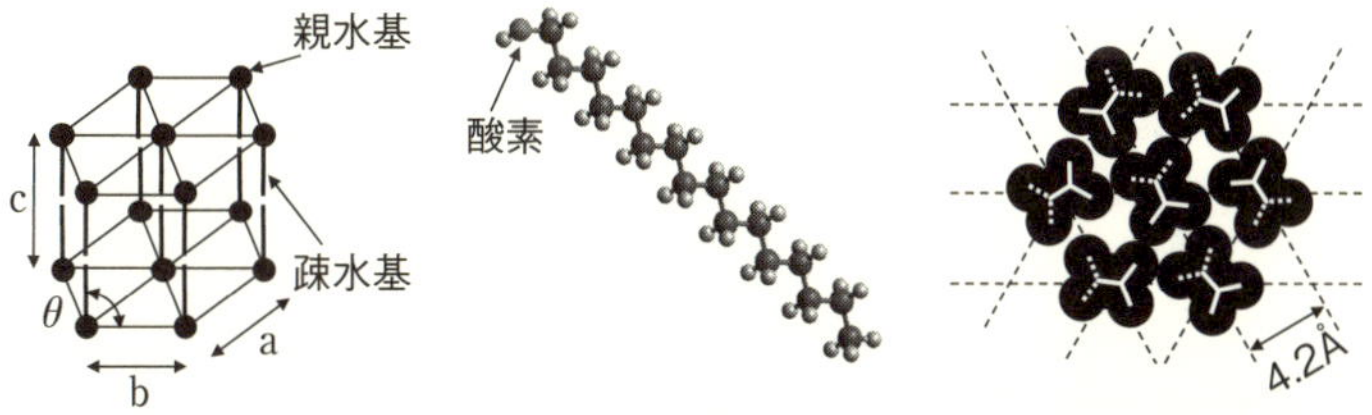

α-ゲル（六方晶）
a＝b≠c
θ＝90°

全トランス配位のセチルアルコール

炭化水素鎖のα-ゲルパッキングを鉛直方向（左図のc軸方向）から見た図（文献14を参照）。

図2　両親媒性物質のα-ゲル構造

する両親媒性物質の二重膜と水の相が交互に重なった構造を指す。

ラメラゲルネットワークはそのネットワーク構造及びα-ゲルの力学的性質のため、高粘度かつ剪断による粘度低下挙動を示す不透明クリームの形態を示す。科学的に体系づけられる以前から、フェイシャルクリーム、ヘアコンディショナーやトリートメント、またはクリーム状の薬品などの基材として、広く活用されてきた[1)2)3)]。これらの製品が、不透明で手にとって〝傾けても流れない〟クリーム状であり、全成分表示にセチルアルコール、ステアリルアルコール、あるいはセテアリルアルコールなどの高級アルコールがあれば、ほぼ間違いなく、その製品にはラメラゲルネットワークが含まれている。ラメラゲルネットワークには、高級アルコールのうち、炭素数16から18のアルキル鎖を含み末端にヒドロキシ基を持つ一価のアルコールが主に使われる。油脂をO／Wエマルジョンとして安定化させるために、これら高級アルコールを乳化剤とともに用いることにより、ラメラゲルネットワークが形成され、結果として粘度が劇的に上がり、エマルジョンを安定化できる。これらの出来上がり物は、エマルジョン、あるいはラメラ液晶と呼ばれることもあるが、ほとんどの場合、正しくはラメラゲルネットワークである。

ラメラゲルネットワークは複数相から形成されるコロイド形態であると述べたが、複数相には、ラメラゲル相、界面活性剤と高級アルコールから成る単分子膜で安定化された油相、またしばしば、高級アルコールの水和個体相、そしてこれらの相の間に残留しているバルク水相などが含まれる。これを模式図に示したのが図1である[1]。

ラメラゲル相中のα-ゲルは、融点が常温より高い両親媒性物質が六方晶に配列された結晶構造を成し、六方晶を形成する分子のアルキル鎖はすべての結合がトランス配位となっている（図2）。このため、α-ゲルを構造単位とする二重膜は、ラメラ液晶の二重膜などと比較すると、硬さは約4倍である[4]。また、各両親媒性物質はアルキル鎖を軸に自由回転できるので、α-ゲルは厳密にはα-結晶とは根本的に異なる。α-ゲルは、各アルキル鎖が軸を中心に回転の自由度を持つ非特異性のアルキル鎖充填状態で、各アルキル鎖の回転方向は歯車を咬み合わせたような状態であると考えられている[12]。α-ゲルの格子定数は小角X線散乱により求められ、4・2Åが広く格子定数として認められている[13][14]。従って炭化水素一本あたりの面積は20・4Åとなる。

1　ラメラゲルネットワークに特異な利点

様々なクリーム処方の基剤としてのラメラゲルネットワークには、以下の５つの利点が挙げられる。

①　ごく少量の両親媒性物質でリッチでクリーミーな使用感を得られる。

安定なクリームを作るには、一般的なO／Wエマルジョンであれば、15wt％程度以上の界面活性剤とポリマーなどによる増粘が必要であるが、ラメラゲルネットワークを用いれば５wt％程度の少量の両親媒性物質（高級アルコールと界面活性剤）のみで作ることが可能である。ラメラ相が相互接続したネットワークを形成するため、ラメラゲルネットワークは通常、静止状態において粘性よりは弾性を強く発現し、一般的に明瞭な降伏点がある。降伏点とは、それ以下の剪断力あるいは剪断速度では流動しないが、それ以上の応力あるいは速度で突然流体となる点である。この特徴的な粘弾性挙動に加え、二重膜を構成する両親媒性物質のアルキル鎖はパラフィンワックスのように個体状態である。この二重膜が、「ワックス」と水を交互に積み重ねたラメラ構造を形成し、その特徴的なレオロジー挙動とともに、リッチでクリーミーな使用感をもたらすのである。

② 少量の油性化合物にもかかわらず「油感」を持った使用感を得られる。

これには二つの理由がある。ラメラゲルネットワーク中の両親媒性物質が5 wt%程度の少量であっても、これら物質は水に不溶であり、O／Wエマルジョンに一般に使用される界面活性剤等と比較すると、より大きく親油性である。従ってこれら両親媒性物質は水で洗い流すことが非常に難しい。洗い流すタイプの化粧料として使用する場合、これら両親媒性物質が皮膚や毛髪など対象物表面に付着し、特徴的な触感と化粧料としての機能を発揮する。また、ラメラ相は狭義に両連続相でもあるため、一般的なO／Wエマルジョンと比較しても、両親媒性物質が皮膚などの対象物表面とより多く接触できる。

③ その潤滑性が良好な使用感の源泉である。

ラメラゲルネットワークは、カルボマーなどのイオン性架橋重合体ゲルなどと同様、一般的に剪断による強い粘度低下を示す。この粘弾性挙動そのものが潤滑挙動に寄与し、また固相の両親媒性物質の二重膜であるがゆえに、ラメラゲルネットワークは顔を洗う所作やもつれた毛髪を櫛でほどくなどの高圧縮条件下において、膨潤ポリマーゲルなどよりもはるかに良好な潤滑性を示す。

④　比較的安価である。

これは親油性の固体物質の濃度が低いこと、およびセテアリルアルコールが様々な天然資源から安価に誘導できる物質の一つであるがゆえである。

⑤　実用上安定でありかつ、水溶性物質、油溶性物質、不溶性物質など多くの物質を処方できる多用途性を有する。

ミセル（L_1）相やエマルジョンなどの他のコロイド系と比較すると、ラメラゲルネットワークは長期間にわたって非常に安定であり、時間経過に伴う相分離の心配はほとんどない。水溶性物質をラメラ層間水にもバルク水相にも含められるし、油溶性物質を二重膜内や別の相としてネットワークで囲い込むこともできるし、不溶性物質をネットワーク内に単純に分散することもできる。これはラメラゲルネットワークの主体が相互接続されたラメラ相であるためである。

これらすべての利点は、ラメラゲルネットワークが、主要相であるラメラゲル相が広域にわたって多く相互接続された構造であることに由来する。ラメラゲル相の二重膜は溶解度の低い結晶性疎水性両親媒性分子から構成される。そのため、一般的に非常に高い貯蔵弾性率（G'）、低い損失弾性率（G''）/貯蔵弾性率（G'）比で示される損失正接、そして高い降伏点を

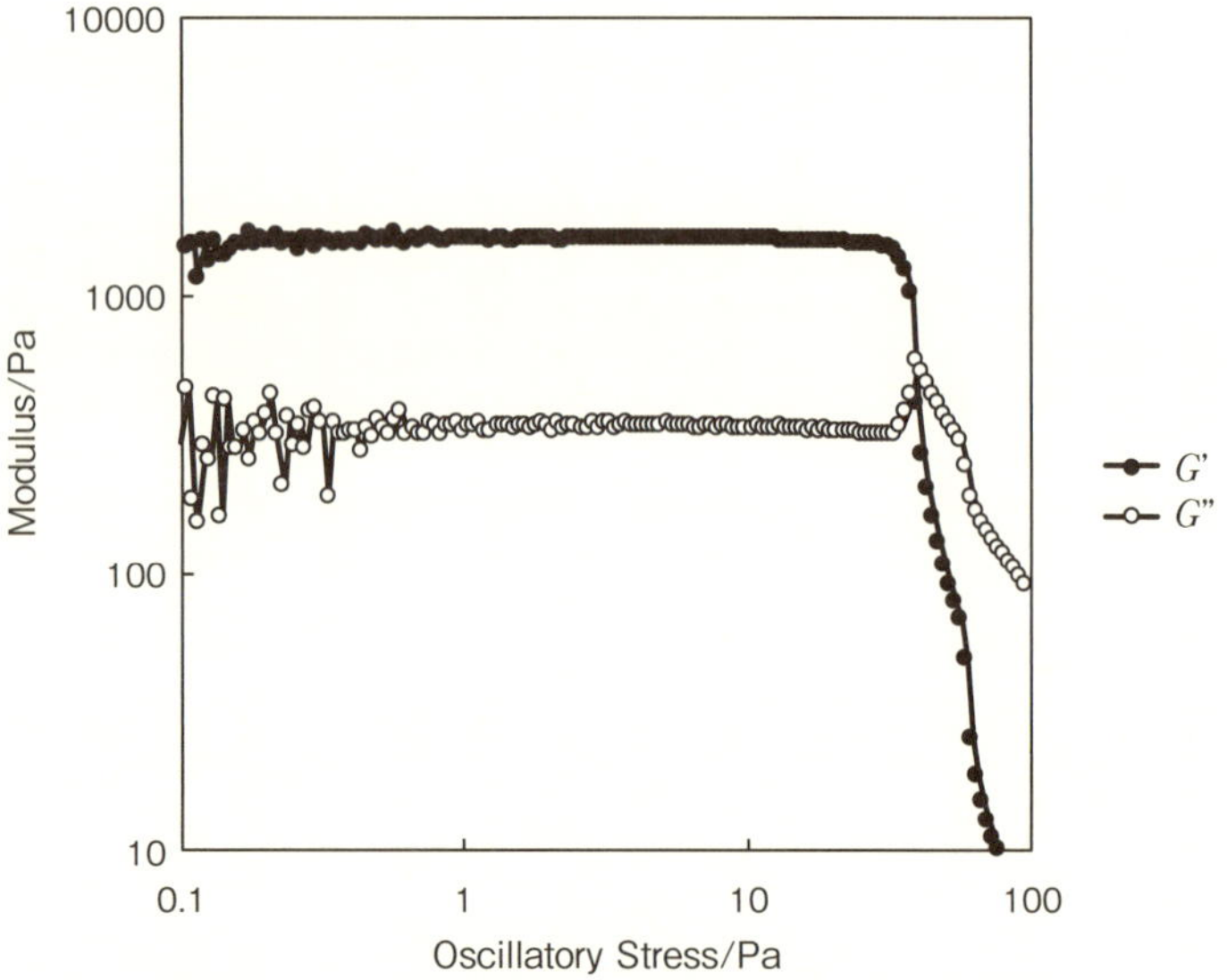

図３　BTAMSとセトステアリルアルコールからなるラメラゲルネットワークは、個体様の粘弾性挙動を示す
文献9）に基づく

持つ。その例を図3に示す。

2　α-ゲル

α-ゲルはラメラゲルネットワークの主要相であるラメラゲル相の二重膜の最小構造単位である。α-ゲルのアルキル鎖は全て六方晶に配置されている。各アルキル鎖は固相であり全ての結合はトランス配位である。これは、これらの分子の持つ融点あるいはクラフト温度が常温あるいはその商品が使用される温度より高いことを意味する。これは、アルキル鎖が飽和（二重結合を含まない）かつ炭

素数13以上の直鎖でなければならないこととほぼ同意である。

α-ゲルに用いられる両親媒性物質も一般的なコロイド系と同様、アルキル鎖は水に囲まれているよりは他のアルキル鎖と凝集することで安定化（疎水性相互作用）し、これに対して親水基は水に囲まれることで安定化する。従ってα-ゲルは主にエンタルピーによって形成されると言える。この時、親水基と疎水基の大きさのバランスによって決まる臨界充填パラメター（後述）を最適化することによりα-ゲルの連続体としての二重膜が形成される。α-ゲルの格子定数が４・２Åであることは先に触れたが、この距離はファンデルワールス引力でアルキル鎖同士を引き寄せながら、ギブス自由エネルギーの一部として各々の分子が自由に回転するだけの距離を保っていることを意味する。この自由回転によって、アルキル鎖がさらに近づいて斜方晶や単斜晶（後述）などの、より凝集した、熱力学的により安定な結晶構造に転移することを防いでいると考えられる。斜方晶や単斜晶ではアルキル鎖は回転できない。

セテアリルアルコール（セチルアルコールとステアリルアルコールの混合物）は、単独ではα-ゲルを形成できず、斜方晶や単斜晶などの結晶構造を形成する。しかし、オレス-15（PEG(15)オレイルエーテル）[5]、ドデシルスルホン酸ナトリウム[6]、セトリモニウムクロリド（塩化セチルトリメチルアンモニウム、CTAC）[7]、ステアラミドプロピルジメチルアミン（ステアリルアミドプロピルジメチルアミン、SAPDMA）のクエン酸塩[8]、ベヘントリモニウムクロリド（塩化ドコシルトリメチルアンモニウム、BTAC）[7)9)]などの界面活性剤とセテアリルアルコールをある一定の比率で混合した場合、その混合物はα-ゲルになる。これは界面活性剤ヘッドグループの水和半径が大きいため、横方向に反発するためである。これによって界面活性剤が自由回転でき、直近の6つのセテアリルアルコールの凝集を妨げ、それらの回転も維持できる。このようなα-ゲル内での界面活性剤から高級アルコールへの回転運動の伝達は、おそらく界面活性剤直近の6つの高級アルコールにのみ働くと考えられる。これは、界面活性剤と高級アルコールのモル比1：6が現実の最低ラインであることによる。モル比1：2から1：6までの六方晶配置を図4に示した。

3　セテアリルアルコール

セテアリルアルコールはセチルアルコール（1-ヘキサデカノール）とステアリルアルコール（1-オクタデカノール）の混合物である。品質にもよるが、さらに短鎖や長鎖の直鎖アルコール、不飽和アルコールや脂肪酸なども微量に含まれる。天然物由来であるためほとんどは偶数鎖長の炭化水素鎖である。セテアリルアルコールが化粧品や医薬品の処方開発におい

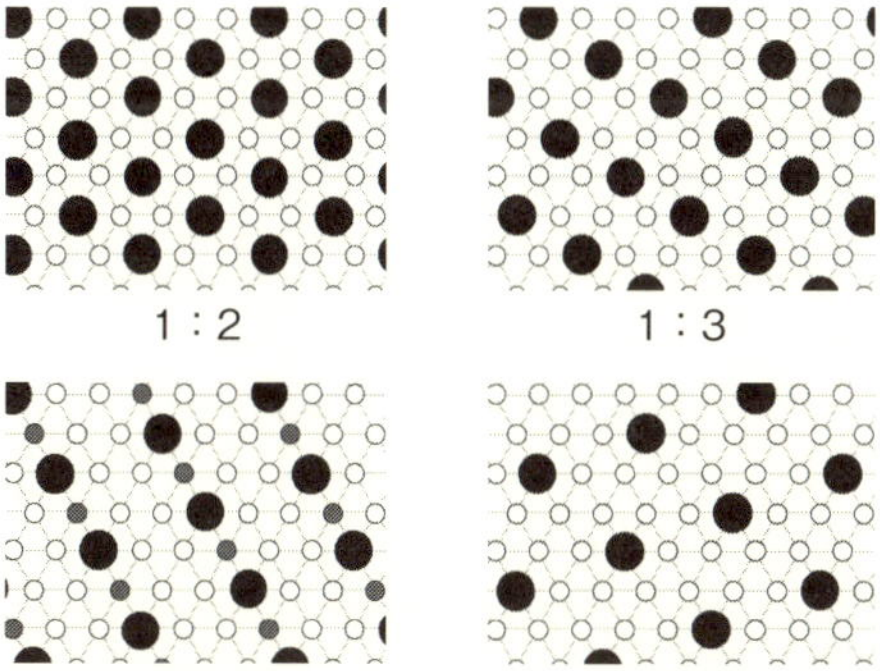

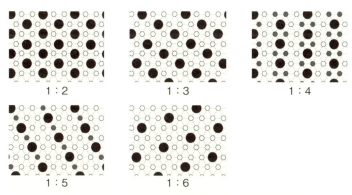

図4　モル比1：2から1：6で六方晶配置された界面活性剤（黒）と高級アルコール（白及び灰）

1:2では各高級アルコールは3つの界面活性剤と3つの高級アルコールに取り囲まれている。1:3では各高級アルコールは2つの界面活性剤と4つの高級アルコールで囲まれている。1：4から1：5では各高級アルコールは1つの界面活性剤と5つの高級アルコール、あるいは2つの界面活性剤と4つの高級アルコールに囲まれている。1:6になるとすべての高級アルコールは1つの界面活性剤と5つの高級アルコールで囲まれることになる。

てO／Wエマルジョンを安定化させる目的で広く使用されてきたことは冒頭で触れた。ここではその機構についてもう少し掘り下げてみる。

エマルジョンに十分に高い粘度を与え安定化させるためには、そのエマルジョンの添加物としてセチルアルコールとステアリルアルコールを混合使用することが重要である。セチルアルコールまたはステアリルアルコール単体では、エマルジョンの粘度が低く相分離することはよく知られている現象である。これはセチルアルコールとステアリルアルコールを混合す

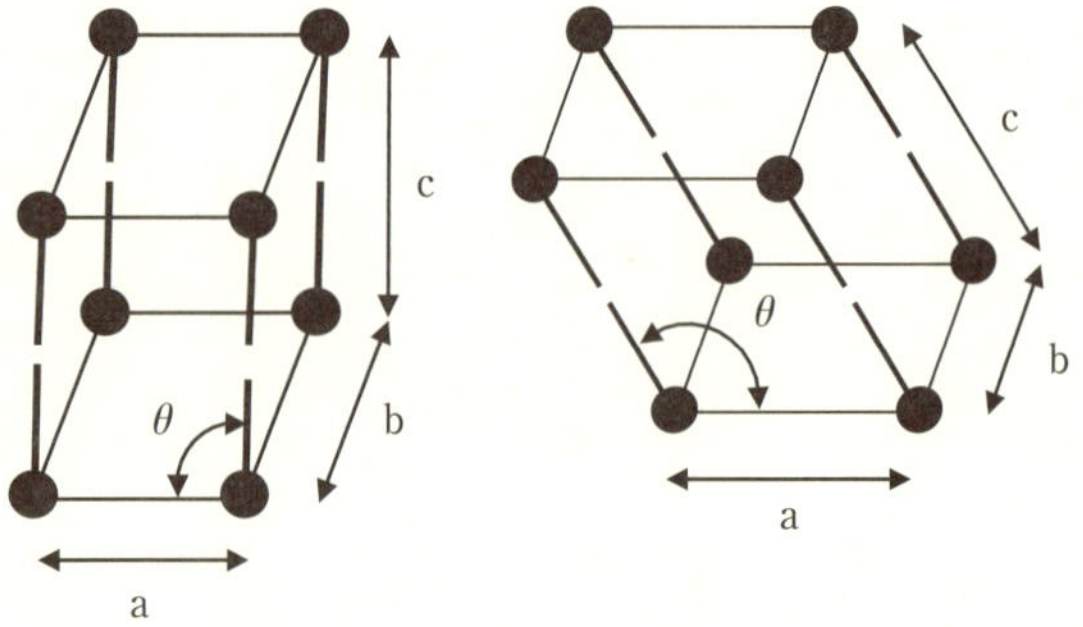

斜方晶（orthorhombic）
a≠b≠c
θ =91〜92°

単斜晶（monoclinic）
a≠b≠c
θ =122〜123°

図５　高級アルコールの単斜晶と斜方晶の結晶構造
広角Ｘ線散乱のピークは斜方晶が3.8および4.2 Å、単斜晶が4.6 Åとなる。

ることで広い温度範囲にわたってα-ゲル状態が保たれることを意味する。逆に、単独使用での相分離現象は、高級アルコールが斜方晶もしくは単斜晶（図５）を形成することによって起こる。これら結晶は、α-ゲルのように水によって膨潤したラメラ相を形成することができないため結晶として相分離する。これをオレス-15（PEG（15）オレイルエーテル）を少量加えた混合系で相図として示したのが図６である[5),11)]。

斜方晶や単斜晶が水との相分離を引き起こす原因は、アルキル鎖同士の充填状態がより密になるため、分子の自由回転が阻害され、全トランス配位を持つアルキル鎖がある特定の配向を取るため、水分子との間で強い水素結合（後述、図18）を形成し、結

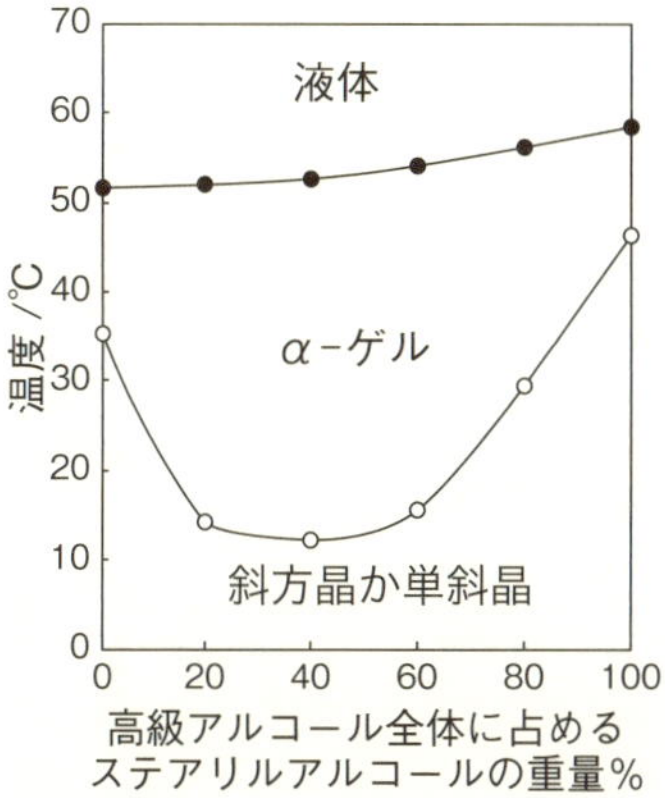

図６　オレス-15と水との３成分系におけるステアリルアルコールとセチルアルコールの割合が相転移点に及ぼす影響

文献11）に基づく

晶化するためと考えられている。

図６が示すように、セテアリルアルコールに含まれるステアリルアルコールが10～70％であるとき、斜方晶あるいは単斜晶への転移温度は常温より低い。このためセテアリルアルコールをエマルジョンに加えることにより、エマルジョンの粘度を上げ安定化することが簡単にできる。これはエマルジョンをラメラゲルネットワークに作り変えていることを意味する。それゆえセテアリルアルコールは化粧品や医薬品処方において非常にポピュラーな原料となっている。

純粋なセチルアルコールもしくはステアリルアルコールと比べて、セテアリルアルコールが相対的に安定性に寄与する理由は、アルキル鎖長の差にあると考えられている。炭素2つ分長いステアリルアルコールのアルキル鎖先端は高い自由度を持ち、この部分ではトランス配位だけでなくゴーシュ配位が増えてくる[15]。これは全トランス配位と比較して不規則性が増加した状態のため、斜方晶や単斜晶の生成が妨げられており、α-ゲルとして存続しうる。しかし、鎖長差が炭素数6以上となると、高級アルコールは二種の純粋結晶に分離する傾向にある[14]。類似した安定性の問題は、脂肪酸の結晶構造においてよく知られている。純粋なステアリン酸（C18）純粋なパルミチン酸（C16）石鹸は不安定であるが、ステアリン酸／パルミチン酸約45％／55％混合物は安定である[2]。

4　多相ネットワーク構造

ラメラゲルネットワークは前述の通り、ラメラゲル相を必ず含む多相コロイド形態である。ただし、ラメラゲル相が大部分を占めるとは限らない。多くの場合、残りの大部分はバルク水相や油相である。化粧品のラメラゲルネットワークに占めるラメラゲル相の体積占有率は20％～80％と広範囲にわたる。占有率が30％など低い側ではラメラゲル相は分散状態であるため、ポリマーなどで分散媒の粘度を上げなければ短時間で相分離してしまう。ラメラゲル相の占有率60%など高い側では、ラメラゲル相が相互接続した広域ネットワークを形成しており、通常これは小さなマルチラメラベシクルと大きく広がった相互接続されたラメラ相の混合体である。材料力学的に単純化すると、これはラメラゲル相の「柱と梁」からなる構造と言える。ベシクルは降伏応力に寄与し、ラメラシート構造は重力での流動し難さに寄与する[16]。粘弾性挙動はこれらの結果である。これらラメラゲル相のネットワーク構造によってバルク水相や油相が閉じ込められているため、相分離が起こらず実用上安定となる。これは準安定もしくは速度論的安定と呼ばれ、熱力学的安定状態とは異なる。また、うまく処方設計されたラメラゲルネットワーク中には、単分子状態で自由に動き回れて気液界面や油水界面に移動する界面活性剤はほぼ残存しない。そのため、水と混合し希釈した場合でも泡はほとんど発生しない。

以下にラメラゲルネットワークに含まれるそれぞれの相についての詳細を解説する。

5　ラメラゲル相

ラメラゲル（L_β）相はα-ゲルを基本構造単位とする両親媒性物質の二重膜と水の相が交互に重なった構造を指し、ラメラゲルネットワークの主要構成要素である。ラメラゲル相は球状の積層構造（マルチラメラベシクル）から、無限に両連続なシート状ラメラ構造まで様々な形態をとりうる。

【ラメラゲル相は溶解度以上かつクラフト温度以下の固体状両親媒性物質から形成される】

大部分のコロイド系では、界面活性剤の濃度は溶解度より低くなければならない。そうでない場合は、界面活性剤は溶液から析出沈殿することになる。また、コロイド系の商品はその界面活性剤のクラフト温度より十分に高い温度にて保管、使用されなければならない。これによって界面活性剤の濃度を十分に高くでき、かつそのコロイド系を相分離することなく維持できる。界面活性剤がクラフト温度以上にあるということは、そのアルキル鎖が柔軟な液体状態であることを意味する。しかし、ラメラゲル相はこの二つのコロイドの基本ルールに従わない。ラメラゲル相の場合、界面活性剤と高級アルコールの総濃度はそれらの溶解度よりはるかに高く、クラフト温度は化粧品が使用される温度よりはるかに高い（図７）。

高いクラフト温度を持った界面活性剤と高級アルコールの混合ミセル溶液を冷却し溶解度曲線を下回ると、これら両親媒性物質は凝固するため臨界充填パラメター（ＣＰＰ）が変化する。こうなると安定な球状ミセルを維持できず、様々な結晶に相転移するため水から相分離する。ＣＰＰが約１・０である場合その系は二重膜を形成する。セテアリルアルコールを

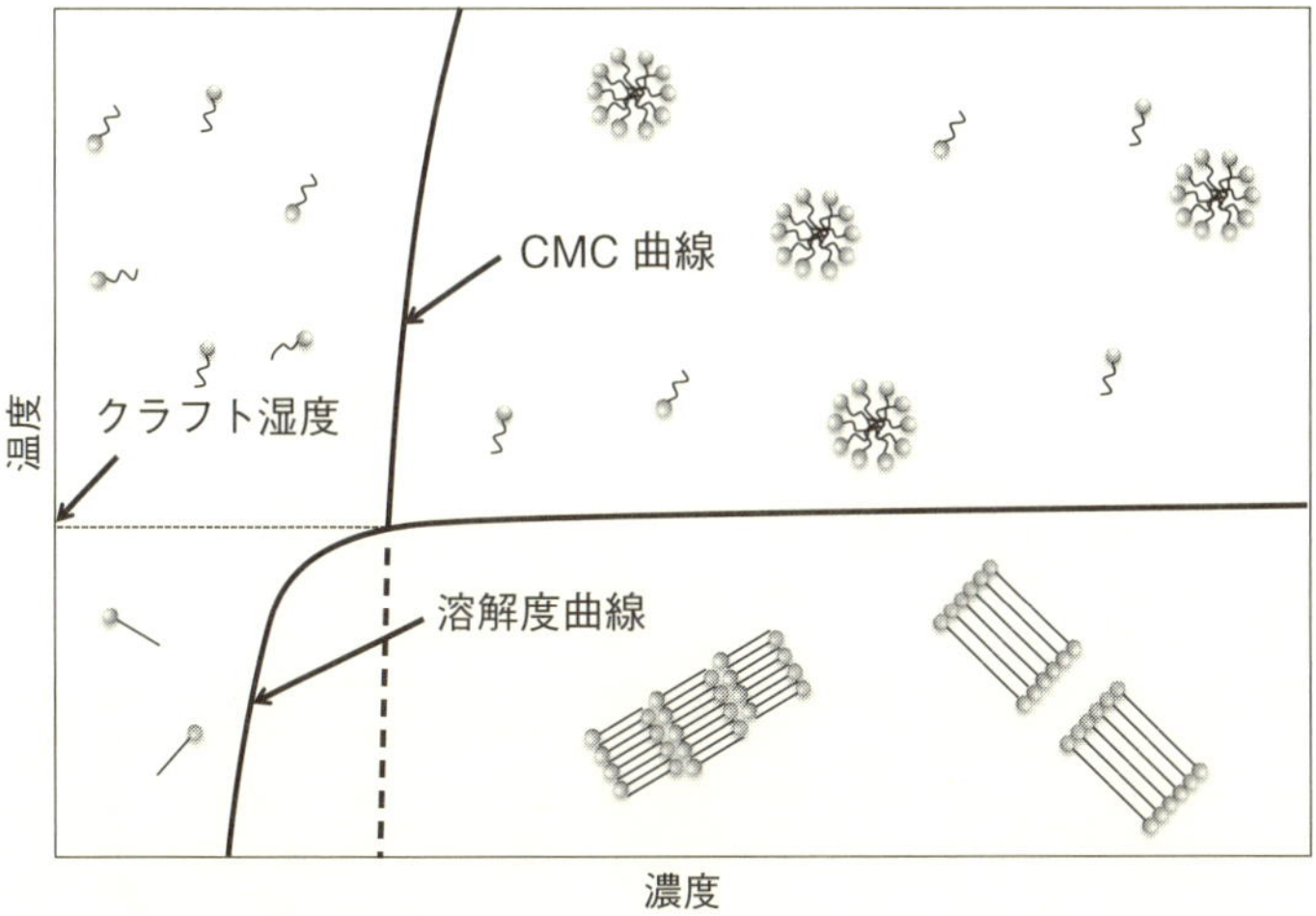

図7　界面活性剤の概念相図

通常の界面活性剤水溶液はCMCより上でかつクラフト温度より上であるが、ラメラゲル相は例外で、クラフト温度以下かつ仮定的CMC曲線（点線）より上である。

熱水に分散し冷却した場合、斜方晶や単斜晶など強固に凝集し、ごく少量の水だけを層間に保持した高級アルコールのラメラ構造（コアゲル（L_c）相あるいは水和結晶と呼ぶ）を形成するため、ほぼ瞬時に相分離する。コアゲル相の生成を避けラメラゲル相を生成するためには、高いクラフト転移温度を持った親水性の界面活性剤（後述）をセテアリルアルコールと混合使用することが必要である。これにより凝固した二重膜同士の間に多量の水を維持することができ、コアゲル相の生成を抑制することができる。

5-1　ラメラゲル相に用いる界面活性剤

一般的にラメラゲル相は水溶性の界面活性剤とセテアリルアルコールと水から構成される。ここでの界面活性剤の役割は、セテアリルアルコールをアルキル鎖の融点以上の温度において乳化し、冷却によって高級アルコールとともにラメラゲル相を形成することである。アルコールの水酸基ヘッドグループと比較して、界面活性剤のヘッドグループはより大きな水和半径を持ち、それだけの空間を占有する。これは二つの点において重要である。一つは隣の分子（アルコールもしくは活性剤）を少しだけ遠ざけ、各分子に回転の自由度を与え、α-ゲルを単位構造とする連続構造を構成すること。二つ目は、ラメラ層間距離を増加させ、これによりラメラゲル相外部よりさらなる水を引き込むこと。特にイオン性活性剤を用いる場合は、水和半径より静電斥力によってラメラ層間距離は劇的に増加し40 nmも驚くことではない。

前述の水溶性界面活性剤とは、CTACなどの常温で水溶性のものに限らず、BTACなど、高温においてのみ実用的な溶解度を示すものも含む。界面活性剤を選択する上で最も重要な条件は、セテアリルアルコールと混合した時の溶融温度である。これがその化粧品が使用される、あるいは保存される温度より上でなければならない。界面活性剤の融解温度はアルキル鎖長、アルキル鎖の本数、飽和度及び分岐の有無に大きく左右され、一般的にラメラゲル相の形成にはC16以上の直鎖の一鎖型活性剤が最も適している。不飽和や分岐鎖を持った活性剤を用いると、その混合物がラメラゲル相ではなくラメラ液晶（L_{α}）相となったり、溶融が広い温度範囲にわたって起こり、わずかな温度変化で粘度が大きく変化するといった製品不良に直結するためゲル相形成の主活性剤としては用いられない。一方、二鎖型（飽和）活性剤の使用には特別な考慮と操作が必要であり、これは後に別枠で述べる。

界面活性剤と高級アルコール混合物のCPPはラメラゲル相を形成するために非常に重要な数値である。ラメラゲル相を形成するためには混合系のCPPは1・0に近い必要がある。通常、この値はヘッドグループの大きな（CPPが小さい）界面活性剤とヘッドグループの小さな（CPPが大きい）高級アルコールをバランス良く配合することにより得られる。実際の処方設計においては、界面活性剤とセテアリルアルコールのモル比1：3が一般的に良いとされている。ステアリン酸トリエタノールアミン塩（石鹸）では、ステアリン酸のトリエタノールアミンによる35%中和がラメラゲル相をもたらすことがわかっている[2)]。これはカルボン酸の脱水素による電気二重層の形成と、水素イオンより大きなトリエタノールアミンを対イオンとして配置することによるCPPの変化による。最近ではモノセチルリン酸の特徴的な報告もある。モノセチルリン酸を水酸化カリウムで中和すると相分離するが、アルギニン、トリエタノールアミン、あるいはアミノメチルプロパノールで中和した場合ラメラゲル相を形成することが報告されている。これは、これら対イオンによって水和半径が、α-ゲルを形成するのにちょうど良い大きさになっているためと考えられている[17]。

【四級アンモニウム塩】

CTACやBTACなどの四級アンモニウム塩は、その特徴的な滑り性とコンディショニング感のため、コンディショニング剤として様々な化粧品に用いられている。これらは正電荷を持っているため、負に帯電している傷んだ毛髪の表面に選択的に吸着すると考えられており、ヘアコンディショナーやヘアトリートメントに広く用いられている。歴史的に見ると、初期のヘアコンディショナーは炭素数16のアルキル鎖が主に用いられていたが、最近では炭素数22のものが最も多く用いられるようになっている。この傾向は、よりリッチで濃厚でコンディショニング感の高い製品を設計するためであり、これらの感覚はより長いアルキル鎖によって二重膜の疎水性を上げることによって得られている。最近では、塩化物イオンのかわりにメチルサルフェートイオンを用いることによってさらに疎水性と二重膜の機械的強度を上げ、コンディショニング感を高めることができるようにもなっている[9]。

【アルキルアミドアミン】

pHを中性から酸性にすることによってアルキルアミドアミンはアンモニウム塩となる。ステアラミドプロピルジメチルアミン（ステアリルアミドプロピルジメチルアミン、SAPDMA）は様々な化粧品、特にヘアコンディショナーで広く用いられている。アミドアミンは四級アミンと比べて毛髪の帯電防止により有用であることが報告されている[18]。これはアミドアミンヘッドグループが水素結合サイトを持つため水和能力に優れているためと考えられる。アミドアミンを中和するには、乳酸、クエン酸、グルタミン酸、塩酸などの様々な酸を用いることができる。酸の選択によってＣＰＰが変化することは予想できることであるが、この部分に関してはSAPDMAと乳酸の系[8]（後述）などの報告を除いて、ほとんど論文発表がされていない。

【二鎖型界面活性剤】

これまでは主に一鎖型界面活性剤について説明してきたが、塩化ジステアリルジメチルアンモニウム（DSDMAC）などの二鎖型界面活性剤も、ラメラゲルネットワークの原材料として広く用いられている。ホスファチジルコリンなどのリン脂質もそれ自身でラメラゲル相を形成することが知られており、化粧品にも広く活用されている。しかしこれら二鎖型界面活

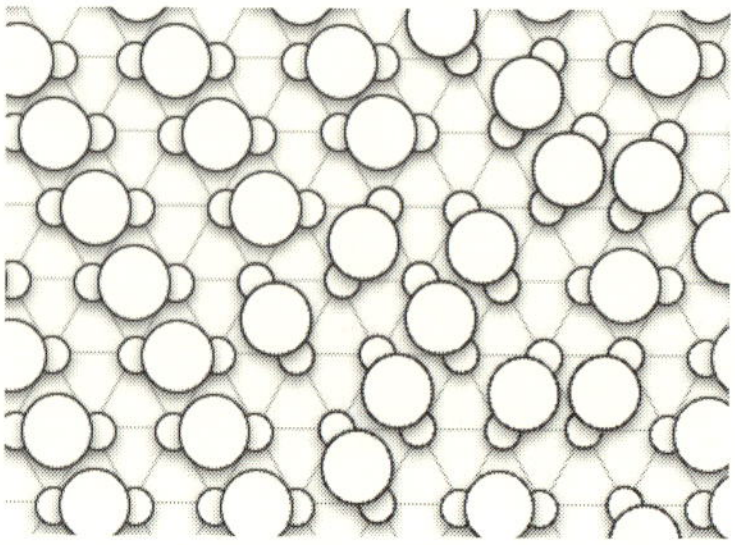

図８　六方晶配置された二鎖型活性剤

二鎖型活性剤が六方晶に配置している場合、幾何学的に回転に対する障害が起こる。小さな丸は各アルキル鎖を、大きな丸は親水基を示す。

性剤をラメラゲル相に用いるには特別な考慮が必要である。ほとんどの場合これら二鎖型界面活性剤は高級アルコールを乳化する乳化剤として使うことはできない。それはこれら二鎖型活性剤のCPPがそれ自身でほぼ1・0であることによる。二鎖型活性剤を高級アルコールとともにラメラゲル相に組入れるには、主たる乳化剤としてより小さなCPPを持つ一鎖型界面活性剤が必須となる。

DSDMACは40℃以下において水中で水和個体を形成することがよく知られている[19]。炭素数18のアルキル鎖二本がともに結晶化し水和結晶を生成する。これは、二鎖型活性剤のアルキル鎖は相互に接続されているため、各々が回転することができないためである。別の可能性としては、塩化ジメチルアンモニウムヘッドグループが二本のアルキル鎖の占有面積に比べて小さすぎること。また、α-ゲル単位構造内にて二鎖型活性剤分子全体として回転することは、その幾何学的制限からかなり難しいとも言える（図８）。

5-2　ラメラゲルネットワーク内のラメラゲル相ドメインの大きさと形状

化粧品の製品設計においては、広く展開したラメラゲル相のネットワークを形成させたい場合や、また逆にラメラゲル相のマルチラメラベシクルを分散させたい場合もある。非イオン系界面活性剤セテス-6（PEG(6)セチルエーテル、$C_{16}E_6$）とセテス-7（PEG(7)セチルエーテル、$C_{16}E_7$）の混合系において、親水基の大きな$C_{16}E_7$の割合を増やすことによって、ラメラゲル相を保ちながらも、より球状のドメイン形状となり、逆にその割合を減らすと展開したネットワーク構造になることがわかっている[20]。これは、親水基の大きな$C_{16}E_7$の割合を増やすとアルキル鎖同士の凝集状態がより不規則にはなるが、アルキル鎖同士の平均距離は変化しないことから、二重膜の自発曲率（後述）の変化を示唆しており、そのためドメイン形状が変化すると考えられている（図9）。

ラメラ相のドメイン形状と大きさはその化学組成に影響されるだけでなく、剪断速度などの動的状態からも大きく影響を受けることがラメラ液晶（L_α）相の場合にはわかっている。しかしラメラゲル相を生成する過程でのこれら動的状態の影響がラメラゲルネットワークの構造に与える影響についてはあまりよくわかっていない。ここでは参考までにラメラ液晶相

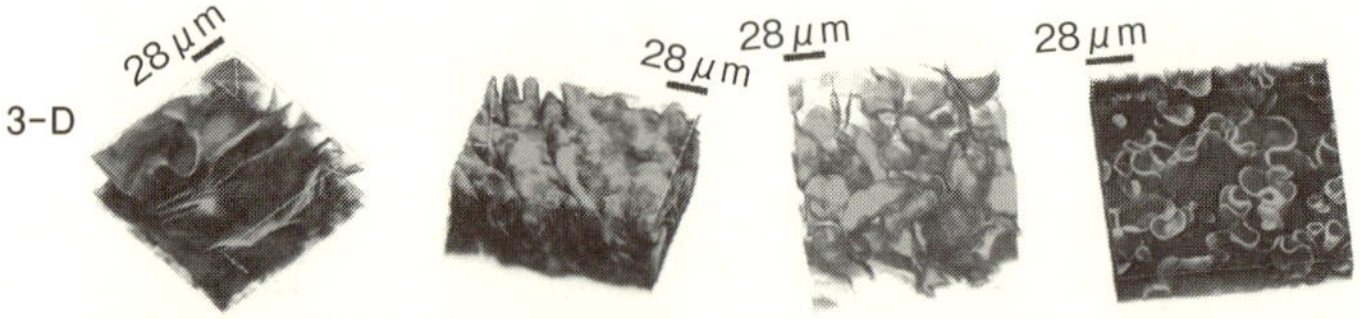

図９　$C_{16}E_7$と$C_{16}E_6$の混合率の変化によるラメラゲル相のドメイン形態の変化

文献 20）より著作権者の許可を得て掲載

についての動的影響について簡単にまとめた。図10は48％$C_{16}E_7$水溶液が、ラメラシート相とオニオン相（マルチラメラベシクル同士が完全に充填された相）とが温度変化と剪断速度の変化によって可逆的に変化しうることを示している[21)22)]。

これは coherent（位相が揃って干渉している）buckling（座屈）機構と呼ばれる仮説で、これは、隣同士の二重膜は剪断速度がゼロの場合でも互いに衝突しうることから、剪断力による波打ちのモデルとして成り立つ。そして剪断力が波打ちの動的安定性を超過する場合、波打っているラメラ相が分断され、さらに丸まりオニオン相となると考えられている[23)]。このモデルは非イオン性界面活性剤のラメラ液晶相系では多くの実験検証がされているが、イオン性の二重膜系やラメラゲル相系にて同様なことが成り立つかについてはまだよく解明されておらず、さらなる研究が期待される分野である。

5-3　自発曲率～マルチラメラベシクル、ユニラメラベシクル、ラメラネットワーク

ラメラゲルネットワークをネットワーク主体やマルチラメラベシクル主体など、望み通りのメソスケール構造に制御するためには、二重膜の自発曲率は非常に重要である。ここまでの説明では、両親媒性物質のＣＰＰを制御することを主眼としてきた。しかし、二重膜の片面に正の曲率を持たせながら逆面に負の曲率を持たせるにはどうするか、という大きな疑問が残る。ベシクルの内側と外側の環境要因が異なればこういったことが発現することも考えられる[16)]のだが、この機構については未だによく解明されていないが、これをエネルギーの視点から説明すると次のようなことが言える。まず、二重膜の単位面積あたりのエネルギー（E/A）は二重膜の曲げ弾性率（κ）から強い影響を受ける。

ここでc_1とc_2はガウス曲率の二つの主曲率であり、c_Sはその系の自発曲率である。成長中のディスク状の二重膜の周囲は、疎水部が水に接触している開口端（図11(a)）であるか、両親媒性物質が不安定に凝集している(b)か、いずれにせよエネルギー的には非常に不安定な状態である。これら末端を安定化させるためには、別々の成長中の円板状二重膜同士が接合する場合(c)と、一つのディスク状二重膜がそれ自身で成長、湾曲し末端同士を接続してベシクルとして閉じる場合(d)があり得る。系の濃度が高ければ(c)の確率が高くなり従ってネットワーク主体となり、濃度が低ければ(d)の確率が高くなりベシクルが主となる。また、$C_{16}E_7$系における研究では、ディスク状ミセル構造が安定を保てる以上に大きく成長しすぎて、開口端エネルギーが曲げエネルギーより高くなる場合に、ベシクルが生成されると考えられてい

$$\frac{E}{A}=\frac{1}{2}\kappa(c_1+c_2-c_S)^2 \qquad (1)$$

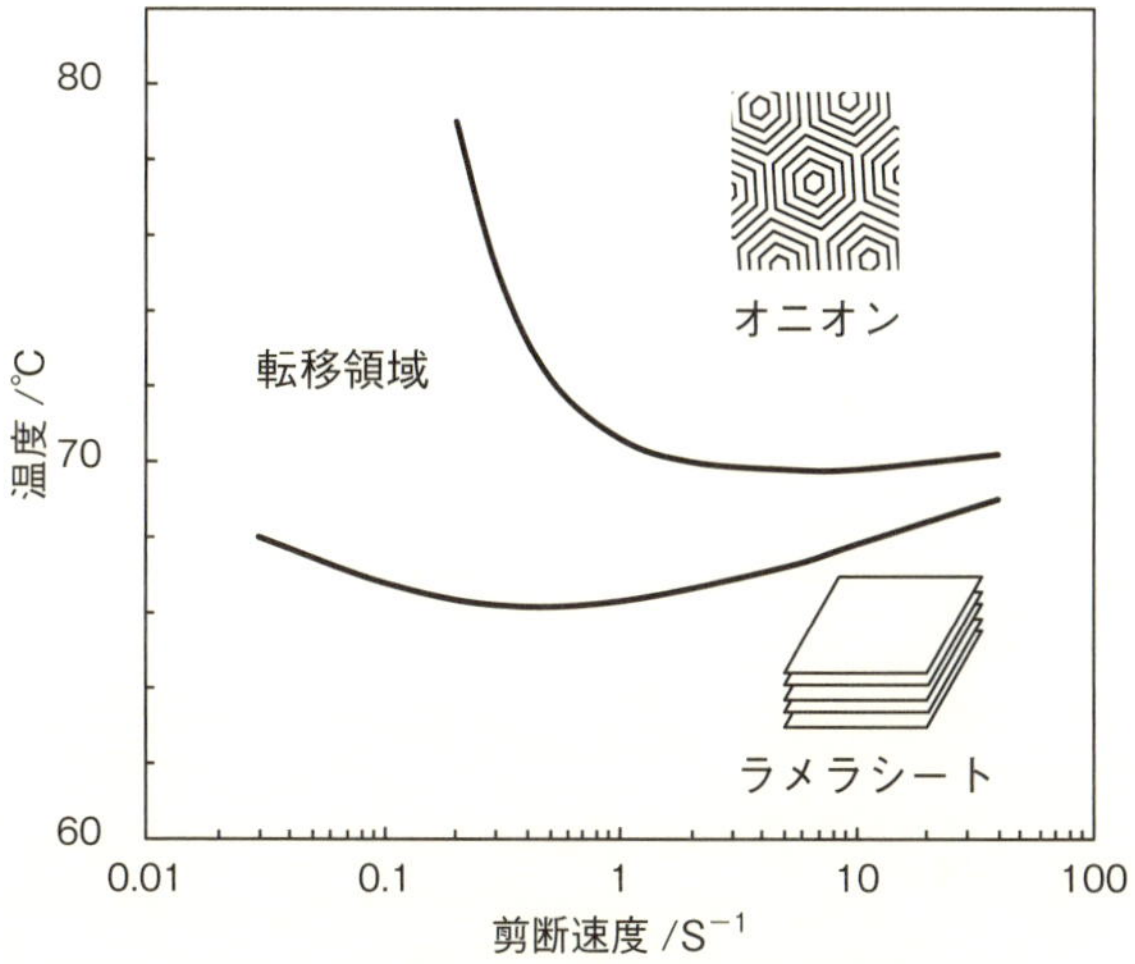

図10　$C_{16}E_7$ 46%系における温度対剪断速度プロットにより、ラメラ液晶（L_α）相がラメラシートからオニオンに可逆的に変化することを示した相図
文献21）に基づく

る[24]。この成長過程を分子レベルで考察すると、すでに一方向に曲がり始めている二重膜形成過程において、その三次元的立体構造から、内側の単分子膜にはCPPの大きな分子が選択的に接合し、外側の単分子膜はCPPの小さな分子を受け入れやすいのではないかと考えられる。

5-4　対イオン〜二重膜の曲げ性

界面活性剤の親水基の対イオンは活性剤の凝集、熱力学挙動によってラメラゲルネットワークの構造に強い影響を与える。その違いの大部分は対イオンと親水基の結合エネル

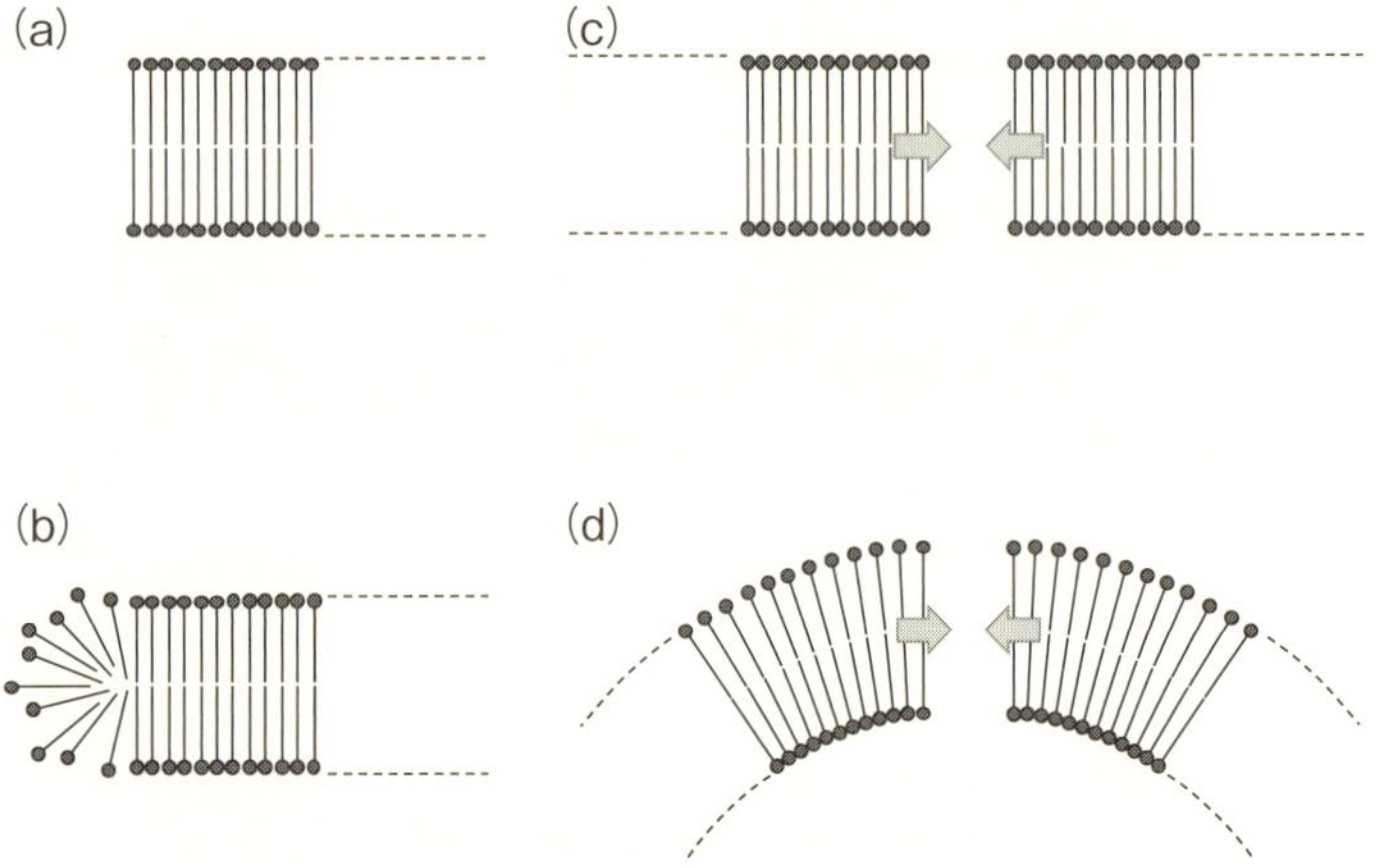

図11　成長中のディスク状ミセルの末端が不安定である二つのパターン

a）疎水部が水に接触している、b）不安定に凝集している。安定化の機構は、c）別々の成長中の円板状二重膜同士が接合する場合、d）一つのディスク状二重膜がそれ自身で成長、湾曲し末端同士を接続してベシクルを生成する場合、があり得る。

ギーによる。筆者らは塩化アルキルトリメチルアンモニウムの二種の対イオンの比較を行い、ベヘントリモニウムクロリド（BTAC）と高級アルコールから成る二重膜は、メチルサルフェート対イオンのそれ（BTAMS）と比べると、より柔軟性に富むことを報告した。その柔軟性は近傍のBTAC親水基間の斥力によるものとしており（図12）[9]、さらなる理由としてアルキルトリメチルアンモニウム界面活性剤のミセル会合数がNO_3＞Br＞CH_3SO_4＞Cl≫OHの順に増加すること[25]を挙げている。

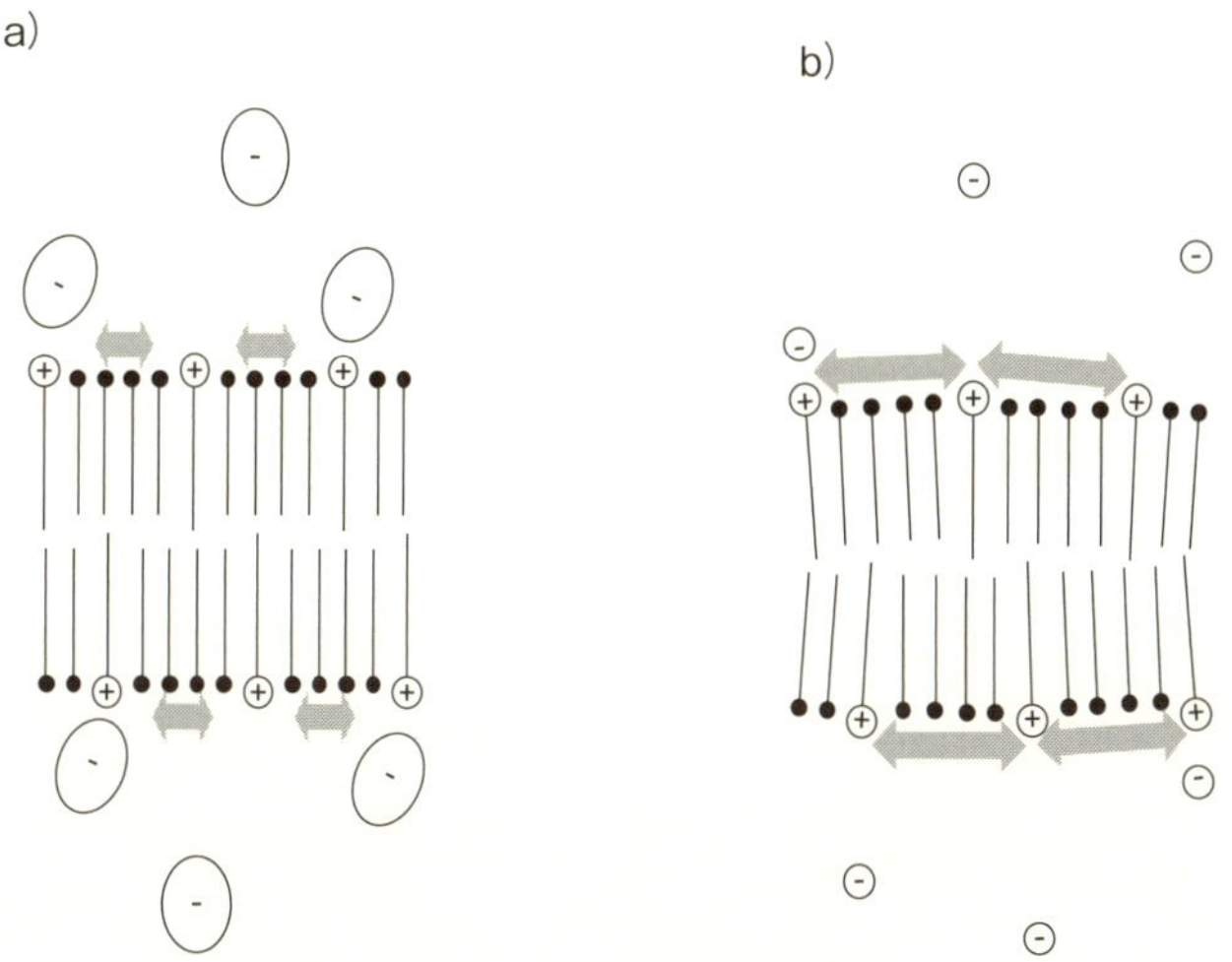

図12　親水基間の斥力による二重膜の柔軟性

a)BTAMSは対イオンがより近傍にあるため電気的により中和されており、近傍の活性剤同士での反発が弱い。b) BTACは電気的中和の程度が少いため活性剤同士での反発が強く、そのため二重膜はより柔軟である。文献9）に基づく。

5－5　膨潤、水和、二重膜間力

ラメラゲルネットワークには通常バルク水相が含まれることを前述した。イオン性界面活性剤の場合、従ってラメラゲル相はバルク水相からの浸透圧を常に受けていることになる。これはDLVO理論で説明することができる。ノニオン性界面活性剤系の場合は、その親水基同士の空間占有による斥力のみが膨潤に寄与する。しかし、ミセル相などとは異なり、ラメラゲルネットワークの複雑さは、そのネットワーク構造そのものが物

表1　式（3）（185ページ）によって求められるラメラゲル相の膨潤度

活性剤	*総濃度ファクター*	d_{max}/*nm*	d_1/*nm*	*膨潤度（%）*
BTAC	1.10	50.6	29.2	57.7
	1.05	53.1	31.1	58.6
	1.00	55.7	32.1	57.6
BTAMS	1.10	51.6	31.1	60.2
	1.05	54.1	31.1	57.5
	1.00	55.7	31.1	55.8

文献9）に基づく

理的に浸透圧による膨潤を妨げていることにある。ゆえにＤＬＶＯ理論のみで膨潤挙動を定量的に予測することは非常に難しい。

筆者らはBTACもしくはBTAMSと高級アルコールから作られた様々な組成のラメラゲルネットワークを比較した。両親媒性物質濃度の変化によるラメラ層間距離の変化と粘弾性の変化に基づくと、BTAC系では追加の水がラメラゲル相をより膨潤することに寄与するが、BTAMS系では追加の水が主にバルク水相を増加させていることがわかる（表1）。その結果、BTAC系ラメラゲルネットワークでは、両親媒性物質の濃度によって粘弾性が大きく変化しないが、BTAMS系ラメラゲルネットワークでは両親媒性物質濃度の低下に伴い貯蔵弾性率（G'）と損失弾性率（G''）の両方が低下する（図13）[9]。この違いは対イオンの親水基への結合の度合いの違いによる。メチルサルフェートイオンは塩化物イオンと比べてより親水基により強固に結合している。

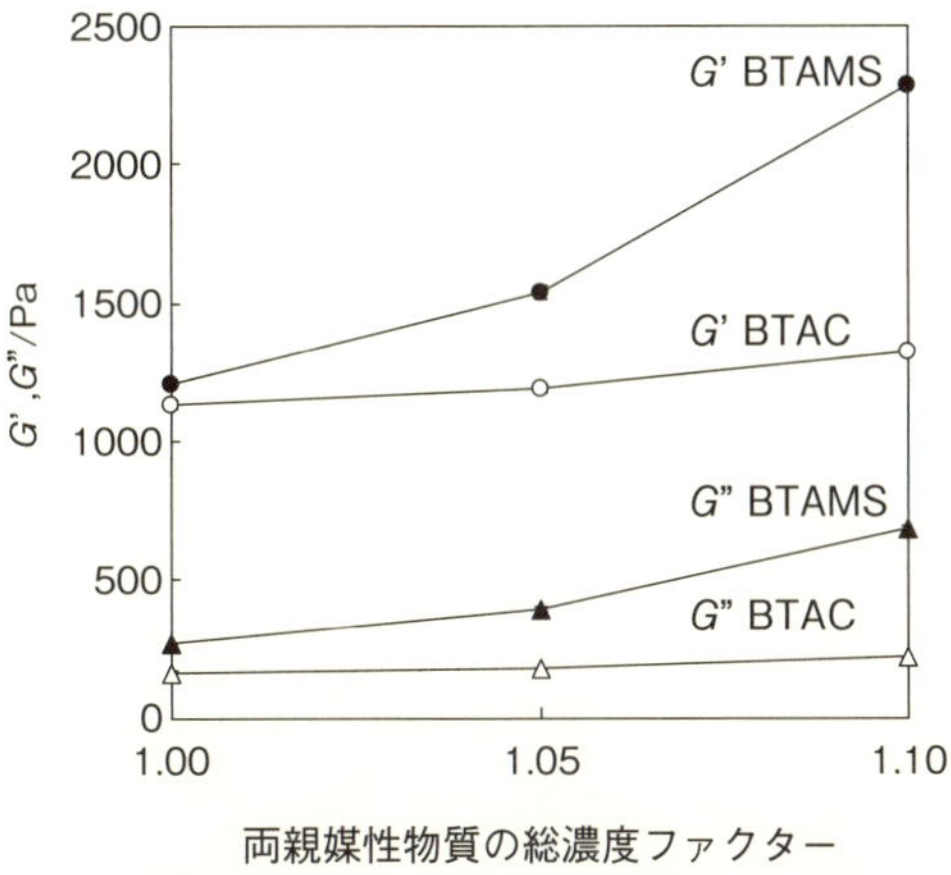

図13　BTAC もしくは BTAMS を用いたラメラゲルネットワークにおいて総両親媒性物質濃度が貯蔵弾性率（G'）と損失弾性率（G''）に与える影響

文献9）に基づく

よって、BTAMS系ラメラゲル相は相対する二重膜同士の斥力が弱く、水が追加された場合の膨潤度合いが小さい。

ラメラゲル相がNaClなどの塩を含有すると、イオン性活性剤と高級アルコールから成る相対する二重膜の電気的反発を遮蔽する。セトリミド（C14炭化水素鎖を主とする臭化アルキルトリメチルアンモニウム）とセテアリルアルコールからなるラメラゲルネットワーク中で、NaClがラメラ層間距離に直接的に影響を及ぼすことを示したのが図14である[26]。一般的にミセル相においては0・1Mの塩で全ての電気的反発を

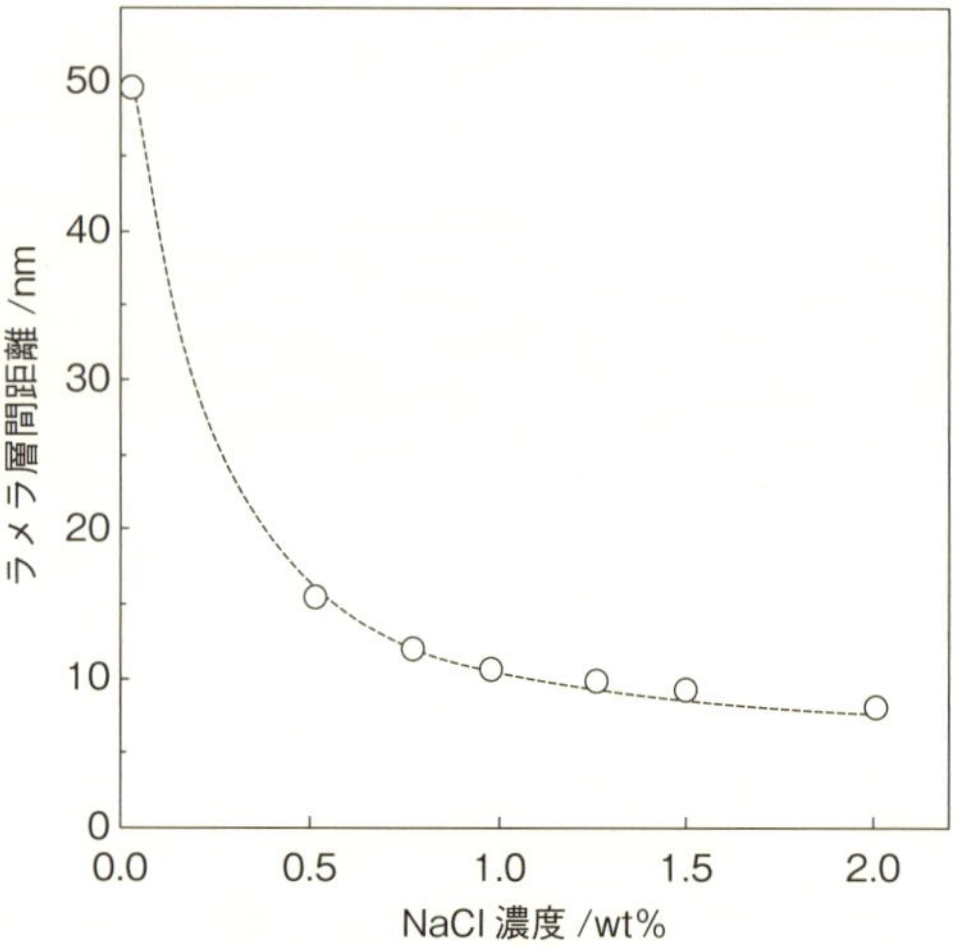

図14　NaClがセトリミドとセテアリルアルコールからなるラメラゲル相のラメラ層間距離に与える影響
文献26）に基づく

十分遮蔽でき、塩を添加すると即時に相分離することはよく知られている。このことは、0・1M（約0・6%）のNaClによってラメラ層間距離が著しく減少することとほぼ同意である。

また、ラメラゲルネットワークがポリマー水溶液と接触している場合に、ラメラゲル相が膨潤あるいは収縮することも示唆されている。この過程は浸透圧に起因しており、膨潤速度あるいは収縮速度はポリマー濃度の関数として表されている。BTACとステアリルアルコールの比率1：3、合計6重量%からなるラメラゲルネットワークとPEG−

10000溶液を互いに接触させると、ポリマー濃度が７・６％（wt／wt）以下ではラメラゲルネットワークが膨潤するが、ポリマーが10％以上ではラメラゲルネットワークは収縮する。これはラメラゲル相とポリマー溶液との間の拡散現象であるとされている[27]。しかし、サンプルが不透明を呈していることから、これはラメラゲル一相ではなく、ラメラゲルネットワークであると考えられる。つまり、ラメラゲル相とバルク水相両方からのポリマー溶液への水の移動が起こっていると考えられる。

この項の最後に、イオン性界面活性剤系においては、ラメラ液晶相からラメラゲル相に相転移する付近の温度において、冷却速度と撹拌は非常に重要な要素であることを示す。高温におけるラメラ液晶相はラメラゲル相ほどよく膨潤しない。これは高温においては対イオンの移動度が高いため[3]、対イオンがバルク水相のほうまで広がっており、対イオンが活性剤の親水基近傍に存在するラメラゲル相と比べて、ラメラ層間に水を持ち込む浸透圧が弱いと考えられる。従って、ラメラ液晶相がラメラゲル相に向けて冷却されることにより、対イオンの移動性が減少し、親水基に近づいてくる。そしてそれが水をバルク水相からラメラ層間に持ち込む方向の浸透圧として働くと考えられる。ラメラゲルネットワーク生成過程で一般的に観察される冷却による粘度の上昇はこのためと考えられる。

5−6　熱履歴とラメラゲル相の生成

一般的に熱履歴はコロイド系の相挙動に様々な影響を与えるが、ラメラゲル相もその例にもれない。経験則としてラメラゲル相を確実に生成するには、すべての両親媒性物質を高温水中もしくはそれら自身を加熱し、その融点以上の温度で融解することが必須となる。5.0 mmol kg^{-1} のDODAC系の様々な熱履歴の研究[29)]によると、活性剤を超音波処理にて水中に分散したあと、凍結解凍サイクルをかけた場合にはコアゲル相からラメラゲル相への相転移が19・7℃で起こり、ラメラゲル相からラメラ液晶相への相転移が39・9℃で起こる。ところが、同じ溶液を60℃で溶解し、液体窒素で凍結し、さらに融解したものでは、ラメラゲル相からラメラ液晶相へ39・9℃で相転移するのみとなる。これらが示すように、ラメラゲルネットワークの熱履歴の影響は非常に複雑であり、化粧品の製造過程での熱履歴のみならず、商品の搬送や保管時の熱履歴による影響を理解するためにも、さらなる研究が期待される分野である。

５－７　ラメラゲル相の識別

序論の中で、不透明のクリームで高級アルコールが含まれていれば、ほぼ間違いなくラメラゲルネットワークだと考えられると述べた。しかし実際にラメラゲル相が含まれているかどうかは、いくつかの分析方法を組み合わせて確認する必要がある。まず、直交偏光顕微鏡によってマルタの十字あるいはflow streaksが見られれば、そこにはラメラ相が存在する。このようにしてラメラ相の存在は簡単に確認できるが、直交偏光顕微鏡ではラメラゲル（L_β）相とラメラ液晶（L_α）相あるいはコアゲル（L_c）相を見分けることはできない。なぜならこれら全てがラメラ相であるからである。

直交偏光顕微鏡でラメラ相を確認したあと、ラメラゲル相かラメラ液晶相かを見分けるには、示差走査熱量測定（ＤＳＣ）によって二重膜の相転移（融解あるいは凝固）温度を測定すること、及びその時の融解熱あるいは凝固熱を測定することが最も簡便である。ＤＳＣはさらに、ラメラ相に取り込まれずに水和個体あるいはコアゲル相として残留する高級アルコールを別のピークとして見つけるなど、複数の両親媒性物質からなるラメラゲルネットワークの組成の不均一性も解き明かす。

ラメラゲル相を同定する他の方法としては広角と小角を組み合わせたX線散乱がある。小角X線散乱（SAXS）は、$d_1 : d_2 : d_3 : d_4 \cdots = 1 : 1/2 : 1/3 : 1/4 \cdots$のときにラメラ相の存在を確認できる。SAXSはさらにラメラ層間距離d_1を直接測定できる。広角X線散乱（WAXS）はα-ゲルの存在を$d = 4.2$Å における鋭いピークによって与える。

6　バルク水相

バルク水相とラメラ層間水は、熱重量分析が二つの明確に分かれるピークによって確認できることがわかっているが[1]、この方法はネットワーク内に封入された水の解放と気化によるため、特定の温度における二重膜や高級アルコールの融解などの構造変化に依存しており、非常にゆっくりと行う必要がある。高速遠心分離によって不透明なラメラゲル相と透明な水相に分離し、体積比を求めることもできるが、これら二つの方法は、処方の異なるサンプル間での相対的な比較には有用ではあるが、絶対的な数値を与えるには別の方法による検証が必要となる。

もう一つの方法は、SAXSによるラメラ層間距離の測定を元にバルク水相を計算することである。この計算は全ての両親媒性物質がα-ゲルを構成すると仮定している。アルキル鎖一本の断面積は次のようになる。

$$\frac{2}{\sqrt{3}}a^2 \quad (2)$$

ここで a はWAXS測定によって与えられる格子定数［nm］で通常は0・42nmである。ラメラ相が完全に膨潤している（すべての水がラメラ層間に存在する）と仮定した場合、二重膜を構成する二本のアルキル鎖とラメラ層間水による「柱」の単位体積は、この値にラメラ層間距離の理論最大値、d_{max}［nm］を掛けた値となる（図15）。1リットル中に含まれるこの単位柱の数は$CR/2$で表せる。ここでCは全両親媒性物質のアルキル鎖の濃度［mol/l］、Rはアボガドロ定数である。よって、d_{max}は次の式で表せる。

$$d_{max}=\frac{\sqrt{3}\times 10^{24}}{a^2\ CR} \quad (3)$$

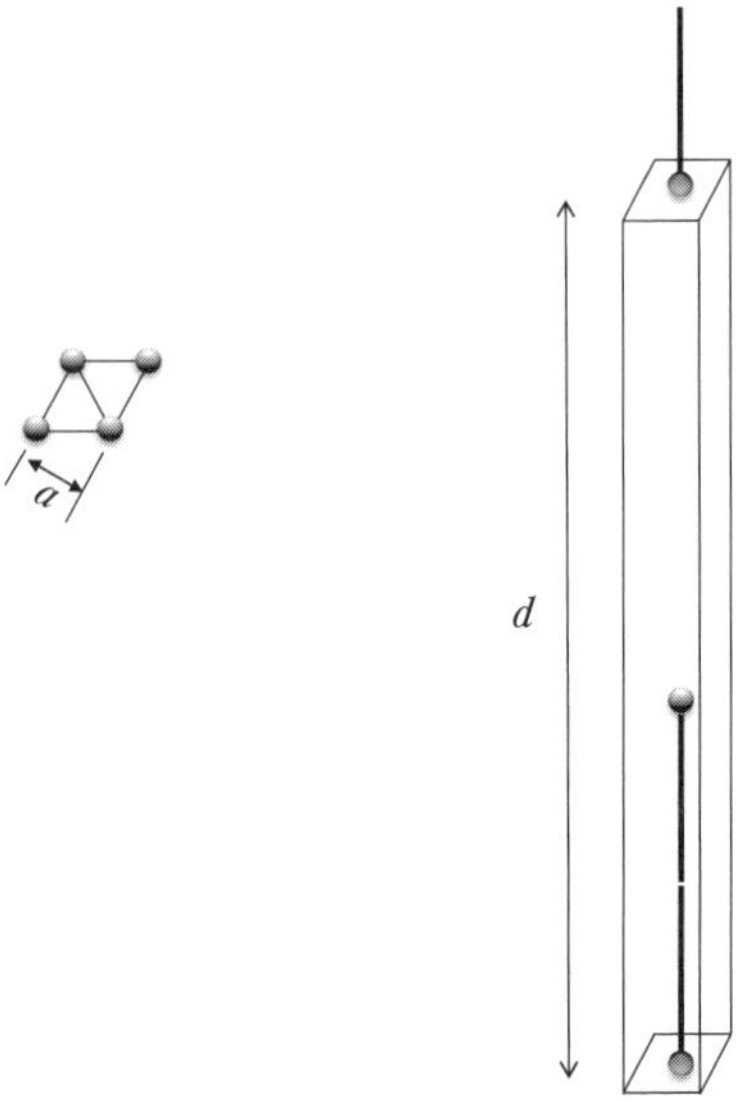

図15　α-ゲルの構造単位である格子定数（a）はWAXSによって（左）、またL_β相の最小構造単位であるラメラ層間距離（d）はSAXSによって測定できる。

計算で求められたd_{max}と実際に測定したdを比較することによって、ラメラゲル相とバルク水相の体積比率を知ることができる[29]。前出の表1に示した膨潤度値は、この計算によっている。膨潤度が57・7%の場合、水相全体に占めるバルク水相の割合は42・3%ということになる。このようにバルク水相の比率が高くても、現実に問題となる時間スケール内において相分離が問題とならないのは、バルク水相が物理的に相互に保持されているかまたは相互に接続されているラメラゲル相に取り囲まれており、系全体として高い粘弾性を示すからである。

ラメラゲル相が完全に膨潤することを難しくしている第一義的原因はα-ゲル二重膜の剛性である。二重膜が一度α-ゲルになってしまうと、二重膜を空いているスペース（バルク水相）に沿うように変形させるには、バルク水相からラメラ層間への浸透圧では力が不十分で

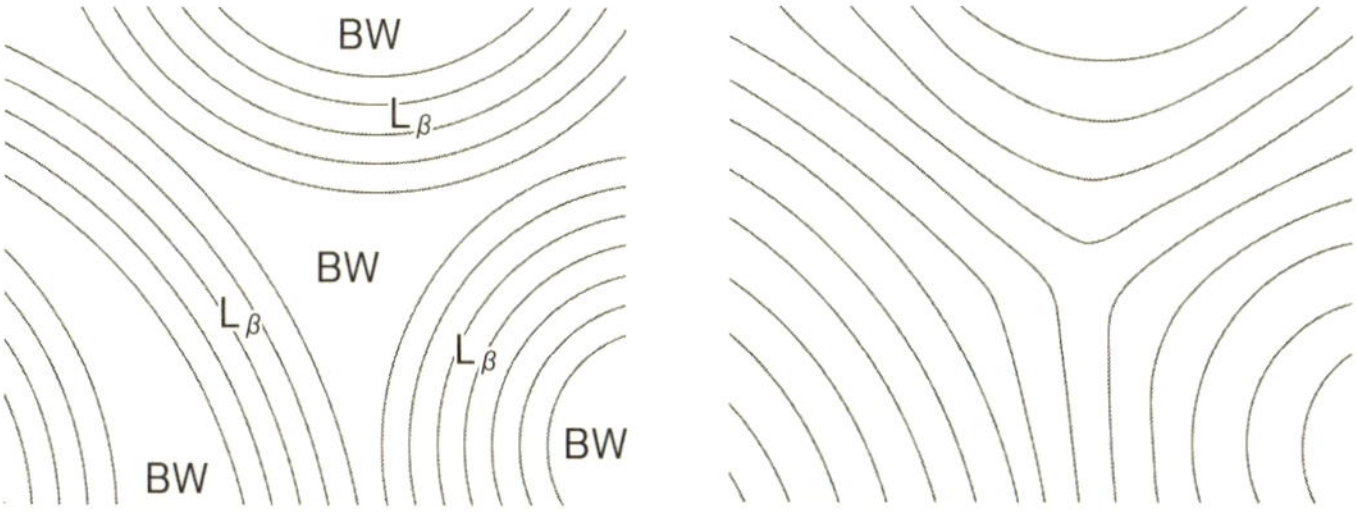

図 16　L_β相とバルク水相（BW）から成るラメラゲルネットワークの模式図（左）。全てのバルク水を L_β 相内に取り込み、空間を埋め尽くすためには非常に大きな曲率が必要となり、これには高いエネルギーを要する（右）。

あると考えられる（図16）。事実、イオン性界面活性剤と高級アルコールからなるラメラゲルネットワークを水で希釈した場合、ネットワーク構造を分断しながらラメラゲル相は大きく膨潤することが知られている。膨潤度と水含量との関係は用いられている界面活性剤による。界面活性剤の対イオンを置き換えるだけでも膨潤挙動に大きく影響する[9]（後述）。

　非イオン性界面活性剤のラメラゲルネットワークの場合、膨潤度はノニオン性界面活性剤の濃度とその親水基の水和径によってほぼ決定されるため、膨潤度はイオン性の系よりかなり小さくなる。モル比１：１の$C_{16}E_6$と$C_{16}E_7$との混合活性剤と水との系において、ラメラゲル相一相領域とラメラゲル相とバルク水相の二相領域の境界は総活性剤濃度58～60 wt%となる。またこの境界は$C_{16}E_6$と$C_{16}E_7$の比率に依存する。$C_{16}E_7$の総活性剤濃度に対するモル分率を0・83に高めると、46～50 wt%でもラメラゲル相一相領域をとることから、親水基の水和半径が直接ラメラゲル相の膨潤に寄与していることがわかる[20]。

7 油相

ラメラゲルネットワークに基づく化粧品は様々な油相を含む。これら油相は、多様な皮膚軟化剤、流動パラフィン、鉱物油、香料、シリコン油などを含む。これら油性成分は狭義には両親媒性ではないため、両親媒性物質（界面活性剤と高級アルコール）の疎水基側で囲まれた明確な液体油相として存在する（図1のe）。このような油分を加えるには、その油成分と使用する両親媒性物質の物理化学的性質、それらの相互作用を理解しておく必要がある。最も安定した油相を含むラメラゲルネットワークを生成するには、油性成分を界面活性剤と高級アルコールとともに高温にて混合し、すべてが溶融混合している状態から高温の水中に乳化することが最も好ましい。この方法によって両親媒性物質の分配は油性成分中に溶解しているものと、油性成分を乳化している単分子膜中に固体として存在しているものとの間で平衡状態となる。これを図示すると図1のようになり、油性成分を両親媒性物質の単分子膜が乳化し、その周りをラメラゲル相が取り囲む形となる。シリコンなど、油性成分が両親媒

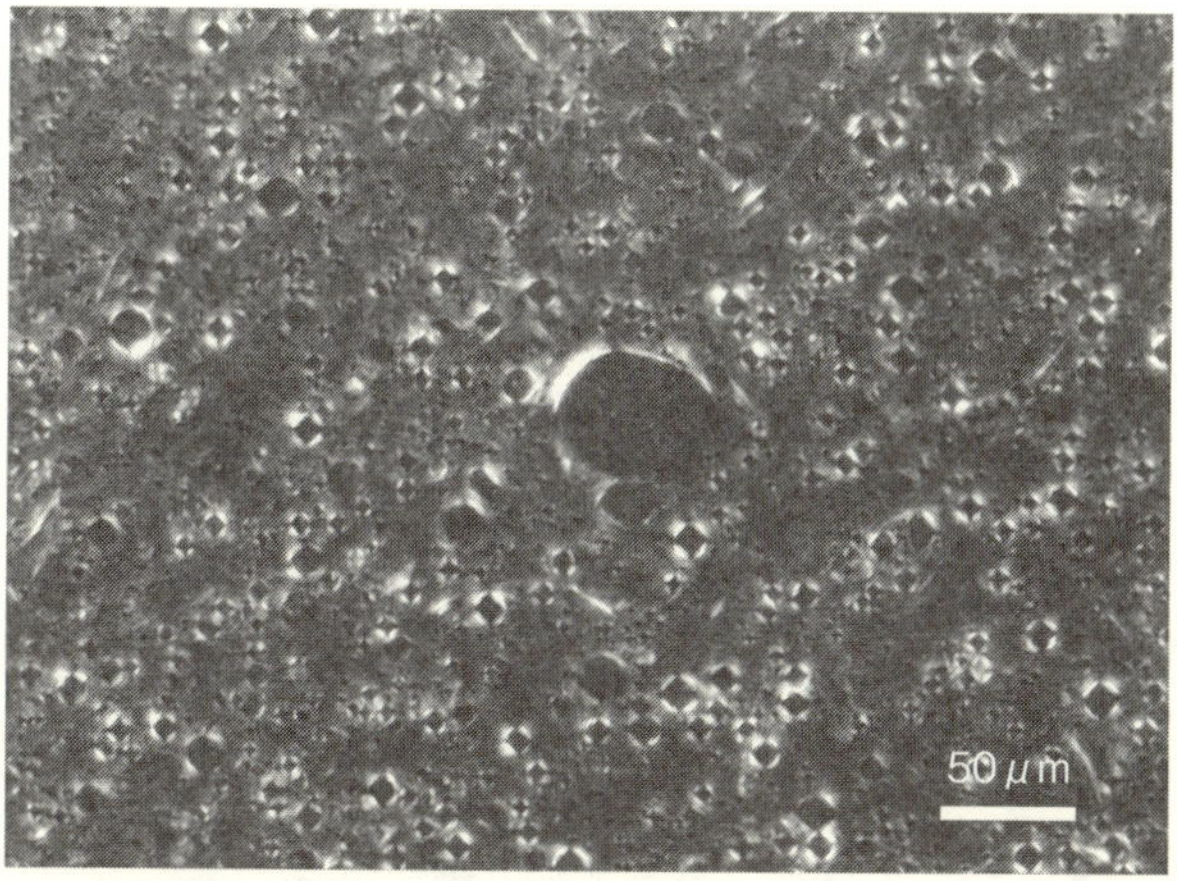

図17　CTACと高級アルコールによって乳化された流動パラフィン油の偏光顕微鏡写真

性物質とほとんど相互作用しない場合は、ラメラゲルネットワークを作ったあとに油性成分を加え、高粘度のラメラゲルネットワーク中に分散することも可能である。

油性成分がラメラゲル相で乳化されているかどうかは、偏光顕微鏡で簡単かつ確実に観察できる。油滴がマルタの十字で囲まれていれば、それは油性成分がマルチラメラ層に囲まれていることを意味する。CTACとセテアリルアルコールによる系が流動パラフィンを乳化している例を図17に示す。

8　高級アルコール水和結晶

ラメラゲルネットワークには通常、高級アルコールの水和結晶が含まれ、その結晶構造は単斜晶か斜方晶結晶である。こういった結晶がラメラゲルネットワーク中に残留する根本要因は、これら結晶の方がα-ゲルより熱力学的に安定であるからだと言える。高級アルコールの水和結晶は通常、ラメラ層に取り込まれなかった残存物と考えられる。高級アルコールの水和結晶は二つの理由で残留する。①界面活性剤量が高級アルコールを全体としてあるいは分子レベルの微小単位で乳化するのに十分でない、②乳化したあとの冷却が遅いため融点の違いにより界面活性剤と高級アルコールが別々に結晶化する。前者は処方の最適化が不十分であるからで、後者は混合が時間軸上あるいは流体力学上、不十分であるからと言える。

高級アルコール水和結晶は通常は斜方晶であり、4つの水酸基が水一分子を水素結合で拘束した単位構造（図18）となっていることが示唆されている[10)]。この結晶は二重膜同士の間の水が高級アルコール4分子あたりに1分子という形の多層二重膜構造である。これは膨潤していないラメラ相であり、コアゲル（L_c）相と呼ばれる。コアゲル相の二重膜は水素結合で強く結ばれているため、ラメラゲル相のそれのように互いに滑ることはなく、前述した通り、アルキル鎖はすべてトランス配位であり回転はしていない。ゆえに高級アルコール水和結晶はコンディショニングや滑り感などの使用感には寄与せず、残存物と考えられる。

9　ラメラゲルネットワークの安定性

ラメラゲルネットワークは複雑な系であるため、最低でも以下に示す6つの不安定性の機構が考えられる。

① α-ゲルの斜方晶への転移によるラメラ層間水のバルク水相への排出

α-ゲルは熱力学的には安定ではなく準安定であり、常に斜方晶へと転移しようとしている。この傾向は、両親媒性物質の回転熱運動が低下する低温で特に顕著になる。図5に示す通り、斜方晶のアルキル鎖は、アルキル鎖が自由に回転できるα-ゲル（図2）と比較すると、より密に充填されている。C16アルキル鎖（全トランス）の長さ2・174nm及びα-ゲル、斜方晶それぞ

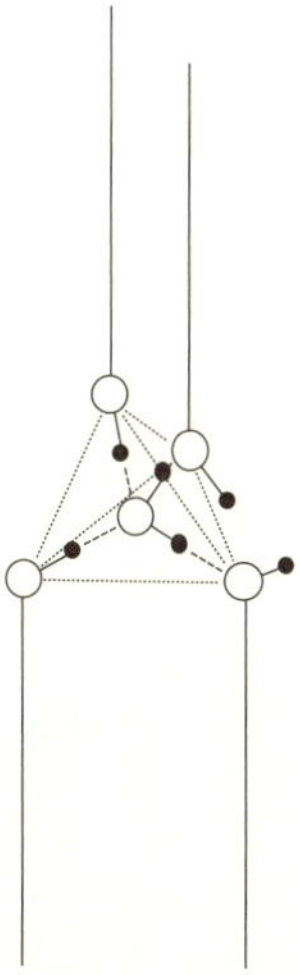

図18　高級アルコール4分子が水一分子の周囲に水和結晶を構成する模式図

文献10)に基づく。○は酸素原子、黒丸は水素原子、破線は水素結合を示す。

れの格子定数を用いると、α-ゲル、斜方晶のアルキル鎖部分の密度は0.85 g cm^{-3}、1.08 g cm^{-3}とそれぞれ求められる。この値に基づくと、ラメラゲルネットワークの下方に水が相分離するのは、ネットワーク構造が量的に十分でないか機械的に脆弱であることを示し、低温における長期保管時によく観察される、上方に水が相分離する減少は、α-ゲルが斜方晶に経時変化していることを示唆する。

これはラメラゲルネットワークを用いる化粧品処方における最も大きな不安定要素であり、その原因はセテアリルアルコールの相転移温度が常温で液体の活性剤を用いたとしても12℃(図6)とそれほど低温ではないことに起因する。ラメラゲルからコアゲルへの相転移温度を低下させる方法としては、分岐や不飽和や短鎖の高級アルコールを不純物として加えるなどが考えられるが、実際に確立された技術体系にはなっていない。これに代わって実際には、ラメラゲルネットワークの安定性は速度論的に管理されている。一般的な製品の有効期限3年以内では大丈夫であるが、それを超えた場合、製品が相分離する確率が高くなる。ゆえに、現実的に重要な課題は、いかにラメラゲルからコアゲルへの相転移速度を低下させるかということであり、特に低温や低温暴露サイクル時に最も大きな影響を受ける。

塩はイオン性活性剤を用いたラメラゲル相のコアゲル相への相転移温度を上昇させる[30)]ため、不安定化の要因となる。これは同じ面に属する活性剤ヘッドグループ間の静電斥力の低下に由来すると考えられる。

② バルク水相とラメラゲル相との間での水の移動によるラメラゲル相の膨潤または萎縮

ここに単純なラメラゲルネットワークを考える。それはイオン性界面活性剤と高級アルコールと水からなり、ラメラゲル相とバルク水相を含んでいる。多くの化粧品の経済的な生産方法のように、ラメラゲル相は攪拌中に急速に冷却したことによって形成されたとする。α-ゲル二重膜が生成され始める時、これらは流れに従い流動するため変形の自由度が低下する。ゆえに、一部の水がラメラゲル相に取り込まれずに残留する。これがバルク水相である。このようなイオン性ラメラゲルネットワークにおいては、ラメラゲル相内の対イオン濃度のために、常にバルク水相からラメラ層間に水を移動させようとする浸透圧が発生していることは先に触れた。この浸透圧のために一部の二重膜が変形すると、ラメラゲル相は時間（数日から時として数週間単位）とともに膨潤をする。これは時間経過による粘度上昇として観察できる[26)]。一般的にはこれらの要因が複雑に絡み合っている。こういった経時変化を少なくする経験則は、相転移温度付近において激しい攪拌をすることにより、バルク水とラメラ層間水の平衡度を最大にし、それに続けて必要最低限の攪拌を伴いできる限りゆっくりと冷却することであるが、理想的には膨潤したラメラゲル相構造の分断を最小限にするために攪拌しないことである[2)]。

③　ラメラゲルネットワークの絡み合い構造の緩和

急冷のためにネットワーク構造中に残留応力が存在することは熱可塑性樹脂の射出成型などと同じ理屈である。また、ラメラゲルネットワークの攪拌中、または単にパッケージに充填する過程においても、α-ゲル二重膜は様々な方向に変形される。曲げによって二重膜は応力をうける。鋭角の折れ曲がり箇所はまっすぐな一つの連続体に戻すよりも二つに分割したほうが安定化しやすいであろう。これらが時間とともに力学的に緩和することによって粘度変化として観察される。

④　液体油相とα-ゲルとの間の熱力学的平衡

α-ゲルを構成する両親媒性物質の多くは、ラメラゲルネットワークに含まれる多くの液体油に可溶である。このことが問題を起こすことは明らかである。一般的に用いられている解決方法は、液体油と両親媒性物質をともに高温で溶融し一相の油相を作り、高温水と混合して乳化、冷却によりラメラゲルネットワークを形成する方法である。この方法は固体単分子膜と液体油相との間に両親媒性物質の固液平衡をもたらすことである。しかし、いくつかの液体油はこの扱い方に適しておらず、ラメラゲルネットワーク形成後に添加しなければならない。この場合、液体油相は両親媒性物質に接した場合、それを溶解する能力を持っている。これはネットワークが時間とともに液体油に侵食されることを意味し、系によっては液体油分子がα-ゲル二重膜に侵入して結晶構造を破壊する、あるいは液晶様構造に転換する、または高級アルコールと界面活性剤の分離を促進し、コアゲルの形成につながる場合もある。

⑤　ポリマーの拡散には非常に長い時間を要する

ヒドロキシエチルセルロースやポリアクリルアミドなど、様々な水溶性ポリマーがラメラゲルネットワークに基づく製品に含まれている。これらは使用感を最適化するためや安定化のためなど様々な目的で加えられている。ラメラゲルネットワークが形成される前にポリマーを溶解させる場合、ポリマーはラメラ層間水とバルク水相に一様に拡散している。しかし、多くのポリマーはコイル状になる傾向にあるため、ポリマーはラメラ層間水からバルク水相へと排出されることになる。ラメラゲルネットワーク形成後にポリマーを溶解した場合、ほとんどのポリマーはバルク水相に最初に溶解する。ポリマー添加は浸透圧バランスを水がラメラゲル相からバルク水（ポリマー溶液）相へ移動するように変化させる。

⑥　α-ゲル二重膜とO／Wエマルジョンとの間での界面活性剤の交換

ラメラゲルネットワークにあとから添加するO／Wエマルジョンは、一般的に処方の不安定性に大きな影響を及ぼす。なぜなら、O／Wエマルジョンに使用される乳化剤は通常HLBが高く二重膜と混合しやすく、ひどい場合には二重膜そのものを乳化してしまい、結果としてラメラゲルネットワーク構造を破壊するからである。さらに高濃度のO／Wエマルジョンジョン粒子そのものが浸透圧に寄与し、水をラメラ層間からバルク水相（すでにO／Wエマルジョン相になっている）に奪い取る。

10　様々なラメラゲルネットワークの処方スペース

最後に、様々なラメラゲルネットワークの処方スペースについて、公開されている相図と粘弾性データがある場合はそれも用いて、幾つか紹介したい。

非イオン系活性剤、セテス-2（PEG(2)セチルエーテル）、ステアレス-20（PEG(20)ステアリルエーテル）（0.93/0.07 wt/wt）の混合系を用い、マリーゴールド油をラメラゲルネットワークで乳化できる範囲を三成分擬似相図で示したのが図19である。ラメラゲル相の範囲内において最終的に、10％混合活性剤・15％油・75％水の系（図19中で黒丸で示した点）においても最低量の活性剤と最大量の油量を処方しながら実用に耐えうる安定性を得ることが見いだされている[31]。

次に、SAPDMAと高級アルコールの系の相図を両親媒性物質総濃度9・5％一定において示す（図20）。ここではSAPDMAの対イオンとして乳酸が使用され、SAPDMAはカチオン性活性剤として働いている。界面活性剤モル分率0・1以下において、高級アルコールの

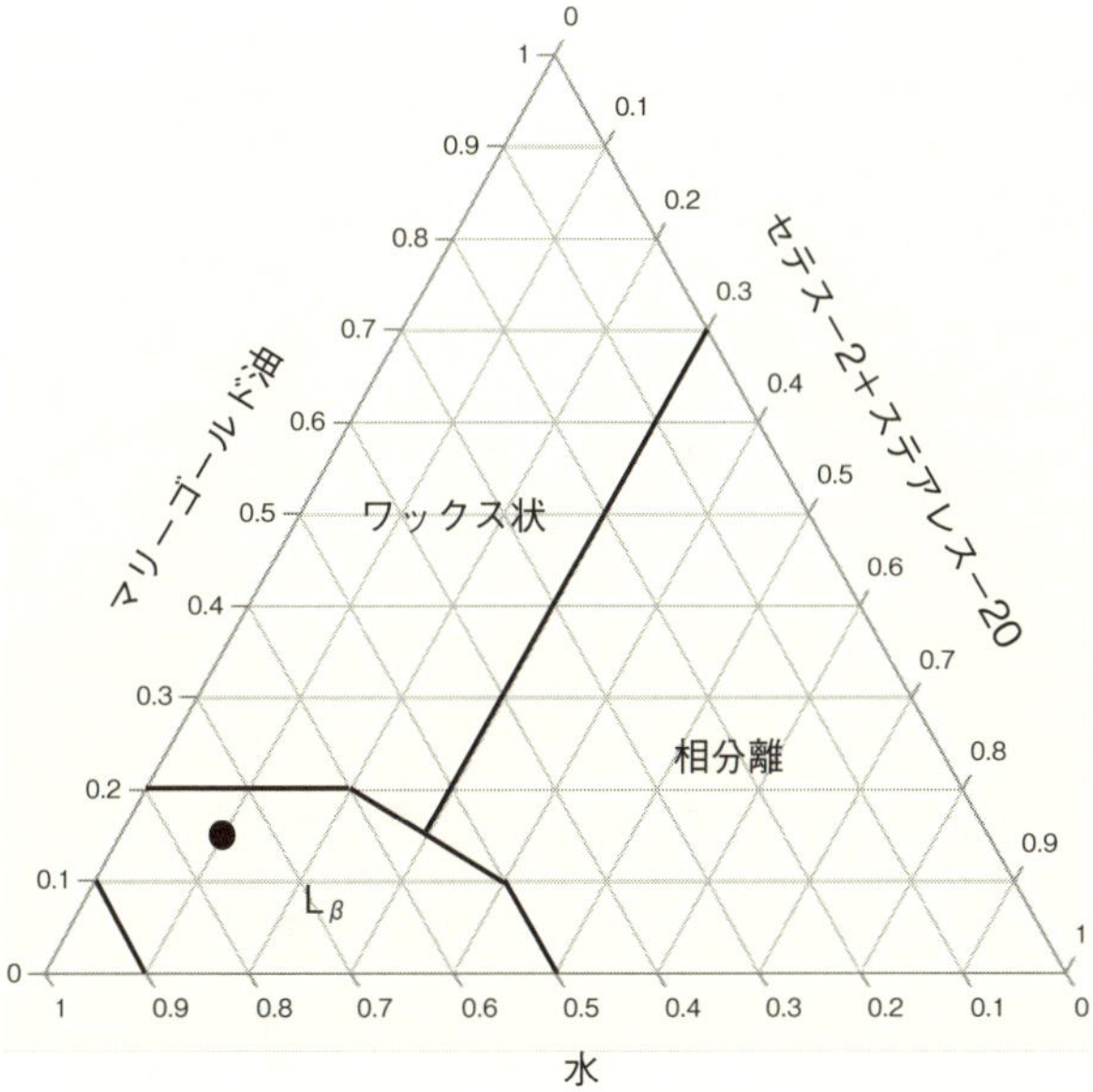

図19　水、活性剤（セテス-2とステアレス-20の混合物）、およびマリーゴールド油からなる3成分相図
文献31）に基づく

結晶が見えるようになってくる。界面活性剤モル分率0・4以上においては界面活性剤の針状結晶が発生し始める[8)]。界面活性剤モル分率0・1から0・4においてはラメラゲル相が支配的となる。温度を上げていくとラメラゲルが溶融しラメラ液晶となり、さらに加熱するとミセルである等方性液体となる。

また、両親媒性物質総濃度5%固定にて、セチルアルコール、ジステアロイルホスファチジルコリン（DSPC）及びジステアリルホスファチジ

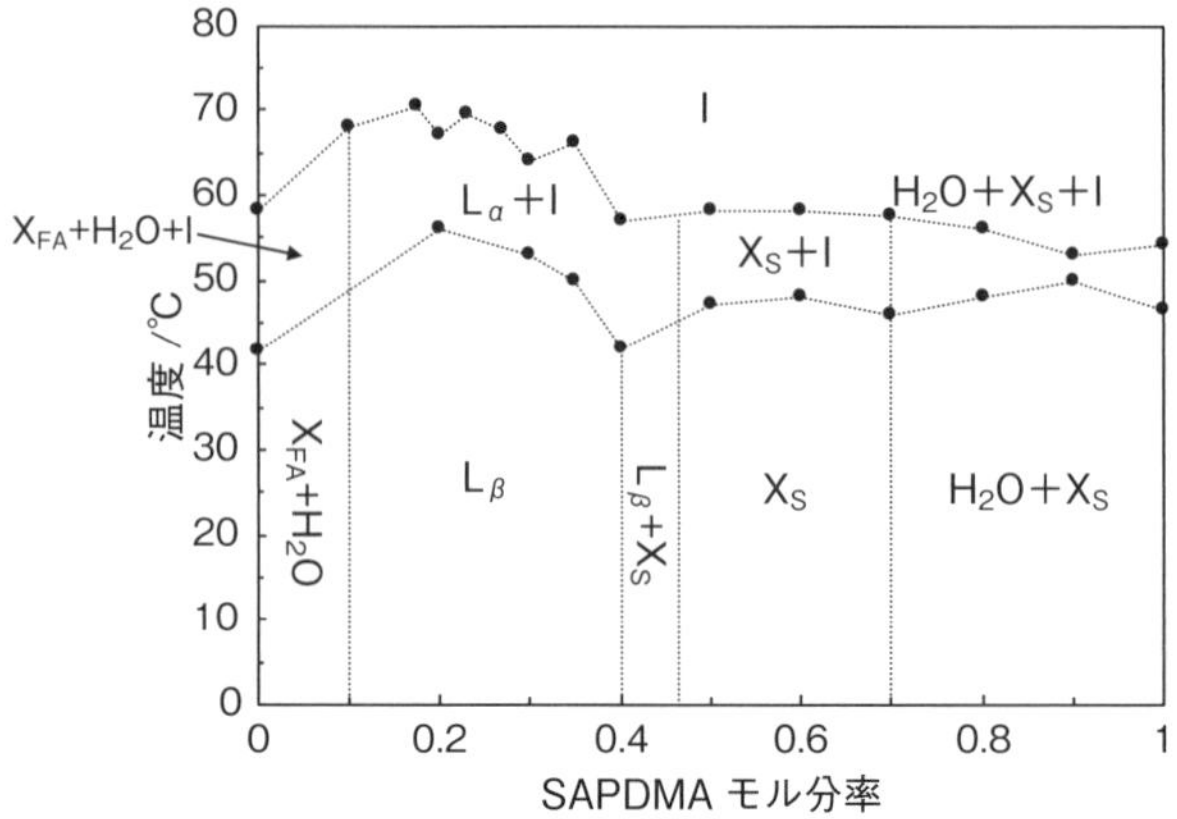

図 20　活性剤としてSAPDMAの乳酸塩、高級アルコール、水の相図

水一定で90.5%。I：等方性液体（ミセル相と考えられる）、L_α：ラメラ液晶相、L_β：ラメラゲル相、X_{FA}：高級アルコールの水和結晶、X_S：活性剤の針状結晶。文献8)に基づく。

ルグリセロール（DSPG）の比率を変化させることによる相図によると、セチルアルコール重量分率0・66において、DSPC：DSPG比が10：0においては、両イオン性のヘッドグループのため二重膜はぴったりと積層されており、多量の水がバルク水相として分離するが、DSPC：DSPG比9：1から7：3においては膨潤したラメラゲル相が生成し、6：4以下においては、球状ベシクルのため低粘度となることも発表されている[32]。

まとめ

ラメラゲルネットワークは、リッチでクリーミーな使用感や油感を得られ、また水溶性物質や油溶性物質、不溶性物質など多くの物質を処方できる基材としての多用途性を有するため、多くの化粧品や医薬品に長年広く活用されてきている。

ラメラゲルネットワークはラメラゲル相がネットワーク構造を形成し、その中にバルク水相、及び多くの場合油相をも含む多相コロイドである。ラメラゲル相は、その構成単位となる界面活性剤がクラフト温度より低い固体状態であり、かつ溶解度よりはるかに高い濃度にて形成されているラメラ相である。その二重膜の機械的強度は液晶のそれよりはるかに高く、またネットワーク構造のため、本来であれば瞬時に相分離するはずのバルク水相や油相を物理的に保持し実用上安定となる。一般的に化粧品のラメラゲル相には高級アルコールと界面活性剤の組み合わせが用いられる。これらによってα-ゲルと呼ばれる六方晶を単位結晶とする二重膜を作り、ラメラ相を形成する。α-ゲルは液晶とは異なり、分子同士の移動が制限されているため結晶の性質を持つが、アルキル鎖がその軸を中心として自由回転し得るため、純粋な結晶ではなく一般的にゲルと呼ばれる。

この章では、界面活性剤の臨界充填パラメーターや自発曲率がラメラゲル相ドメインの大きさと形状に影響すること、二重膜間力と水和、それらによるラメラ相の膨潤の機構、ラメラゲル相と相転移の熱力学等を取り上げた。ラメラゲルネットワークは複雑な系であるため、最低でも6種の不安定化の機構がある。これらについても物理化学的見地から解説した。またいくつかの処方系において公開されている相図を用いて、安定してラメラゲルネットワークが得られる処方スペースについても整理した。なお今後の展望として、以下の二点を挙げた。一つは、ラメラゲルネットワークのドメインの大きさが、臨界充填パラメーターや自発曲率に依存することは解明されてきているが、実際の製造プロセスによるコントロール方法はあまりよく解明されていないこと。ノニオン性界面活性剤のラメラ液晶相系で多くの実験検証が行われているように、剪断のかかる流体場におけるラメラ相とオニオン相の生成過程、また液晶相からゲル相に転移する前後の詳細な流体力学的、物理化学的検討が望まれる。二点目は、ラメラゲルネットワークはその複雑構造のため、熱履歴に対する挙動も単純ではない。化粧品の製造過程での熱履歴のみならず、商品の搬送や保管時の熱履歴による影響を系統立てて理解するためにも、この分野においてもさらなる研究が期待される。

参考文献

1) Junginger, H. E., Colloid structures of O/W creams, *Pharmaceutisch Weekblad Scientific Edition*, 6（1984）141-149

2) Eccleston, G. M., The Microstructure and Properties of Fluid and Semisolid Lotions and Creams, *IFSCC Magazine*,（2010）167-174

3) Eccleston, G. M., Functions of mixed emulsifiers and emulsifying waxes in dermatological lotions and creams, *Col. Surf. A.*, 123-124（1997）169-182

4) Israelachvili, J. N., *Intermolecular and Surface Forces Third Edition*, Elsevier, pp.447

5) Fukushima, S., Takahashi, M., Yamaguchi, M., Effect of Cetostearyl Alcohol on Stabilization of Oil-in-Water Emulsion I. Difference in the Effect by Mixing Cetyl Alcohol with Stearyl Alcohol, *J. Col. Interf. Sci.* 57（1976）201-206

6) Awad, T. S., Johnson, E. S., Bureiko, A., Olsson, U., Colloidal Structure and Physical Properties of Gel Networks Containing Anionic Surfactant and Fatty Alcohol Mixture, *J. Dispersion Sci. Tech.*, 32（2011）807-815

7) Nakarapanich, J., Barameesangpet, T., Suksamranchit, S., Sirivat, A., Jamieson, A. M., Rheological properties and structures of cationic surfactants and fatty alcohol emulsions : effect of surfactant chain length and concentration, *Col. Polym. Sci.*, 279（2001）671-677

8) Kudra, P., Sokolowski, T., Blümich, B., Wittern, K. P., Phase behavior of liquid-crystalline emulsion systems, *J. Col. Interf. Sci.*, 349（2010）554-559

9) Iwata, T., Aramaki, K., Effect of the Behenyl Trimethyl Ammonium Counterion on the Lamellar Gel Property, *IFSCC Magazine*, 16（2013）249-254

10) Fukushima, S., Yamaguchi, M., The Effect of Cetostearyl Alcohol in Cosmetic Emulsions, *Cosmet. Toilet.*, 98 (1983) 89–102
11) Fukushima, S., Yamaguchi, M., Harusawa, F., Effect of Cetostearyl Alcohol on Stabilization of Oil–inWater Emulsion II. Relation between Crystal Form of the Alcohol and Stability of the Emulsion, *J. Col. Interf. Sci.* 59 (1977) 159–165
12) Andrew, E. R., Molecular Motion in Certain Solid Hydrocarbons, *J. Chem. Phys.*, 18 (1950) 607–618
13) Larson, K., Arrangement of Rotating Molecules in the High–temperature Form of Normal Praffins, *Nature*, (1967) 383–384
14) Small, D. M., Lateral chain packing in lipids and membranes, *J. Lipid Research*, 25 (1984) 1490–1500
15) Snyder, R. G., Maroncelli, M., Strauss, H. L., Elliger, C. A., Cameron, D. G., Casal, H. L., Mantsch, H. H., Distribution of Gauche Bonds in Crystalline n–$C_{21}H_{44}$ in Phase II, J. *Am. Chem. Soc.*, 105 (1983) 133–134
16) Coldren, B. A., Warriner, H., van Zanten, R., Zasadzinski, J. A., Sirota, E. B., Flexible bilayers with spontaneous curvature lead to lamellar gels and spontaneous vesicles, *Proc. Natl. Acad. Sci.*, 103 (2006) 2524–2529
17) Tanaka, K., Kamako, S., Li, J., Hashimoto, S., Suzuki, T., Unique Self–Assembling Properties of Linear–Type Long Chain Mono Alkyl Phosphate and Its Application in Cosmetic Formulations, *J. Soc. Cosmet. Chem. Jpn.*, 49 (2015) 16–21
18) Minguet, M., Subirats, N., Castán, P., Sakai, T., Behenamidopropyl Dimethylamine : unique behavior in solution and in hair care formulations, *Int. J. Cosmet. Sci.*, 32 (2010) 246–257

19) Kunieda, H., Shinoda, K., Solution Behavior of Dialkyldimethylammonium Chloride In Water. Basic Properties of Antistatic Fabric Softeners, *J. Phys. Chem.*, 82 (1978) 1710-1714
20) Nagai, Y., Kawabata, Y., Kato, T., Microscopic Investigation on Morphologies of Bilayer Gel Structure in the Mixed Polyoxyethylene-Type Nonionic Surfactant Systems, *J. Phys. Chem. B*, 116 (2012) 12558-12566
21) Ito, M., Kosaka, Y., Kawabata, Y., Kato, T., Transition Processes from the Lamellar to the Onion State with Increasing Temperature under Shear Flow in a Nonionic Surfactant/Water System Studied by Rheo-SAXS, *Langmuir*, 27 (2011) 7400-7409
22) Kosaka, Y., Ito, M., Kawabata, Y., Kato, T., Lamellar-to-Onion Transition with Increasing Temperature under Shear Flow in a Nonionic Surfactant/Water System, *Langmuir*, 26 (2010) 3835-3842
23) Zilman, A. G., Granek, R., Undulation instability of lamellar phases under shear : A mechanism for onion formation?, *Eur. Phys. J. B*, 11 (1999) 593-608
24) Kawabata, Y., Ichiguchi, K., Ando, T., Kato, T., Vesicle formations at critical vesicle concentration in a polyoxyethylene type nonionic surfactant system, *Col. Surf. A*, 462 (2014) 179-185
25) Berr, S., Jones, R. R. M., Johnson, Jr., J. S., Effect of counterion on the size and charge of alkyltrimethylammonium halide micelles as a function of chain length and concentration as determined by small-angle neutron scattering, *J. Phys. Chem.*, 96 (1992) 5611-5614
26) Eccleston, G. M., Behan-Martin, M. K., Jones, G. R., Towns-Andrews, E., Synchrotron X-ray investigations into the lamellar gel phase formed in pharmaceutical creams prepared with cetrimide and fatty alcohols, *Int. J. Pharma.*, 203 (2000) 127-139
27) Fairhurst, D. J., Baker, M. E., Shaw, N., Egelhaaf, S. U., Swelling and shrinking kinetics of a lamellar

gel phase, *Appl. Phys. Lett.*, 92 (2008) 174105

28) Iwata, T., Overview of Lamellar Gel Network, *Acc. Mater. Surf. Res.*, 3 (2016) 30–60

29) Goto, M., Ito, Y., Ishida, S., Tamai, N., Matsuki, H., Kaneshina, S., Hydrostatic Pressure Reveals Bilayer Phase Behavior of Dioctadecyldimethylammonium Bromide and Chloride, *Langmuir*, 27 (2011) 1592–1598

30) Shearman, G. C., Ugazio, S., Soubiran, L., Hubbard, J., Ces, O., Seddon, J. M., Templer, R. H., Factors Controlling the Stability of a Kinetically Hindered Lamellar–Lamellar Transition, *J. Phys. Chem. B*, 113 (2009) 1948–1953

31) Okuma, C. H., Andrade, T. A. M., Caetano, G. F., Finci, L. I., Maciel, N. R., Topan, J. F., Cefali, L. C., Polizello, A. C. M., Carlo, T., Rogerio, A. P., Spadaro, A. C. C., Isaac, V. L. B., Frade, M. A. C., Rocha–Filho, P. A., Development of lamellar gel phase emulsion containing marigold oil (*Calendula officinalis*) as a potential modern wound dressing, *European J. Pharma. Sci.*, 71 (2015) 62–72

32) Nakagawa, Y., Ohta, M., Nakazawa, H., Kato, S., Requirement of charged lipids for the hexadecanol–induced gelation in the phospholipid bilayer system, *Col. Surf. A*, 443 (2014) 272–279

第 5 章

乳化

山下裕司
宮原令二
坂本一民

はじめに

乳化とは、水と油のように互いに溶け合わない二つの液体を、一方が微細な液滴として他方の液体中に分散した混合物の状態にするプロセスのことである。このような混合物をエマルション（乳化物）という。油と水のように平衡状態では二相に分離してしまう液体を、用途に応じて安定した分散状態（エマルション）にするために用いられる界面活性剤を乳化剤という。

エマルションは自然の中にも多く存在し、人体における油脂の消化吸収や脂質の輸送・代謝といった物質の代謝と系内外への移動にもエマルションが関わっている。動的で非平衡な状態を定常的に維持・制御するシステム（ホメオスタシス）の支配下にあることが、天然のエマルションが安定に機能を発揮できる要因と考えられる。食品系では、エマルションの安定・不安定な状態を利用して、「おいしさ」という機能を演出している。化粧品分野でも、そのエマルションの非平衡状態を利用し、動的かつ機械的な力に応じた巧みなテクスチャーを創り出している。

一方で、化粧品の品質保証の観点からは、この非平衡状態のエマルションを特定の期間安定に維持することが求められている。乳化は可溶化とは異なり、熱力学的に非平衡な系であるため、一時的に安定に見えても、クリーミング、凝集、合一、オストワルドライプニングなどの不安定化を経て、必ず二相に分離する。このため、実用上安定なエマルションを得るためにはエマルションの調製プロセスと安定化因子を理解する必要がある。

本章では、乳化物の生成や分類、乳化の型を決定する因子、乳化物の安定化に関する考え方など、エマルションの基本的な概念について解説する。また、今日までに開発された代表的な化学的・物理的乳化法についても紹介する。

1　エマルションの定義と分類

多くのエマルションの乳化粒子径は0・1～10μm程度の大きさで、外観は白色～青白色である。一般的な物質と大きさで比較してみると、デンプンや血球、ビール酵母などがエマルションと同程度のサイズである（図1）。一方、乳化粒子径が20～100nmの微細なエマルションもあり、粒子径が小さいため外観は微青色透明であるが、熱力学的に安定な可溶化系であるマイクロエマルションとは異なる。それゆえ、マイクロエマルションと区別するため

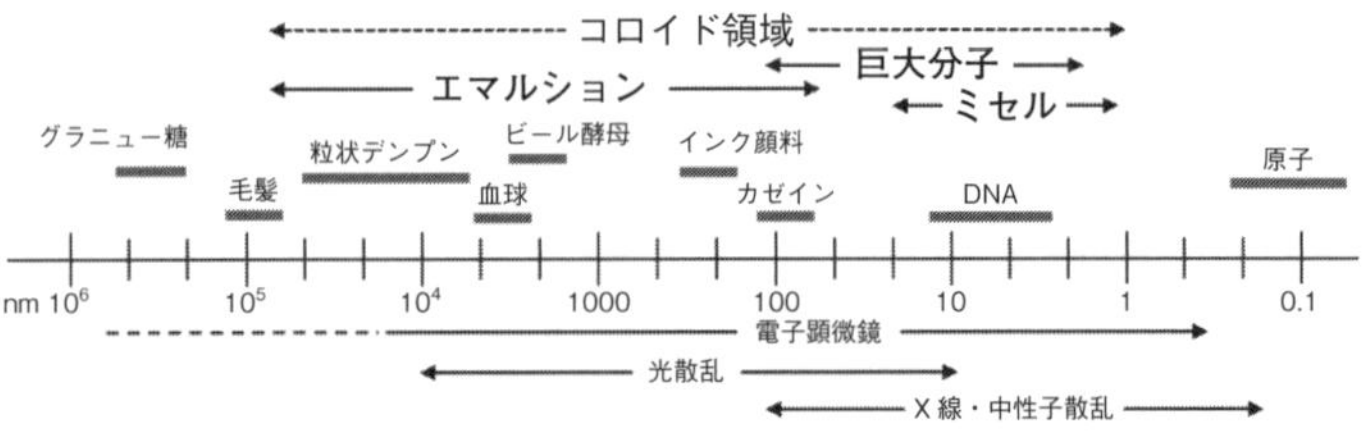

図1　コロイド領域にある物質の代表例と種々の粒径測定法

に、ナノエマルションまたは超微細エマルションと呼ばれている。

エマルションは一方の液体（分散質）が他方の液体（分散媒）中に分散している液／液分散系であり、大別すると水中に油滴が分散したO／Wエマルション（Oil-in-Water、水中油滴型）と油中に水滴が分散したW／Oエマルション（Water-in-Oil、油中水滴型）がある。さらに、W／Oエマルションが水中に分散したW／O／W型や、O／Wエマルションが油中に分散したO／W／O型の多相エマルション（マルチプルエマルション）がある。図2には、マルチプルエマルションの一例を示すが、大きな粒子の中に小さな粒子が分散している様子が分かる。

2　乳化に関わる界面活性剤の性質

界面活性剤とは物質の境界面に作用してその性質を変える化学物質である。構造としては分子中に親水基と疎水基を持っている。水分子間に働く水素結合の凝集力は非常に大きく水と炭化水素の

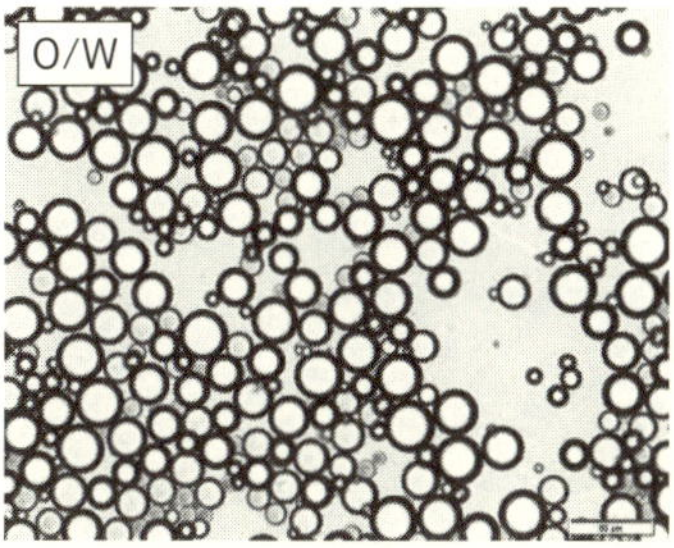

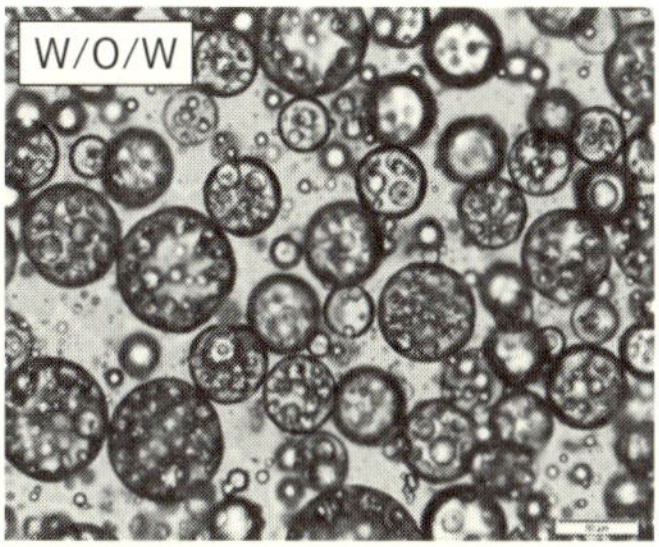

図2　エマルションの光学顕微鏡写真
（左）O/W エマルション、（右）W/O/W エマルション

分子間相互作用よりはるかに安定であるため、水相中に溶解している界面活性剤分子の疎水基は、周囲の水の水素結合のネットワークへの影響が少なくなるように、水分子から逃げようとする（疎水性相互作用[1]）。このため界面活性剤は水溶液表面や油―水界面が存在すると、その界面に吸着しようとする。また、気―液界面（表面）への吸着が飽和した場合、行き場のなくなった疎水基が凝集して、親水基を水相に向けてミセルを形成（会合）するため、より安定な状態になる（図3）。界面活性剤水溶液は通常の溶質が水和した水溶液と異なり、一般的にはミセルを形成した水溶液を指し、臨界ミセル濃度（CMC）のモノマー状態の界面活性剤と共存している。界面活性剤のミセル形成や表面への吸着は図3のように示され、モノマー溶解している界面活性剤は常にミセルや表面と早い速度で行き来する平衡状態にある[2]。界面活性剤の界面に吸着する性質は乳化の際のエマルション生成に、ミセルを形成する性質は可溶

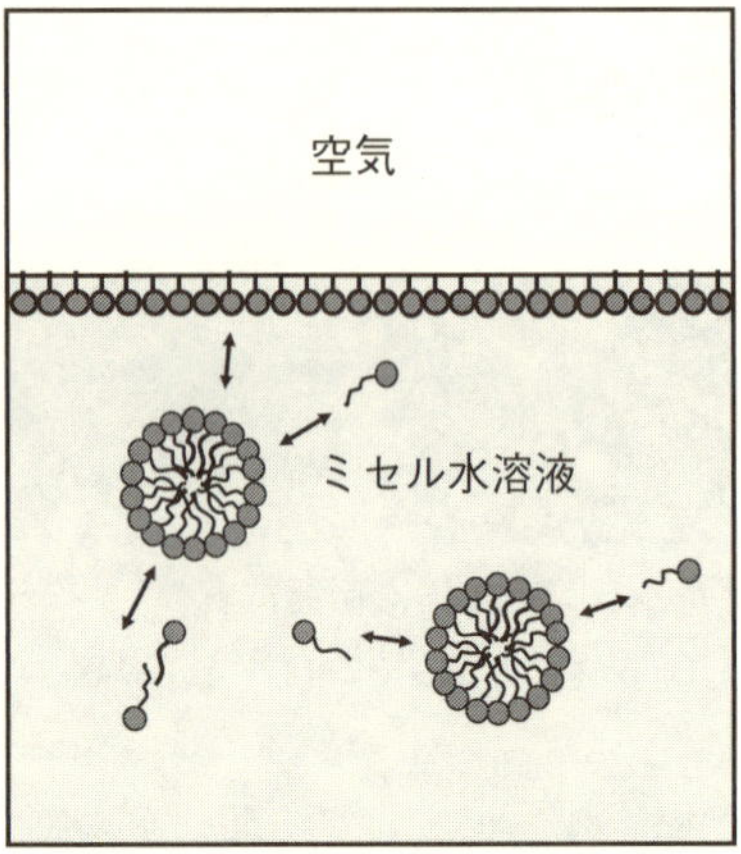

図３　界面活性剤のミセル水溶液

化にそれぞれ利用される。

さらに、界面活性剤の性質として界面張力低下能が挙げられる。界面に吸着した界面活性剤は、油水界面に存在する過剰エネルギーを低下してくれる。この過剰エネルギーのことを界面エネルギー（G_{Intef}）と呼ぶが、相溶しない二つの液／液界面で働く相互作用と各バルク中の相互作用との差に起因される。界面張力のデータを表１に示す。低極性の油ほど水との界面張力は大きな傾向にあり、界面張力に比例してG_{Intef}は大きくなる。安定なエマルションを調製するために乳化粒子を小さくする必要があるが、乳化粒子サイズを小さくする（表面積を大きくする）ことでG_{Intef}は増加する。つまり、相溶しない油と水の微細な分散系ではG_{Intef}は大きくなり、必然的に系は界面面積を縮小する方向（相分離）に向かう。図３のように親水

表1　様々な液体の表面張力と水との界面張力

	表面張力 (mN/m)	界面張力 (water, mN/m)
水	72.8 (20℃)[3]	---
エタノール	22.4 (20℃)[4]	---
1-ブタノール	25.4 (20℃)[4]	1.8 (20℃)[4]
1-ヘキサノール	26.2 (20℃)[4]	6.8 (20℃)[4]
1-オクタノール	27.5 (20℃)[4]	8.5 (20℃)[4]
ヘキサン	18.4 (20℃)[4]	50.8 (20℃)[4]
オクタン	21.6 (20℃)[4]	51.7 (20℃)[4]
ドデカン	25.4 (20℃)[4]	52.8 (20℃)[4]
ヘキサデカン	27.5 (20℃)[4]	53.8 (20℃)[4]
スクワラン	28.2 (20℃)[5]	52.3 (22.5℃)[6]
ミリスチン酸イソプロピル	27.8 (20℃)[7]	28.6 (20℃)[7]
オリーブオイル	35.8 (20℃)[8]	31.0 (20℃)[9]
ポリジメチルシロキサン	21.3 (20℃)[7]	38.0 (20℃)[7]

基を水側に、疎水基を油（図3は空気）側に配向した界面活性剤分子は、油水界面を仲立ちしてこの過剰なエネルギーを低下し、表面積が大きな場合でも安定なエマルションを形成することができる。

3　界面活性剤の選択とエマルションの型

エマルションの型を決定する因子としてＨＬＢ(Hydrophilic-Lipophilic Balance) がよく用いられている。それを数値化したＨＬＢ値がグリフィン (Griffin) によって提案された[10,11]。その後、デイビス (T.J. Davies)[12]や川上[13]らによって、より汎用性の高い計算式が提案され、現在ではいくつかの計算式から様々な界面活性剤のＨＬＢ値が計算されている。

3－1　グリフィンのＨＬＢ計算式[10,11]

グリフィンがＨＬＢ値を導出した基本的な方法は、Ｏ／Ｗエマルションの安定度試験によるものである。界面活性剤が多価アルコールと脂肪酸のエステルの場合、ＨＬＢ値は式(1)で算出される。ここで、Sはエステルのけん化価、Aは脂肪酸の酸価を表す。また、類似した計算法として式(2)が知られている。Eはオキシエチレン基の重量百分率、Pは多価アルコールの重量百分率である。これらの計算法は式(3)の一般式で表されている。Mは界面活性剤の分子量、M_Wは界面活性剤親水基の分子量であり、すなわちグリフィンの提案した式では界面

$$\text{HLB 値} = 20\left(1 - \frac{S}{A}\right) \qquad (1)$$

$$\text{HLB 値} = \left(\frac{E+P}{5}\right) \qquad (2)$$

$$\text{HLB 値} = 20 \times \frac{M_W}{M} \qquad (3)$$

活性剤分子中の親水基の重量分率がＨＬＢ値と比例する。

3－2　デイビスのＨＬＢ計算式[12)]

デイビスの考え方は、界面活性剤分子を構成する化学構造（官能基）に無次元の数値（基数）を割り当て、式(4)を用いてＨＬＢ値を計算するものである。

表2には、デイビスが実験的に割り当てた親水基と疎水基のＨＬＢ基数を表しており、親水基に対しては正の値、親油基には負の値を与えている。したがって、親水基の基数の総和と親油基の基数の総和が等しくなったとき、ＨＬＢ値は7となる。

3－3　川上のＨＬＢ計算式[13)]

川上が報告したＨＬＢ値の計算法は、基本的にデイビスとほぼ同様な仮定から出発しており、ＨＬＢ値が7で親水性と親油性が等し

表２　デイビスのHLB基数

官能基	基数
$-SO_4^-Na^+$	+38.7
$-COO^-\ K^+$	+21.1
-COOH	+2.1
-OH	+1.9
-O-	+1.3
$-CH_2-$, $-CH_3$, $=CH-$	−0.475
オキシエチレン　$-(CH_2\text{-}CH_2\text{-}O)-$	+0.33
オキシプロピレン　$-(\underset{\mid \atop CH_3}{C}H\text{-}CH_2\text{-}O)-$	−0.15

くなると定義し、式(5)のように親水基（M_W）と親油基（M_O）の分子量の比率で表されている。

3－4　有機概念図を用いたＨＬＢ計算式[14)]

その他の代表的なＨＬＢ値の計算方法として、有機概念図（式(6)）がある。有機概念図では、化合物の化学構造から、主にファンデルワールス力に起因する物性の程度を〝有機性値（ＯＶ）〟、主に静電的親和力による物性の程度を〝無機性値（ＩＶ）〟とする２つの値を用いて、化合物の物性値を予測する。

有機概念図におけるＯＶ値、ＩＶ値の概念は、ＨＬＢ方式における親水性、親油性の概念との相関が高く、ＨＬＢ値は有機性値と無機性値の比から求めた値（IV/OV＝IOB〔Inorganic Organic Balance〕）で近似的に表される。例として表３に種々の官能基の

$$\text{HLB 値} = \sum(\text{親水基の基数}) + \sum(\text{親油基の基数}) + 7 \qquad (4)$$

$$\text{HLB 値} = 7 + 11.7 \times \log\frac{M_W}{M_O} \qquad (5)$$

$$\text{HLB 値} = 10 \times \frac{\text{無機性値(IV)}}{\text{有機性値(OV)}} \qquad (6)$$

OV値とIV値を示す。分子全体の総和を算出してHLB値を求めることになる。

4　油のHLB（所要HLB）と乳化

表4から、HLB値の高い界面活性剤はO／W型、低いものはW／O型のエマルションの調製に適していることが分かるが、これは1次的な選択の指標に過ぎず、実際にエマルションのような複雑な組成物をつくろうとすると上手くいかない場合がしばしばみられる。これは、「系を構成する化合物の種類」が界面活性剤のHLB値に影響するためであり、共存物質によって界面活性剤のHLB値は著しく変化する。

油に関しては〝所要HLB〟という指標がすでに提案されており、この数値を用いてより適切な界面活性剤を選定することが可能となる。表5にはさまざまな油剤の所要HLBを示しており[15]、極性の高い油剤は高い所要HLB値を、極性基をもたない炭化水素油やシ

表３　有機概念図の有機性値（OV）と無機性値（IV）

官能基	IV	OV
C	0	20
-COOH	150	0
-OH	100	0
-O-	20	0
-$(CH_2$-CH_2-O)	60	−10

表４　HLBと溶解性、エマルションの型の関係

	HLB値	水溶性	
油溶性	0	不溶	W/O型
	2	不溶	W/O型
	4	不溶	W/O型
	6	難溶	W/O型
	8	乳化分散	O/W型
	10	乳化分散	O/W型
	12	半透明溶解	O/W型
	14	透明溶解	O/W型
水溶性	16	透明溶解	O/W型

リコーン油は低所要ＨＬＢ値となる。所要ＨＬＢの考え方は、「ある油剤を乳化するために必要とされる界面活性剤のＨＬＢ値」であり、すなわち「所要ＨＬＢ値が高い場合は親水性の高い界面活性剤を使用しなければならない」ことを意味する。

　二種類以上の界面活性剤を用いる場合は、ＨＬＢ値に加成性が成り立つので、式(7)を用いて計算される平均ＨＬＢ値を適用することができる。HLB_iはｉ成分のＨＬＢ値、x_iは界面活性剤全量に対する

$$\text{平均 HLB 値} = \sum_{i=1}^{n} (HLB_i \cdot x_i) \qquad (7)$$

表5　さまざまな油剤の所要 HLB[15)]

油剤	所要 HLB
ラウリン酸	16
セチルアルコール	15～16
イソステアリン酸	15～16
ポリエチレンワックス	15
イソプロピルミリステート	11～12
ミネラルオイル（ナフテン油）	11～12
パラフィン	10
蜜蝋	9
ジメチルシリコーン	9
ラノリン油	9
ワセリン	9
環状シリコーン	7～8
ホホバ油	6

i成分の重量分率である。

水溶性添加物については、明確な指標はないが、相挙動を調べることで界面活性剤のＨＬＢ値への影響を知ることができる。例えば、ポリオキシエチレン型非イオン界面活性剤については、水溶性成分の添加に伴う曇点変化から界面活性剤のＨＬＢ値が推測できる（図４）[16)]。水溶性成分は一様に界面活性剤の性質を変化させるわけではなく、その種類や濃度に応じてＨＬＢ値が変化するので注意が必要である。界面活性剤の親水基の水和を高める働きのある添加物は界面活性剤のＨＬＢ値を増加し、逆に親水基の脱水和を促す添加物はＨＬＢ値を低下する。そのような

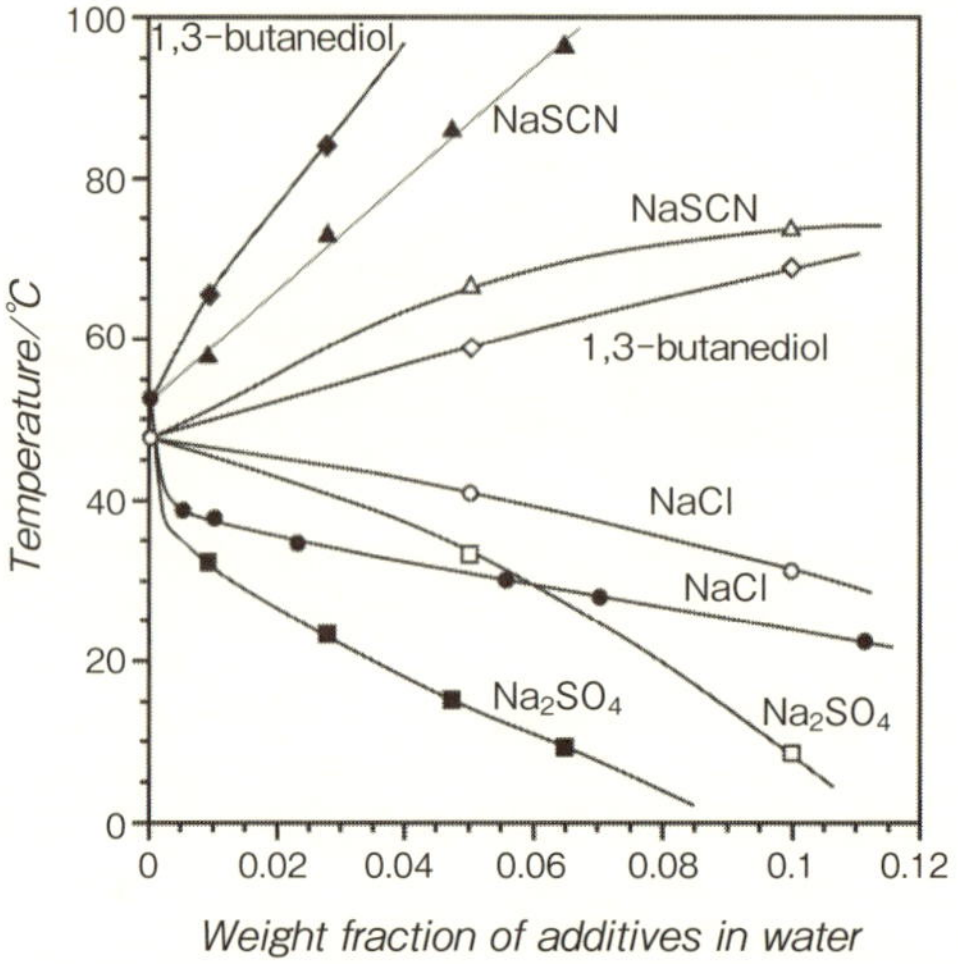

図４　非イオン性界面活性剤（ヘキサオキシエチレンドデシルエーテル（$C_{12}EO_6$）、ポリグリセリンジドデカン酸エステル（$(C_{11})_2G_n$）/水系の曇点に対する無機塩の添加効果[16]

界面活性剤濃度は３重量%。白記号は$(C_{11})_2G_n$系、黒記号は$C_{12}EO_6$系の曇点を表す。

効果の代表例が塩析および塩溶効果であり、ホフマイスター（Hofmeister）系列[17]は界面活性剤のＨＬＢ値変化とよく対応している。また、図４に示すように、界面活性剤の種類によっても水溶性成分の効果は異なる。

　このように、界面活性剤のＨＬＢ値は系によって変化し、界面活性剤の特性を正確に表した指標ではない。これに対し、篠田・國枝は、ＨＬＢ温度もしくは転相温度（ＰＩＴ）とよばれる界面活性剤の親水性と疎水性が釣り合う温度を提唱しており、ある特定の系での界面活性剤の性質を表す指標である[18]。この場合、ＨＬＢ温度は界面活性剤固有の数値ではなく、系に含まれる水や油などの影響を含んだ数値として表される。例えば、非極性油から極性油に系が変化した場合、界面活性剤の実質的なＨＬＢ（ＨＬＢ温度）は低下し、界面活性剤はより疎水的に振る舞う。このように、単純なＨＬＢ値から予測できない複雑系での界面活性剤の働きを理解する上で、ＨＬＢ温度はより正確な界面活性剤の情報を与えてくれる。その他にも、近年ではＨＬＢ値の代替指標に関する研究が進められている[19,20]。筆者らは、薄層クロマトグラフィー（ＴＬＣ）を用いて界面活性剤のＨＬＢを評価しており、新規指標として複合的界面活性剤特性（Integrated Surfactant Potency：ISP）を提唱している[20]。オキシエチレン（ＥＯ）基やグリセリン基を親水基に有する界面活性剤について、ＩＳＰが曇点や転相温度（ＰＩＴ）などの溶液物性と良い相関することが明らかにされており、さらにＩＳＰから計算された乳化処方はＨＬＢ値より安定なエマルションを形成することが示されている（図５）。

5　エマルションの不安定化要因とその対処法

エマルション形成による自由エネルギー変化は計算できても、その不安定化速度や変化の

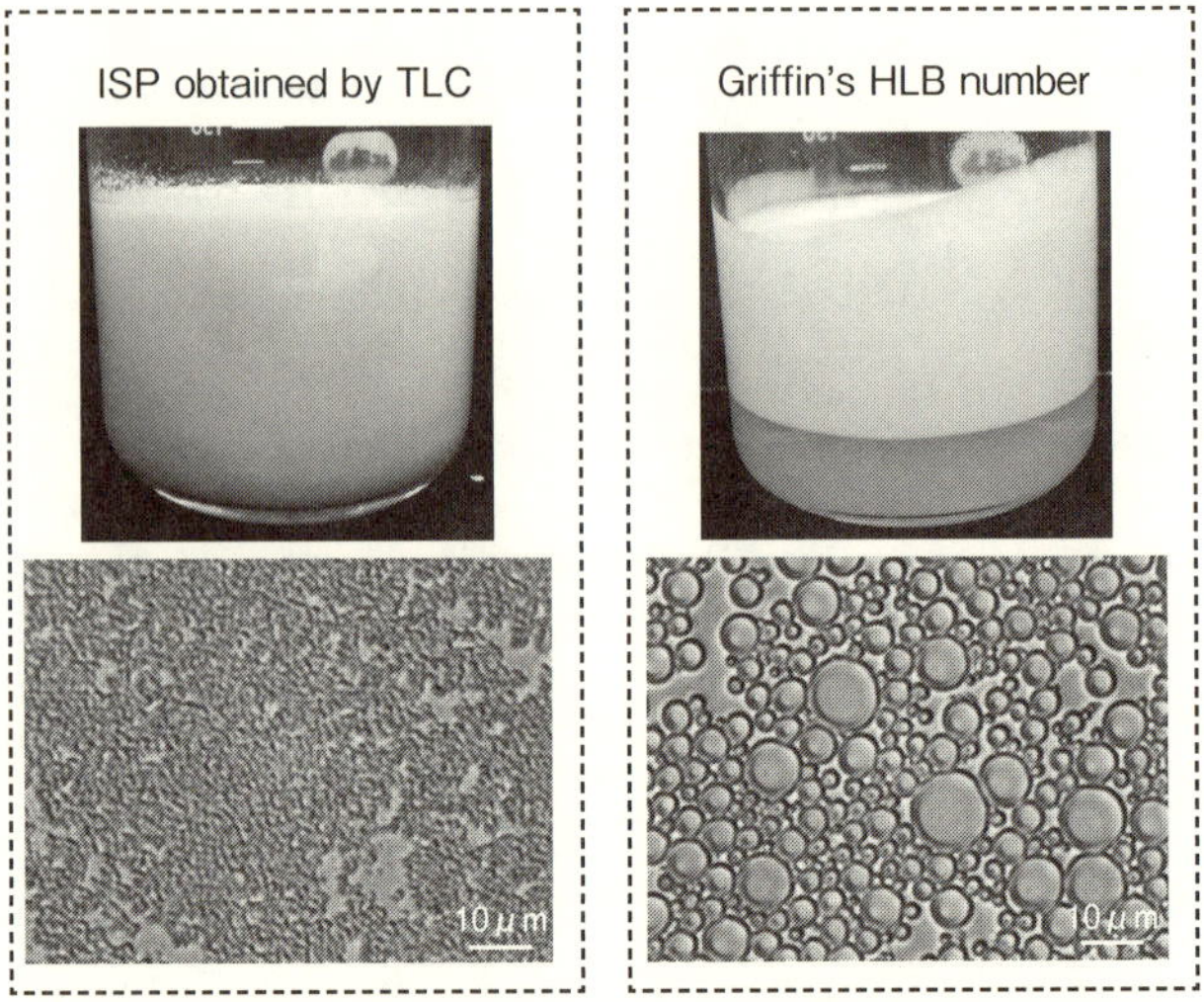

図５　新規指標（ISP、左）とグリフィンの HLB 値（右）を用いて調製した O/W エマルションの安定性

混合界面活性剤/流動パラフィン/水の重量比は 4/40/56 に固定し、2 種類の界面活性剤の最適な混合比率は ISP または HLB 値から算出される。

様相を予測することは困難である。それゆえ、エマルションの動力学的安定性を理解することが重要である。エマルション中の分散滴は、ブラウン運動や重力などの影響で常に運動し、分散滴同士が衝突を繰り返している。エマルションの動的安定性を支配する因子は分散滴の運動状態と分散滴間に働く相互作用であり、界面やバルク物性を制御することでエマルションを安定化することができる。図６に示すように、エマルションの動力学的安定性は概念的に活性化エネルギーの大小によって表すことができる。油と水が分離した平衡状態の自由エネルギーG_0に対し、乳化操作によって自由エネルギーΔGが与えられ、乳化後の自由エネルギーG_1とする。図6のように、活性化エネルギーΔG^*が系の熱エネルギー（kT）に比べて大きいほど乳化は安定する。理論的には、この活性化エネルギーが20kTほどあれば数年間安定化することが可能である[21]。

エマルションの破壊は突然生じるわけではなく、いくつかの素過程を経て進行する。その素過程としてクリーミング、凝集、合一、オストワルドライプニングがあり（図7）、それぞれが複雑に関係しながらエマルションの破壊へと進む。最近、コンタクトライプニング（Contact Ripening）と呼ばれる新しいプロセスも報告されている[22]。これらの素過程のいずれかを阻害または遅延することができればエマルションの安定性を高めることができるが、素過程の相互関係や主要となる過程についてはあまり明確にされておらず、系によってもエマルションの破壊プロセスは異なる[23-25]。これらの素過程を独立に評価することが困難であるため、エマルションの安定化は未だ包括的な解決策が見出されていないが、最近では微小重力環境を利用したエマルションの破壊プロセスに関する研究が進められており[26,27]、今後の成果が期待される。

以下に、クリーミング、凝集、合一、オストワルドライプニングについて、要因やその対処法を述べる。不安定化要因ごとに対処法が異なるので、乳化製品のトラブルを避けるため

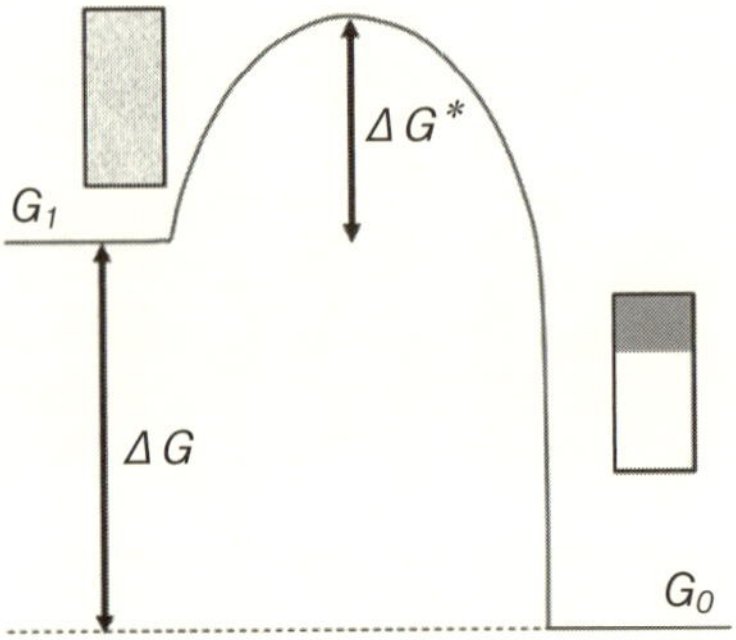

図６　エマルションの準安定性と活性化エネルギー（ΔG^*）

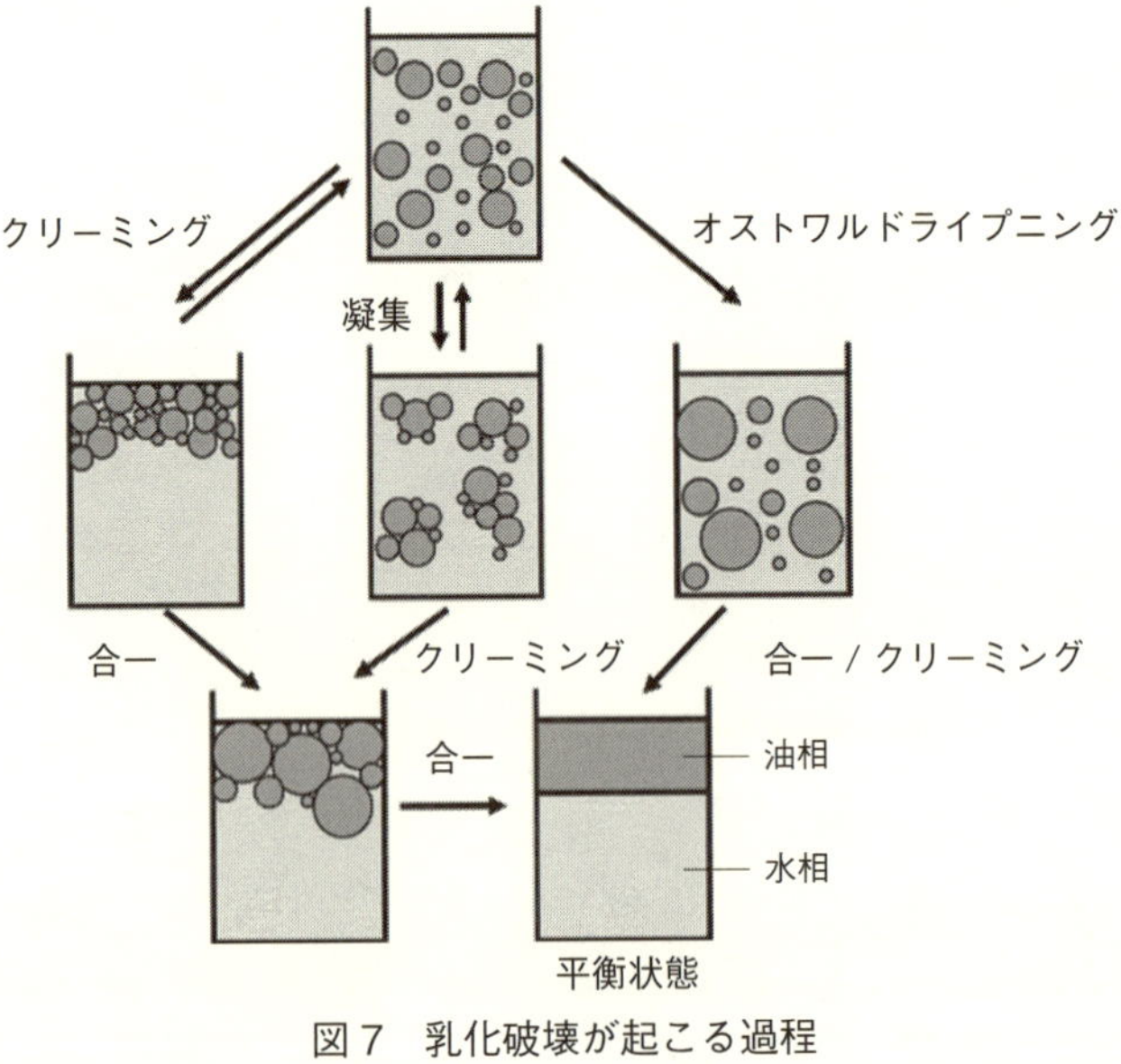

図７　乳化破壊が起こる過程

には、一概に不安定というだけでなく、どの要因が不安定化の主要因であるのかを見極めて対策を打つ必要がある。

５－１　クリーミング

乳化では、油分の密度の方が水相の密度よりも小さいことが多いので、密度の小さい相が浮上して分離する現象をクリーミングと呼ぶ。粒子径の大きなエマルションは粒子自体が合一しなくても、クリーミングは起こる。クリーミングの基礎となるストークス（Stokes）の式は、乳化粒子の浮上速度（v）を平均粒子半径（r）、分散相と連続相の密度差（$\Delta\sigma$）、連続相の粘度（η）で表した式⑻のようになる。

粒子径が小さくなると、ブラウン運動が支配的になるが、浮上速度（v）が上回るとクリーミングが生じる。式⑻から明らかなように、クリーミングを抑制する（vを小さくする）には、分散相と連続相の密度差（$\Delta\sigma$）を小さくする、連続相の粘度（η）を上げる、平均粒子半径（r）を小さくすることが有効である。中でも粒子の大きさは2乗に比例して浮上速度が速くなるので、最もクリーミングを抑制するには有効である（粒子半径が10分の１になれば、粒子の浮上速度は１００倍遅くなる）。

$$v = \frac{2gr^2\Delta\sigma}{9\eta} \quad \left(\begin{array}{l} r\text{：粒子の半径} \\ \eta\text{：連続相の粘度} \\ \Delta\sigma\text{：分散相と連続相の密度差} \\ g\text{：重力} \end{array} \right) \tag{8}$$

$$V_{(H)} = V_R + V_A \tag{9}$$

5−2　凝集

固体粒子の分散安定性を議論する場合、ＤＬＶＯ理論が用いられている。ＤＬＶＯ理論とは、粒子間に働くファンデルワールス力と電気二重層の斥力を考慮した理論である。乳化粒子は固体ではないが、粒子の移動中にその内部で対流などが起こらないほどの大きさあるいは物質であれば、この理論が適用できる。この理論では、粒子間に働く相互作用ポテンシャルエネルギー（$V_{(H)}$）は、静電的ポテンシャル（V_R）と引力ポテンシャル（V_A）の和で表される（式(9)）。

また、具体的に球状粒子間相互作用のポテンシャル曲線を示すと図8のようになる。球状粒子間相互作用のポテンシャル曲線には、一次極小と二次極小との間に極大値（V_{max}）があり、二つの粒子間距離がある程度近づくと、斥力の方が強くなることがわかる。凝集への安定性は、エマルションを入れた容器を回転させるなどして、物理的に乳化粒子を近づける方法などで評価する。この際に一次極小まで至らずに二次極小の

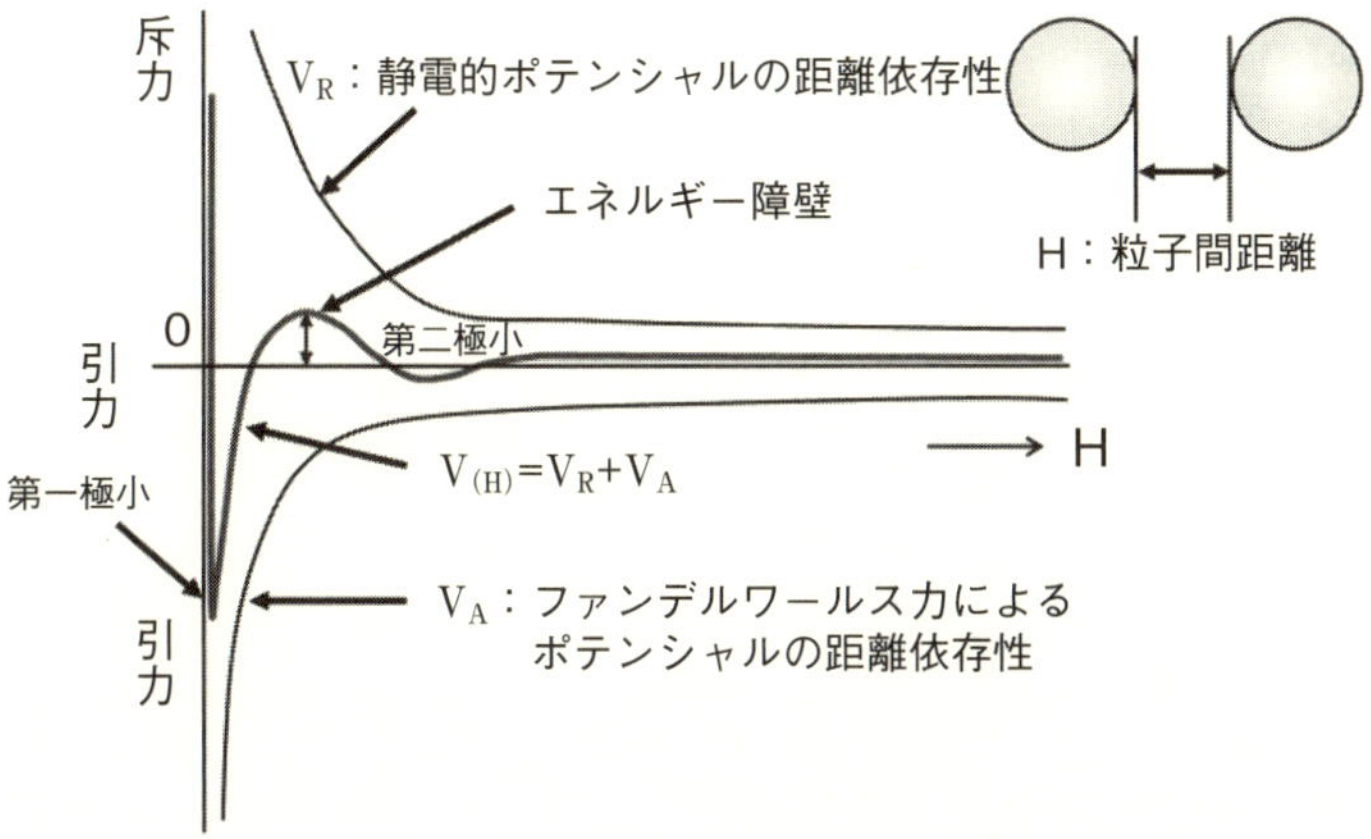

図８　粒子間に働く相互作用の距離依存性

距離で粒子が留まっている現象を軟凝集と呼ぶ。この状態で二次極小の右側のエネルギー障壁は小さいので、振とうすれば、軟凝集した粒子は再び分散する。一方、例えば電解質の添加などにより、静電的ポテンシャル（V_R）が小さくなり、一次極小の距離まで粒子が近づいて凝集すると、この状態での二粒子間に働くポテンシャルエネルギーは非常に低い（一次極小の谷は深い）ので、容易には元の分散状態に戻ることはない。

エマルションにおいては、粒子間に斥力を生んでいるのは、イオン性界面活性剤を用いた場合は対イオンによる拡散電気二重層の重なり、非イオン性界面活性剤を用いた場合はポリオキシエチレン鎖の重なりによるエントロピー斥力である。すなわち、二つの粒子が近づくとき、濃度が高くなった対イオンやポリオキシエチレン鎖により浸透圧が生じて、斥力となる。したがって、エマルションの凝集を抑制するには、乳化粒子表面に大きな広がりを持つ拡散電気二重層をつくるか、かさ高いポリオキシエチレン鎖を持つ非イオン界面活性剤を選択することが有効である。また、高分子などの親水性コロイドは保護コロイドとして乳化粒子を取り囲んで凝集や合一を防ぐものもあり、増粘によってクリーミングも防止できるので、化粧品や食品では、しばしば用いられる。

5-3　合一

合一とは分散相の複数の粒子が一つになっていく不可逆現象である。二つの油滴が接近すると、図7のようにまず凝集が起こり、油滴を隔てている薄い膜が不安定であると合一に至る。合一は通常、凝集などで油滴が長時間接触している場合に起こる。図9のように、二個の油滴間にはラメラ膜が形成され、限界を超えて薄くなると膜は破壊される。

油―水界面に吸着している界面活性剤は常に油相と水相の間を行き来しており、O／W乳化の場合、二つの粒子が接触し、界面活性剤が油相に沈み込んだ際に合一が起こる。低分子界面活性剤では、このような分子の吸脱着に加え、界面では熱エネルギーによる膜のゆらぎが起こっている。マランゴニー効果によって界面膜の界面張力分布は解消される方向に働く

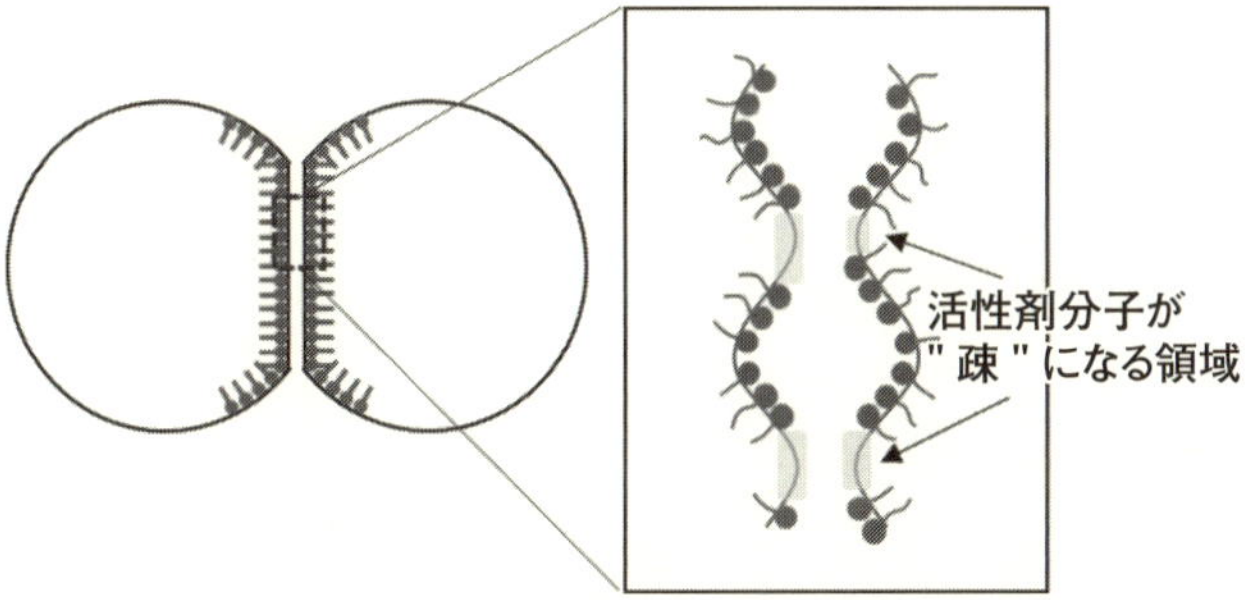

図９　２つの分散滴が接触した時の界面の状態

が、一時的に現れる界面活性剤分子の疎密は油滴膜に穴を開け、合一をもたらす。後述するように、低界面張力は乳化にとって重要な界面活性剤の性質であるが、その一方で膜のゆらぎを起こしやすくする。

エマルション粒子の大きさは界面活性剤分子よりはるかに大きいため、界面活性剤にとってその界面膜の曲率はゼロに等しい。しかしながら、二つの粒子間で膜ゆらぎや細孔の形成が起こる場合、局所的に界面膜を〝曲げる〟必要があり、この時界面活性剤分子は曲率をもつ界面に配向することになる。すなわち、合一の動的過程においては界面膜の曲率を考慮する必要があり、エマルション界面では無関係であった界面活性剤の臨界充填パラメーター（ＣＰＰ）がその安定性に寄与すると言える。膜の動的な曲率変化を記述するために弾性エネルギーがよく用いられる。系の熱エネルギーより弾性エネルギーが大きければ、ゆらぎや細孔の形成は抑制され、結果的に合一に対して安定性を高めることができる。

したがって、合一を防ぐ方法としては、界面活性剤が油相に沈み込まない疎油性の高い親水基（例えば、OH基など）を有する界面活性剤を選択するか、液晶やα-ゲルなどの会合体を界面に形成させて界面膜を強化する方法が有効である。また、界面粘弾性を付与できる高分子乳化剤や界面吸着力の強い粉体材料も合一に対して高い抑制効果を示す。

5−4　オストワルドライプニング

オストワルドライプニング（オストワルド熟成）とは、分散媒への分子拡散によって分散相成分が分散滴間で物質移動する際、小さな分散滴が縮小・消滅して、大きなものが成長する現象である。半径rの分散滴の溶解度S(r)は式⑽で表される。

S(∞)は分散滴の半径が無限大（平面、曲率＝0）の時の溶解度、γは界面張力、V_mは溶質の分子体積、Rは気体定数、Tは温度である。

オストワルドライプニングの影響は、分散相が連続相に対して少しでも溶ければ無視できない。特に、エステル油などの極性の高い油分はごくわずかに水に溶解する。高温では水に対する溶解度が高くなるが、水中に溶出する速度は曲率の大きな、粒子径の小さい乳化粒子から溶出する方が速い（ケルビン則）。次に温度低下に伴って、極性油の水相への溶解度が下がると、今度は油—水界面の表面積が大きい、粒子径の大きな油滴により多く溶解する。こうして昇温と降温を繰り返すうちに大きな粒子はより大きく、小さな粒子はより小さくなっていく現象が起こる。したがって、この現象は乳化物を昇温降温のサイクル条件下で保存すると起きやすい。

以上のような機構から明らかなようにオストワルドライプニングを防止するには、乳化粒子の大きさを均一にするか、水に溶解しにくい炭化水素油などの非極性油分を配合することが有効である。極性の油分でも水相に溶解するよりは、非極性の油分と相溶しやすいので、炭化水素油などの非極性油分を配合すると、エステル油など極性油分の水相への溶解が妨げられ、オストワルドライプニングを防ぐことができる。また、水相にアルコールやポリオールのような水溶性物質が共存すると、水中への油の溶解度が増加し、オストワルドライプニングが促進されてしまう。

6　乳化法

できるだけ経時での安定性を高めるためには乳化粒子を微細にすることが有利であるが、

$$S(r) = S(\infty)\cdot exp\left(\frac{2\gamma V_m}{rRT}\right) \tag{10}$$

$$\gamma = \omega/\varDelta S \qquad \therefore \varDelta S = \omega/\gamma \tag{11}$$

エマルションは熱力学的に非平衡で不安定な系であるため、乳化のプロセスを変えると乳化粒子径の大きさは変わる。

界面張力（γ）は界面の表面積を広げるために必要な仕事量なので、新たに広げられる界面の表面積を$\varDelta S$、その際に必要な仕事量をωとすると、式(11)のようになる。

微細なエマルションでは$\varDelta S$を非常に大きくしなければならないので、式(11)から明らかなように、その方法としては乳化に非常に大きなエネルギーをかける（ωを大きくする）か、または界面張力を非常に小さくする（γを小さくする）ことが必要である。ωを大きくする方法は乳化の機械力によるエマルションの微細化であり、最も細かくする方法としてマイクロフルイダイザーなどによる高圧乳化法がある。この節では微細なエマルションを作るための方法について概説する。

6－1　微細乳化法の考え方：O／Wエマルション

前述したように、界面活性剤は油―水界面に吸着する。この吸着によって、油―水界面張力が低下し、式⑾から明らかなように微細な乳化が容易になる。すなわち、界面化学的な乳化法は界面張力を低下させて乳化が進むように工夫されている。例えば、転相温度乳化法[28]においては、転相温度以上で界面活性剤は油相にミセル溶解し、転相温度以下では水相にミセル溶解している。転相温度付近では界面活性剤が油―水界面に存在する確率（量）が高くなり、油―水界面張力は極小になる（図10）ので、この領域で乳化すると粒子は細かくなる。

しかし、この領域は、油―水界面の曲率が０（平らな界面）になりやすいので、撹拌を止めるとすぐに油滴の合一が起こり、せっかく微細に乳化できても短時間に二相に分離してしまう。これを防ぐために、冷却したり、水で希釈することにより、界面活性剤が水にミセル溶解するＯ／Ｗの領域に移動させる。

様々な乳化法の解説を個別に読むと色々な方法があり非常に複雑そうに見えるが、各方法を相平衡図上で確認すると、いずれの乳化法も、①油―水界面張力が低く、油―水界面に界面活性剤が存在する確率が高い領域で乳化（多くの場合はＯ／ＷとＷ／Ｏの間の領域）、②界面活性剤が水にミセル溶解するＯ／Ｗの領域に急激に移動させる、という二段階のプロセスが成立している。図11に反転乳化法、転相温度乳化法、冷却（マイクロエマルション）法のプロセスを非イオン界面活性剤と油分―温度の相平衡図上に示した。図中の太い点線部分は

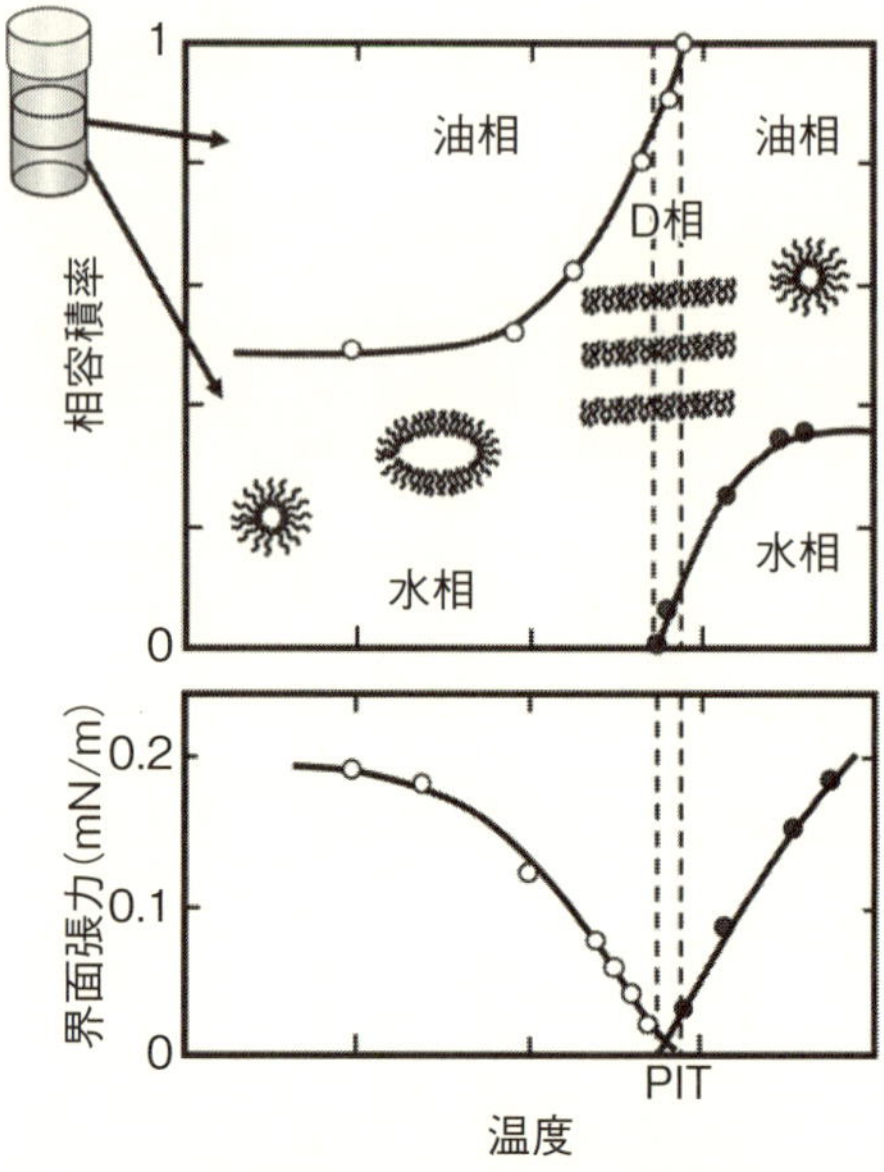

図 10　転相温度（PIT）乳化法における温度と界面活性剤の溶解相と界面張力

油―水界面張力が低い領域であるが、この領域で調製したものを急激にO／Wの領域に移動させることにより微細なエマルションを得ている。また、乳化していく際の油―水界面張力が低い領域で界面活性剤相の粘度が高い状態となる場合には、D相乳化法[29]のように水にも溶解する低分子の多価アルコール類を添加することにより、粘度を下げる方法がとられる。

なお、D相乳化法[29]や液晶乳化法[30]などでは、乳化の際の油分添加は、より親水的な領域から開始されるが、最終的に水相に比べて多量の油分が乳化された状態（オ

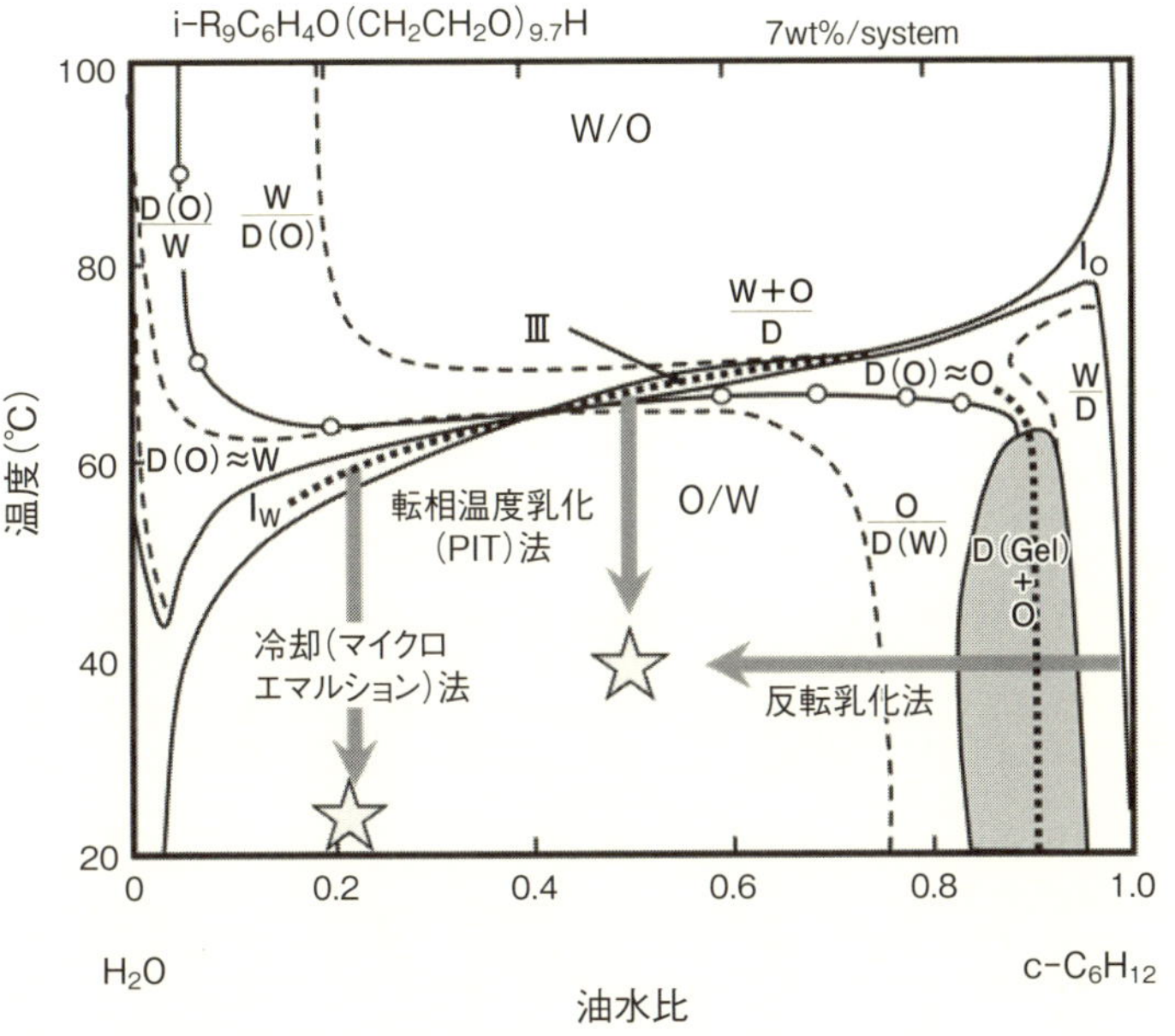

図11　反転乳化法、転相温度乳化法、冷却（マイクロエマルション）法のプロセス

イルゲルの状態）では、界面活性剤は油―水界面に存在する確率が最も高くなっていると推察される（D相乳化法などでは油分を多く入れて乳化するほど、乳化開始点は親水側にずらさないと途中で乳化破壊が起こる）。

以上をまとめると、①油―水界面張力が低い、界面活性剤が油―水界面に存在する確率が高い領域で乳化、②界面活性剤が水にミセル溶解するO／Wの領域に急激に移動させる、というプロセスで微細な乳化粒子を調製し、経時で安定性を評価して、それぞれの不安定化要因に対応した方法で処置することにより、製品として充分安定なO／W型のエマルションを得ることができる。

6－2　W／Oエマルションの調製法

油―水界面張力が低い領域で乳化する方が微細な乳化ができることに変わりはないが、連続相が油分のW／O型乳化の場合、O／W型のように粒子間に大きな反発力は働かない。これに加え、界面に吸着すべき界面活性剤が油相中に単分散溶解して消費される割合が大きくなるため、効率的な油水界面の安定化が図りにくい。このため、連続相をアミノ酸[31]や粘土鉱物[32]で増粘させたり、疎水的な逆ヘキサゴナル液晶[33]などで保護しながら、内相比を上げて増粘しなければ、必ずクリーミングなどが起こり不安定となる。また、シリコーン油を主油分とするW／Oエマルションに対しては、ポリエーテル変性シリコーン界面活性剤の使用が有効である。グリセリル基を導入したシリコーン界面活性剤は乳化力が強く、ポリエーテル変性シリコーンと併用することで低粘度W／Oエマルションの安定性は改善されている[34]。化粧品などでは、粘度の低いW／O製品には金属製の撹拌球などを用いて、使用時に撹拌する方法が取られる場合がある。

6－3　高内相比乳化

分散相が剛体球の最密充填率である0・74を超えて連続相中に分散している乳化を高内相比乳化と呼ぶ。図12に高内相エマルションの電子顕微鏡写真を示しており、分散滴は系中の空間を埋め尽くすように多角形の形状となる。様々な液晶構造の中で高粘性のキュービック液晶を活用することで、高内相比の安定なO／Wエマルションが得られる。油濃度が低濃度の時に形成されるディスコンティニュアスキュービック液晶（I_1）に油を徐々に添加することで、内相比90％程度の高内相O／Wエマルション（O／I_1エマルション）が生成する[35)]。内相と外相の屈折率差が小さい場合には、乳化系でも透明もしくは半透明になる。同様に、逆型のディスコンティニュアスキュービック液晶（I_2）を用いた高内相W／O（W／I_2）エマルションや[36)]、バイコンティニュアスマイクロエマルションを用いた高内相W／O（W／L_3）エマルション[37)]などが報告されている。

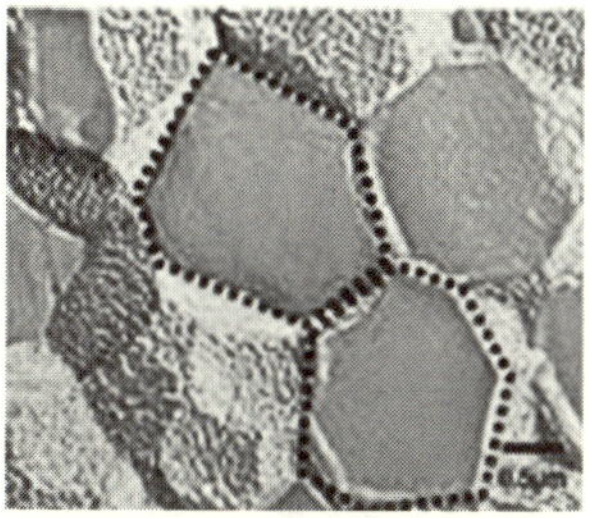

図12　高内相エマルションの電子顕微鏡写真[37)]

6-4 多相エマルション（マルチプルエマルション）

図2のように、組成や調製方法によっては分散相中に別のエマルション相が分散した多相構造を有するエマルションが形成される。近年注目されているエマルションであり、その構造から新しい感触の付与や、化合物を最内相に包接することによって不安定な物質の保護や徐放性などの付加価値をもたらすことができる。一般に、マルチプルエマルションの調製法は一段階乳化法と二段階乳化法の二つに分けられる。一段階乳化法は通常転相乳化法を用いて調製され[38]、簡便かつ高い調製率の手法であるが、内外相の組成が同一になってしまうこと、所望の化合物の内包率が明確でないことなどのデメリットがある。一方、二段階乳化法は、一度調製したエマルションを、最外相となる溶媒中に再乳化する方法であり、各相の組成がコントロールできることから一段階乳化法よりも広く普及している[39]。また、膜乳化[40]やマイクロ流路[41][42]を用いることにより均一な粒子サイズの多相エマルションを調製する試みもなされている。

マルチプルエマルションを産業上利用する上での課題は、安定性である。マルチプルエマルションの場合、内相の分散滴間で合一するだけでなく、最外相との融合が生じるためである。その対策として、ＨＬＢの異なる複数の界面活性剤を用いる方法[43)]、Ｄ相乳化や高圧ホモジナイザーの利用[44)45)]、ゲル化剤の配合[46)]、などの方法が報告されている。

6－5　サーファクタントフリーエマルション

サーファクタントフリーエマルション（以下、ｓｆ－エマルション）とは、広義には界面活性剤（サーファクタント）を含まないエマルションを指すが、ここでは界面活性剤を含む乳化剤を一切使用せず、水と油を物理的な外力のみで調製するエマルションについて説明する。微粒子や高分子を用いた乳化については後述の6－7(i)～(iii)で紹介する。

少量の油と水の混合液に、数十キロヘルツ～数メガヘルツの超音波を照射することでｓｆ－エマルションは得られる[47)－52)]。高周波数の超音波処理を行うことで水中にＯＨラジカルや過酸化水素などの活性酸素種が生成され、これらの活性種もしくは活性種からの産生物（硝酸イオンなど）が油滴界面の荷電状態を変化すると考えられている[53)]。図13に示すように超音波処理されたｓｆ－エマルションは負のゼータ電位を持ち、ｓｆ－エマルションが安定化される一つの要因である。

ｓｆ－エマルションの安定性は、油の種類、超音波の照射法によって大きく変化する。非極

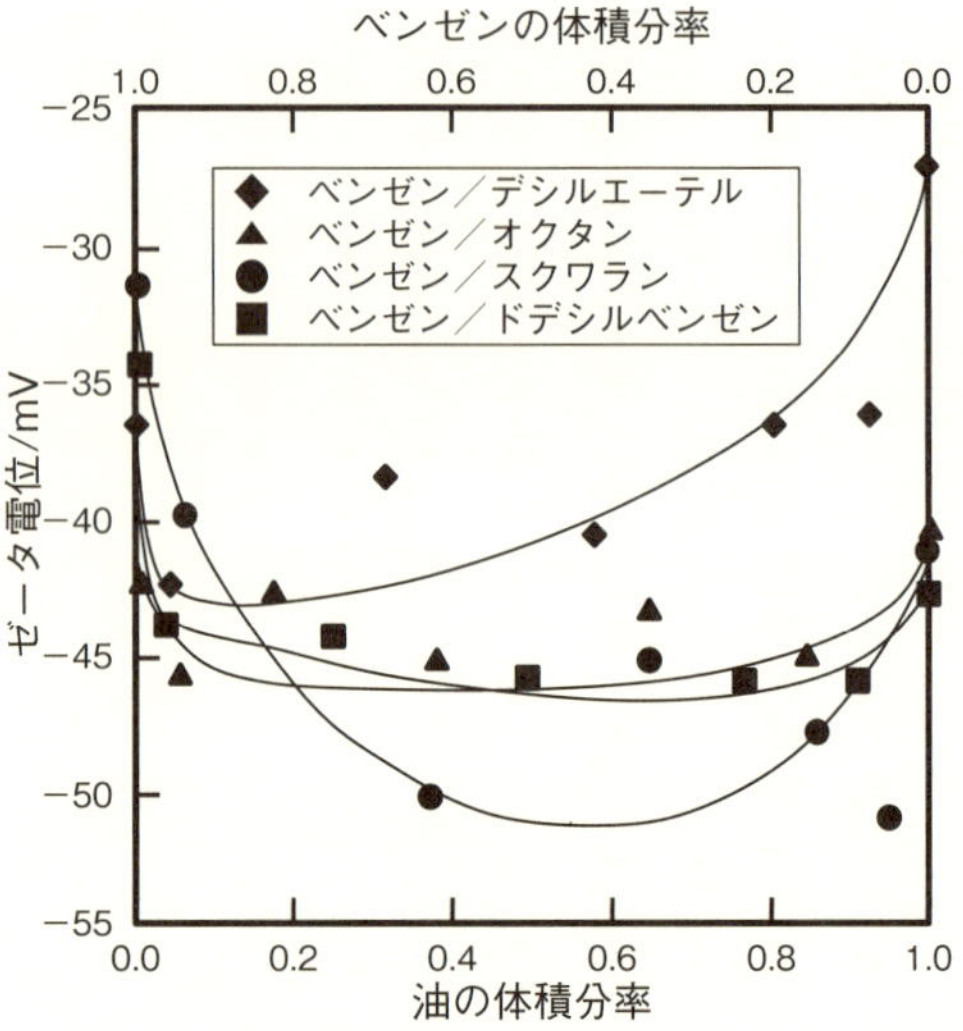

図13　各種混合油を用いて調製したサーファクタントフリーエマルション（sf-エマルション）のゼータ電位[53]

性油の場合、鎖長の増加に伴い安定性は向上し、特にC10以上のアルカンは100nm以下の油滴を形成し、粒子成長を顕著に抑制する[50][54]。短鎖の油（C6～C8）では凝集・合一、長鎖の油（C10～C16）ではオストワルドライプニングが油滴サイズの成長に対して支配的とされている。

ベンゼンのような安定性の低いsf-エマルションに対して、少量の長鎖アルカン（ヘキサデカンやスクワラン）を添加することが安定性改善に効果的である。こらは、ケルビン則とラウール則の拮抗によって説明されており、オストワルドライプニング（ケルビン則）の進行とともに油滴間の濃度分布が生じるため、化学ポテンシャルが等しくなる方向に分子拡散を抑制する作用（ラウール則）が生じると考察されている[55)56)]。また、長鎖のエステル油（脂肪酸エステル）を使用したsf-エマルションは良好な分散安定性を示し[48)]、グリセロールトリオレートのような多鎖構造のエステル油は1年以上安定なエマルションを形成することが報告されている[54)]。超音波照射法に関しては、低周波数と高周波数の超音波を照射することで、安定性の高いsf-エマルションが形成される。これは、低周波数領域での超音波の照射が分散量を増加し、高周波数の超音波が油滴の微細化に寄与するためと考えられている[54)]。

6-6　ボトムアップ乳化

出口らは超臨界状態を利用した乳化法をボトムアップ乳化として報告した[57)]。高温・高圧状態下では、水は超臨界状態となり、油と自由に混ざり合うことができる（図14）。この均一溶液を一定圧力下で冷却すると、油分子が互いに集合し、油滴が生成することから、ボトムアップ乳化と命名されている。分離する油滴のサイズは冷却速度、界面活性剤濃度に依存し、200℃／秒以上で急冷すると微細で単分散性の高いナノエマルションが形成される。

なお、ボトムアップ乳化とは油と水が溶解した1相系から、種々の急激な条件変化で一方

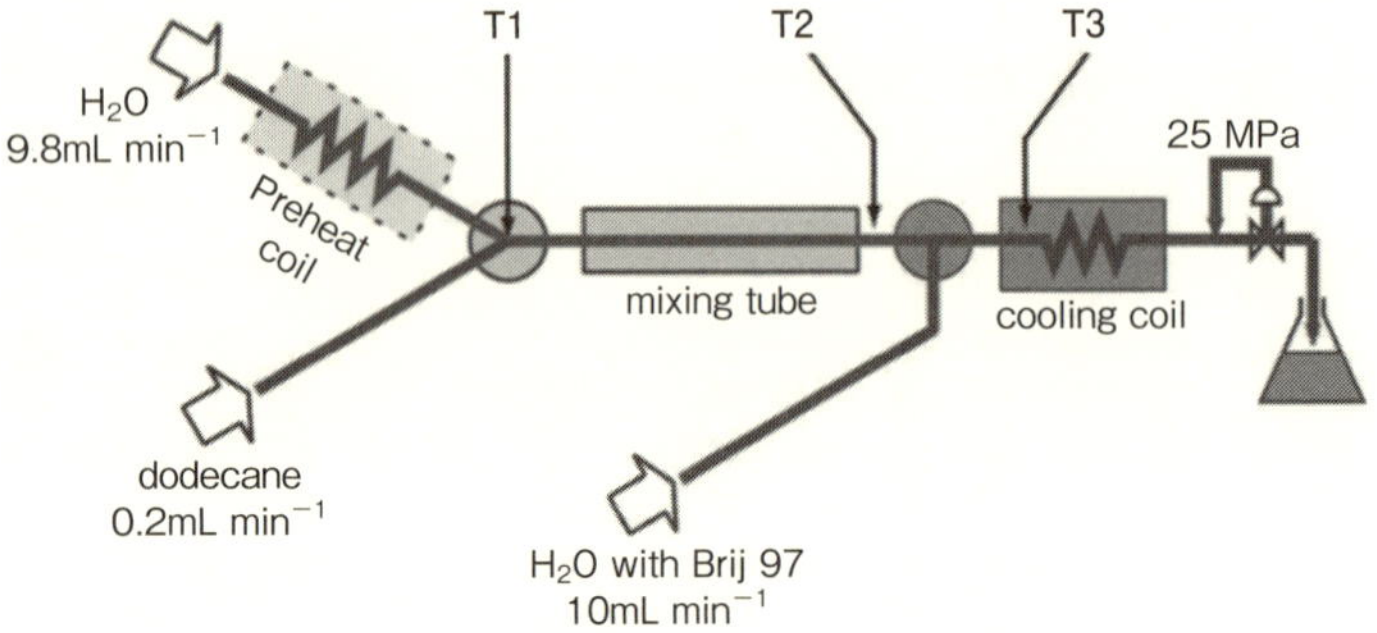

図14　ボトムアップ乳化法のフロー型装置の模式図[53)]
T1、T2、T3は熱電温度計を表す。

の相が凝集相分離する現象を利用するものである。したがって、ここで紹介した超臨界一相系以外に、6-1で述べた転相温度（PIT）付近の界面活性剤／油／水が相互溶解した一相系であるD相からの乳化（D相乳化）もボトムアップ乳化の一つである。これに対し6で説明した分離した油／水の二相を混合しエネルギー賦与によって分散させる通常の乳化法をトップダウン法と称することもある。

6-7　界面相の制御に着目した乳化法

乳化物の不安定性は界面の不安定性に帰結され、多くの低分子量の界面活性剤の場合、バルク相への分子溶解が不安定化の一因となる。それゆえ、より多くの界面活性剤を系に加えなければならず、効率の良い界面制御とは言えない。つまり、界面のみに分配される界面活性物質が安定なエマルション形成（特に合一抑制）には重要である。そのような界面活性物質は古くから利用されており、代表的なものがタンパク質や固体微粒子などである。ここでの乳化のエッセンスは、水と油いずれの相にも溶解しない物質が必然的に界面に分配されることであり、結果として少量で界面に拡張することができる。このような物質を最近では「機能性界面制御剤（AIM：Active Interfacial Modifier）」と呼んでおり、高分子や微粒子を包括した新しい概念として提唱されている[58)59)]。この新規概念の一例である、三相乳化法、微粒子安定化エマルション（Pickering Emulsion）、ハイブリッド型高分子を用いたエマルションについて以下に説明する。

(ⅰ)　ハイブリッド型高分子を用いた乳化

筆者らはハイブリッド型ポリマーが界面を効果的に安定化することを見出し、上述の機能性界面制御剤の概念の提唱と併せてその特性を報告した。このポリマーは、シリコーン主骨格に側鎖であるアルキル鎖とペプチド基が化学的に修飾されており、この特異な化学構造によって高い乳化安定性や界面活性剤とは異なる界面挙動を示す[60)61)]。先述のとおり、界面活性剤系では低界面張力がエマルションを安定化する重要な物性として一般的に考えられるが、このポリマーは界面活性に関係なくエマルションを長期に亘り安定化することができる。その主な理由は、合一の抑制効果が高いことに起因する。油にも水にも分子溶解しないポリマーであるため、界面への局在化が高く（図15）、結果として合一を著しく抑制できると考えられる。

(ii) 三相乳化法

三相乳化法は、ソフトな親水性ナノ粒子を乳化剤として使用した乳化法である。親水性ナノ微粒子と油滴間に働くファンデルワールス引力により油滴界面にナノ微粒子が付着し、エマルションを安定化する（図16）[62]。親水性ナノ粒子として、ベシクルのような自己組織体や重縮合高分子が利用されている。また、界面活性剤のように油種に依存せず、安定なエマルションを形成することができる。

(iii) 微粒子乳化法（Pickering Emulsion）

微粒子乳化法（通称、ピッカリングエマルションと呼ばれている[63]）は、μm～nmサイズの微粒子を界面に吸着しエマルションを安定化する方法である。微粒子を乳化剤として使用する場合、粒子の油または水への濡れ性を示す接触角（θ：一般に水相に対する値）がエマルションの安定性と型を決定する重要な因子である。図17のように、親水的な表面を有する粒

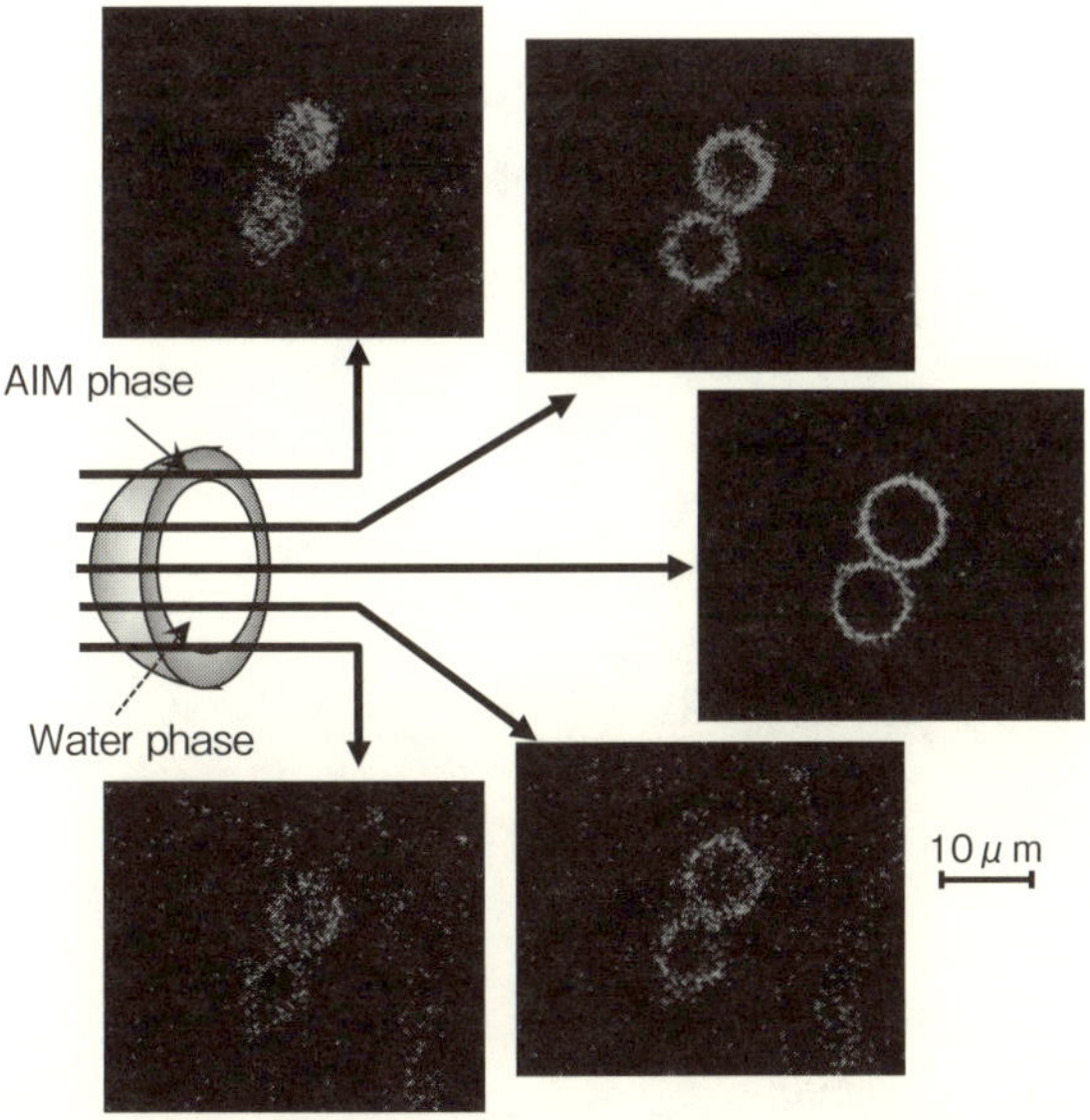

図15　蛍光標識されたポリマーで調製されたW/Oエマルション液滴の共焦点レーザー顕微鏡イメージ[60)]

子は水に濡れやすいため、油水界面で水相との接触角は$\theta<90°$になる。一方、疎水的な表面を持つ粒子では接触角は$\theta>90°$になり、濡れ性（θ）は界面活性剤のHLB値と同様な固体微粒子の性質を表す指標と考えられる。すなわち、濡れ性を変化させることで、エマルションの型を調節できる。

重力の影響が無視できる小さな球状粒子について、バルク相から油水界面への吸着に伴うエネルギー変化は式⑿で表される[64)]。

γ_{OW}は油水界面の界面張力、Rは微粒子の半径、θは接触角である。括弧内の符号は、〃−〃の場合は微

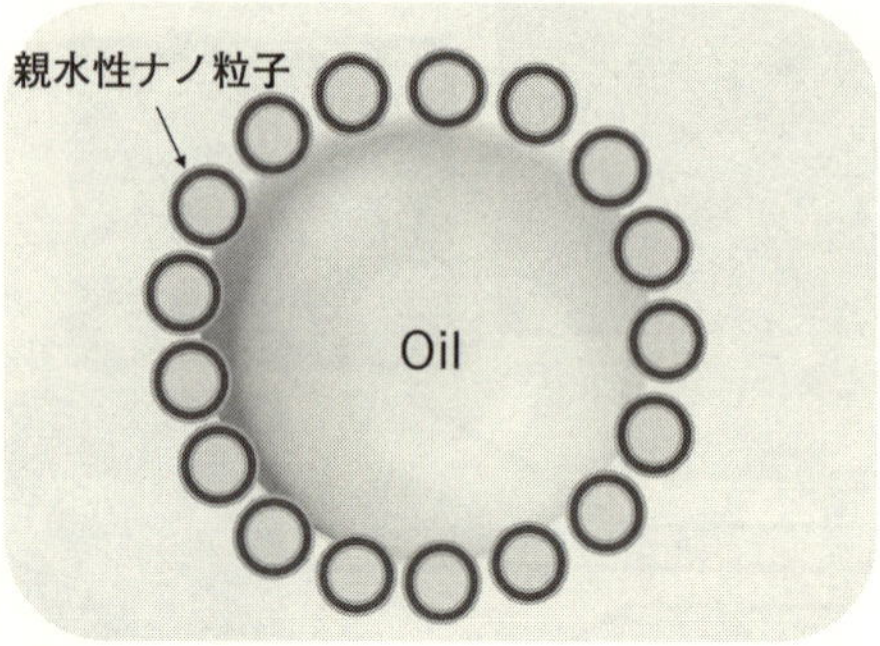

図 16　三相乳化法で調製されるO/Wエマルション分散滴の模式図

油滴界面に親水性ナノ粒子が吸着して安定化される。

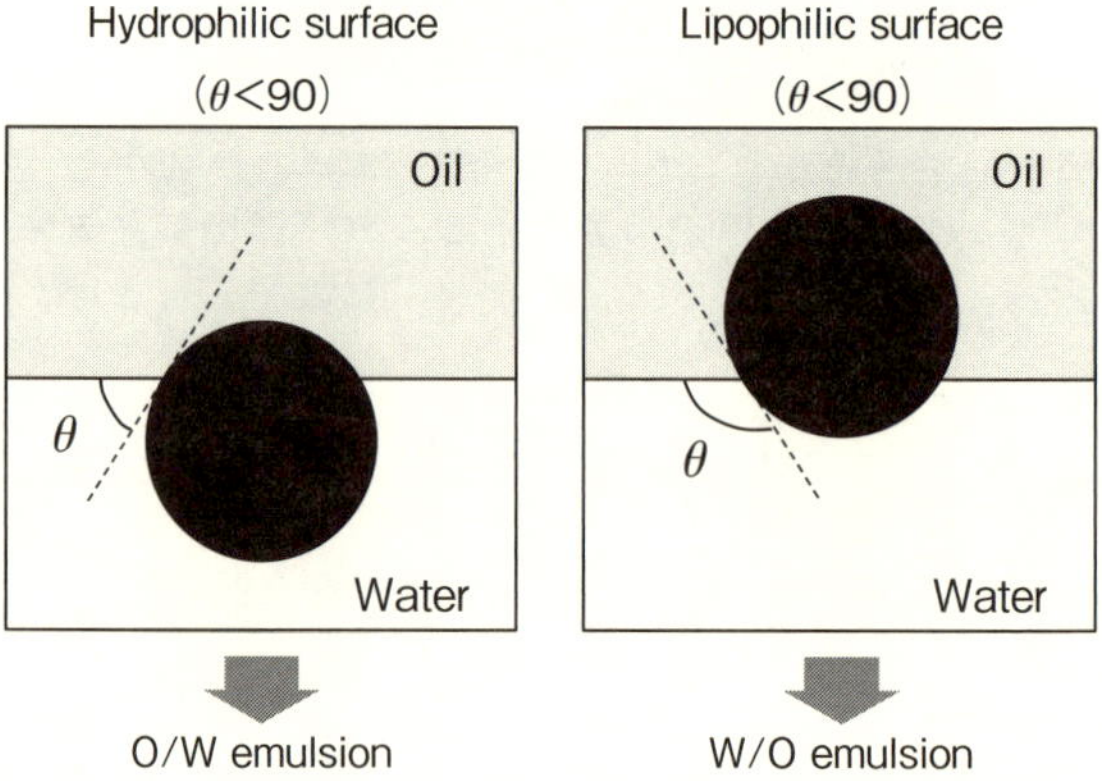

図 17　微粒子の濡れ性とエマルションタイプの関係

$$\Delta G_a = -\gamma_{OW}\ \pi R^2(1\pm\cos\theta)^2 \qquad (12)$$

粒子が水相から界面に吸着する場合を、〃+〃は油相から界面に吸着する場合を表す。この式から、粒子径、油水界面張力が大きく、接触角が90°に近いほど吸着エネルギーが大きくなる。数十nmの微粒子を用いて一般的な油と水を乳化した場合、接触角90°で吸着したとすると、ΔG_aは数千~数万kTに相当する。一般的な界面活性剤の吸着エネルギーが数十kTであることから[65]、ピッカリングエマルションが非常に大きな吸着エネルギーを持ち、油水界面を安定化していることが理解できる。

ピッカリングエマルションに用いられる微粒子は多種多様であり、一般的な疎水化シリカをはじめ、ポリスチレンなどの樹脂粉末、金属酸化物、粘土鉱物、生体関連物質などがある（詳しくは文献66を参照）。また、微粒子の形状によってもエマルションの安定性は変化し、代表的な形状として球状の他に板状や針状があり、非球形のダンベル状粒子やドングリ状粒子などの開発も進められている[67]。

7　物理的手法によるエマルションの微細化

エマルションを微細化するためには、その調製方法を工夫することも有効である。高い剪断力をエマルションに負荷することで、分散滴を微細化するだけでなく、両親

表6　化粧品の調製に用いられる乳化機とその特徴

乳化機	特徴
プロペラミキサー	低速で剪断力が弱い。
パドルミキサー	プロペラ撹拌機よりは高い粘度の液体にも使用できる。
アンカー型ミキサー	高粘度でも槽内全体を混合・撹拌できる。
ホモミキサー	高速回転するタービン羽根の上部と底部の間にキャビテーションを生じさせて流体を吸い上げる。ステーターとタービンの隙間で強力な剪断力を与え、微細な液滴の分散したエマルションを調製できる。
ディスパーミキサー	粉体を液体に分散させるのに適しており、顔料や増粘剤を効率よく分散させる。
高圧ホモジナイザー	ライン式乳化装置の一種で、強力な剪断、衝撃、乱流の力を与えることで微細化する。
超音波乳化装置	超音波によりキャビテーションを発生させ、微粒子化する。少量実験に使用できる。

媒性物質を効果的に界面に吸着させることで、より微細なエマルションを調製することができる。化粧品の調製のために汎用されている機器の種類と特徴を表6に示す。これらの機器を使用して分散滴を微細化できるが、微細化の程度を予測することは困難である。これは、微細化のプロセスが調製方法（物理化学的な相変化や界面状態変化）だけでなく、流体力学的条件によっても変化するためである。高圧ホモジナイザーを用いた場合、乱流条件下で微細化が進むが、パドルミキサーのような撹拌式のミキサーでは低～中程度の剪断力が加わり、乱流だけでなく層流条件となる場合がある。これらの条件によって分散滴粒径（d）の予測式は異なり、それぞれの条件下で得ら

層流　$$d = \frac{2\gamma W_e}{\eta G} \qquad (13)$$

乱流　$$d = \frac{\gamma}{\sqrt{\varepsilon}\sqrt{\eta}} \qquad (14)$$

れるdは式⒀⒁で表される。

ここで、γは界面張力、W_eはウェーバー（Weber）数（慣性力と表面張力の比）、ηは連続相の粘度、Gは撹拌の速度勾配、εはパワー密度である。

その他に、シラス多孔質ガラス（Shirasu Porous Glass：SPG）のような多孔質材料を用いた膜乳化法[68]や電気エネルギーを利用した電気乳化法[69]、などの物理的な乳化法が知られている。

おわりに

エマルションは油と水に代表される相互溶解性のない複数の液体に、適当な乳化剤を添加して単純に混合撹拌することによって比較的容易に得られる。しかしながら目的に応じた特性である、使用感、安定性、安全性などを賦与するには、それなりの工夫や経験を要する。本章ではこのようなエマルションについてその本質的な理解のための物理化学的背景や、エマルションの作成や安定性に関わる基礎的な要件を解説した。液／液分散系であるエマルションの本質的理解と制御のためには、液／液界面およびその性質を制御する両親媒性物質の選択が要であり、今後のさらなる科学的・技術的進展と、それを活かした新たな製品開発が望まれる。

参考文献

1) C. Tanford, "*The Hydrophobic Effect*", Wiley, New York (1980)
2) J.N. Israelachvili, "*Intermolecular And Surface Forces*", Academic Press, London (1992)
3) N.B. Vargaftik, et al., *J. Phys. Chem. Ref. Data*, 12, 817 (1983)
4) J.J. Jasper, *J. Phys. Chem. Ref. Data*, 1, 841 (1972)
5) G. Korosi, et al., *J. Chem. Eng. Data*, 26 (3), 323 (1981)
6) F.L. Riddle, et al., *J. Am. Chem. Soc.*, 112 (9), 3259 (1990)
7) B.P. Binks, et al., *Langmuir*, 18 (4), 1270 (2002)
8) A. Halpern, *J. Phys. Chem.*, 53 (6), 895 (1949)
9) A. G. Gaonkar, *J. Am. Oil Chem. Soc.*, 66 (8), 1090 (1989)
10) W. C. Griffin, *J. Soc. Cosmet.* Chem. 1, 311 (1949)
11) W. C. Griffin, *J. Soc. Cosmet.* Chem. 5, 249 (1954)
12) J. T. Davies, E. K. Rideal, "*Interfacial Phenomena*" Academic Press, p.371 (1961)
13) Y. Kawakami, *Kagaku*, 23, 546 (1953)
14) Nihon Emulsion Co. Ltd. web-site : https://www.nihon-emulsion.co.jp/en/tech/organic.html (cited on April. 7, 2016)
15) ICI Americas Inc. : The HLB System : A Time-saving Guide to Emulsifier Selection, ICI Ameri-

cas, Incorporated (1984)
16) H. Kunieda, M. Kaneko, R. Fujiyama, M. Ishitobi, *J. Oleo Sci.*, 51 (6), 379 (2002)
17) F. Hofmeister, Arch. Exp. Pathol. Pharmakol., 24, 247 (1888)
18) K. Shinoda, "Solution and Solubility (3rd Edition)", Maruzen (1991)
19) J. F. Ontiveros, C. Pierlot, M. Catte, et al., *J. Colloid and Interface Sci.*, 448, 222 (2015)
20) Y. Yamashita, et al., *Bulletin of Chiba Institute of Science*, 6, 89 (2013)
21) E. Friberg, "Food emulsions (3rd Ed.)", E. Friberg and K. Larrson eds., p.11 (1-55), Marcel Dekker, New York (1997)
22) K. Roger, et al., *Angew. Chem.*, 54 (5), 1452 (2015)
23) M. Porras, et al., *Colloids and Surfaces A*, 324, 181 (2008)
24) L. Wang, et al. *Langmuir*, 24, 6092 (2008)
25) R. Pons, et al. *Colloid and Interface Sci.*, 106, 129 (2003)
26) R. Miller, et al., *Microgravity-Science and Technology*, 18, 104 (2006)
27) Y. Yamashita, et al., Proceeding of ISTS 2015
28) K. Shinoda, et al., *J. Colloid Interface Sci.*, 26, 70 (1968)
29) H. Sagitani, *J. Dispersion Sci. Technol.*, 9, 115 (1988)
30) T. Suzuki, et al., *J. Colloid Interface Sci.*, 129, 491 (1989)
31) Y. Kumano, et al., *J. Soc. Cosmetic Chemist*, 28, 285 (1977)
32) M. Yamaguchi, et al., *Yukagaku*, 40, 491 (1991)
33) Y. Nakama, et al., Yukagaku, 47, 585 (1998)
34) N. Nagatani, et al., *J. Colloid Interface Sci.*, 234, 337 (2001)
35) H. Kunieda, et al., *Langmuir*, 16, 6438 (2000)

36) C. Rodrigues, et al., *J. Colloid Interface Sci.*, 223, 197 (2000)
37) K. Watanabe, et al., Proceedings of 25th IFSCC Congress, MC-95, Barcelona (2008)
38) H. Imamura, *Shikizai*, 83 (1), 33 (2010)
39) S. Matsumoto, *J. Colloid Interface Sci.*, 94 (2), 362 (1983)
40) Y. Mine, et al., *Colloid Surf. B*, 6 (4-5), 261 (1996)
41) T. Kawakatsu, et al., *J. Am. Oil Chem. Soc.*, 74 (3), 317 (1997)
42) I. Kobayashi, et al., *J. Am. Oil Chem. Soc.*, 82 (1), 65 (2005)
43) T. Sekine, et al., *J. Surfactants Detergents*, 2, 309 (1999)
44) Y. Takahashi, *Science of Cookery*, 23, 12 (1990)
45) Y. Hirai, *Fragrance Journal*, 4, 34 (1993)
46) T. Sekine, *Oleoscience*, 1, 229 (2001)
47) K. Kamogawa, et al., *J. Jpn. Oil Chem. Soc.*, 47, 159 (1988)
48) K. Kamogawa, et al., *Colloids Surf. A : Physicochem. Eng. Aspects*, 80, 41 (2001)
49) T. Sakai, et al., *Langmuir*, 17, 255 (2001)
50) T. Sakai, et al., *Langmuir*, 18, 1985 (2002)
51) T. Sakai, et al., *Colloid Polym. Sci.*, 280, 99 (2002)
52) T. Sakai, et al., *J. Phys. Chem. B*, 106, 5017 (2002)
53) H. Sakai, et al. *Hyomen*, 41, 37 (2003)
54) T. Sakai, et al., *Oleoscience*, 1, 33 (2001)
55) S. S. Davis, et al., *J. Colloid Interface Sci.*, 80, 636 (1979)
56) R. Buscall, et al., *Colloid Polym. Sci.*, 257, 508 (1981)
57) S. Deguchi, et al., Angew. Chem. Int. Ed., 52, 6409 (2013)

58) K. Sakamoto, N. Otani, A. Koyanagi, K. Morita, Y. Ueda, M. Yoshioka, 7th World Surfactants Congress（CESIO-2008）in Paris（No- O-A08）, June 2008
59) N. Otani, et al., *J. Soc. Cosmet. Chem. Jpn.*, 43（4）, 247-253（2009）
60) K. Sakai, et al., *Langmuir*, 26（8）, 5349（2010）
61) K. Sakai, et al., *J. Oleo Sci.*, 62（7）, 505（2013）
62) Y. Imai, et al., *Colloid Surface A：Physicohem. Eng. Aspects*, 276, 134（2006）
63) S. U. Pickering, *J. Chem. Soc.*, 91, 2001-2021（1907）
64) S. Levine, et al., *Colloids Surf.*, 38, 325（1989）
65) R. Aveyard, et al., *Phys. Chem. Chem. Phys.*, 5, 2398（2003）
66) T. Ngai, S. A. F. Bon（eds.）, "*Particle-Stabilized Emulsions and Colloids*", Royal Society of Chemistry, Cambridge（2015）
67) A. Perro, et al., *J. Mater. Chem.*, 15（35-36）, 3745-3760（2005）
68) M. Nanjo, et al., *J. Soc. Cosmet. Chem. Japan*, 31, 149（1997）
69) A. Watanabe, et al., *J. Colloid Interface Sci.*, 64, 278（1978）

コラム：04　疎水性相互作用

界面活性剤の疎水基は、油と同じ成分（炭化水素基やフッ化炭素基）である。本来水に溶けない疎水基が、同じ分子内に存在する親水基によって、無理矢理水に溶かされる。それ故に、疎水基は水を避けようとして溶液表面や疎水性の水中分散物（油滴や有機顔料など）の表面に吸着する。吸着する場所が総て界面活性剤分子で覆われてしまうと、疎水基が水から逃げるためには、親水基を水側に向けて疎水基同士が集まるしか方法がなくなる。これが会合現象である。「疎水性相互作用」とは、この極めて当たり前の現象の名称である。

では、なぜ炭化水素は水に溶けないのか？　炭化水素と水との間に反発力が働いているわけではない。よく〝水と油の様に仲が悪い〟という表現が使われるが、人間関係においてはとにかく、実際の水と油には引力が働いている。しかし、水と油の間の引力（ファンデルワールス力）より、水分子同士の引力（ファンデルワールス力＋水素結合＋双極子間引力等）の方がはるかに大きいので、水分子は隣に水分子が来てくれた方が安定化できる。つまり、隣に水素結合を結べない炭化水素が来ることを嫌うのである。それ故に、炭化水素は水から疎外され、水に溶けることができない。疎水性相互作用とは、水から疎外されて止むを得ずに起こる、受け身の現象なのである。

読者の皆さんは、疎水性相互作用に関するここまでの説明に、何の疑問も違和感も感じないであろう。界面活性剤を応用する上での疎水性相互作用の理解は、これだけで十分なのである。疎水性相互作用に関して、もし皆さんが解りにくいと感じておられる部分があるとすれば、それは iceberg 構造形成（または疎水性水和）と呼ばれる現象ではないだろうか。水素結合の張り巡らされた水の中に、水素結合を結べない炭化水素基が挿入されてきた場合を想像して頂きたい。炭化水素基と接する部分では当然、水の水素結合は切断されている。これは大変（自由）エネルギーの高い状態で、水分子は何とかもっとエネルギーを下げたいはずである。炭化水素基の周囲で、水分子は配置し直し、水素結合を結び直し、エネルギーを下げる。この再配置の構造は、液体の水よりも秩序立って（規則性が高くなって）おり、氷に近いという意味で iceberg と呼ばれている。メタンハイドレートをイメージすれば理解しやすいであろう。以上の説明から解るように、iceberg 構造の形成は、炭化水素基の水中における存在を安定化する方向に働いている。つまり、炭化水素基の溶解度（もしくは界面活性剤のCMC）は、iceberg 構造ができない場合に比べて増加する。これは、明らかに疎水性相互作用を弱める方向への変化である。

しかし、全く逆の説明がなされる場合がある。つまり、iceberg 構造の形成が、疎水性相互作用の原因であると。何故、この様な混乱が生じるのであろうか？　それは、次の様な事情による。界面活性剤のCMCの温度変化を室温付近で測定すると、あまり変化しない。場合によっては、温度の上昇とともに下がる場合がある。温度上昇によってCMCが下がるのは、ミセル化のエンタルピーが正（吸熱）であることを意味する。エンタルピーが正であるのにミセル化が起こるためには、それより大きなエントロピーの増加がなければならない。そのエントロピー増は、疎水基の周りの iceberg 構造がミセル化によって壊れ、水が自由になることによってもたらされる。というのが、疎水性相互作用が iceberg 構造形成が原因で起こるという人達の論理である。しかしこの論理では、もし iceberg 構造形成が無ければ、

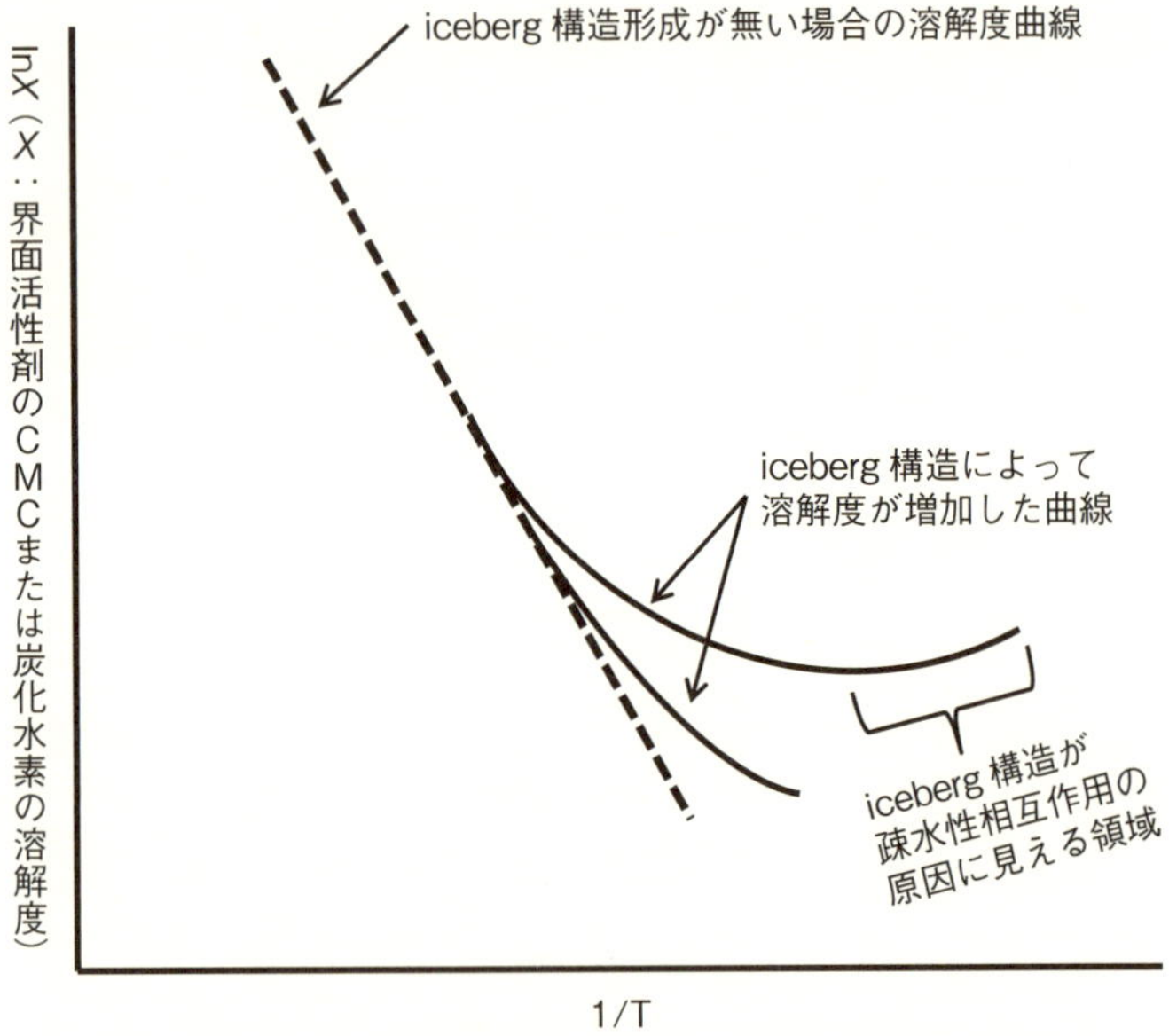

iceberg構造が疎水性相互作用を弱めることを説明する模式図。

もっとはるかにCMCは小さいのだということを忘れている。つまり、iceberg構造形成によって界面活性剤のCMC（あるいは炭化水素の溶解度）は大きくなっているが、温度上昇によってその効果が小さくなれば、CMCや溶解度の増加分が小さくなり、先述の現象が発現する（図参照）。ややこしい話で恐縮であるが、次のような例え話でご理解頂きたい。残業によって基本給より多くの収入を得ていた人が、ある月に残業が減ったために給料が減った。しかしそれでも基本給に比べれば、まだまだ多くの収入を得ている、という場合に似ている。

先述のように、疎水性相互作用とは、油の成分は水に溶け難いという単純な現象を命名したに過ぎない。しかし、なぜ油は水に溶けにくいのか、更には、溶けにくい油を多少ともよく溶かすように水が構造変化を起こすところまで考えると、iceberg 構造形成という問題に出くわす。iceberg 構造形成は疎水性相互作用を促進するのか、抑制するのかで、全く逆の解釈が行われている。筆者は抑制すると信じているが、読者の皆さんはどう考えられたであろうか？　しかしこの面倒な解釈に立ち入らずとも、疎水性相互作用を利用することには何の不都合も無いこともお分かり頂けたであろう。（辻井　薫）

第6章

分子集合体を用いたエマルションおよびゲル

鈴木敏幸

要約

機能性の化粧品製剤の調製における分子集合体形成の意義について解説する。エマルション中に液晶やαゲル相が形成されると、安定性やレオロジー特性などエマルションの物理化学特性が顕著に変化する。乳化過程における相挙動および液晶膜の局所運動の解析から、界面活性剤とグリセリンのような多価アルコール分子間の相互作用により水素結合性が強まり、液晶膜の強度が増して、これが液晶中油型（O／LC）エマルションの形成を促すことが確認された。αゲルは熱力学的に準安定であるが、適当な分子を選択することにより安定化でき、化粧品の基剤として応用できる。

疑似セラミドを含む自己組織性の人工角層細胞間脂質を油相の主成分として用いると、同心球状のラメラ構造を持つマルチラメラエマルションが生成する。このマルチラメラエマルションは、天然の細胞間脂質と同様の機構で角層の生理機能を補う。

1　はじめに

界面活性剤や極性脂質などの両親媒性分子は、水に溶かすと集合してミセルや液晶などの分子集合体を形成する[1)]。分子集合体はエマルション、可溶化系およびゲルなどの生成に利用される。特に分子の無限会合体である液晶が形成されると、界面活性剤や極性脂質の乳化能や可溶化能は高まる。液晶をゲル－液晶転移温度（Tc）であるクラフト点（Kp）以下に冷却すると、「αゲル」という親水部に多量の水を保持した結晶がしばしば形成される。エマルション中に液晶やαゲル相が形成されると、安定性やレオロジー特性などの物性が大きく変化する[2)3)]。

液晶やαゲル相は、両親媒性の脂質と水が層状の構造を形成することにより、角層の生理機能を補い維持するという働きをする[4)5)]。こうした分子集合体が示す特性は、化粧品基剤の皮膚への親和性、浸透性や持続性と密接に関わっている。本章では、分子集合体の基礎、液晶乳化の機構および機能性化粧品への分子集合体の応用について述べる。

2　リオトロピック液晶とαゲルの形成とその特性

2－1　分子集合体の形成

分子内に親水基と親油基を持つ界面活性剤や極性脂質は、水に添加されると疎水性相互作用により自己組織性を示す。図１は水に添加したときの界面活性剤の挙動を温度、濃度を状

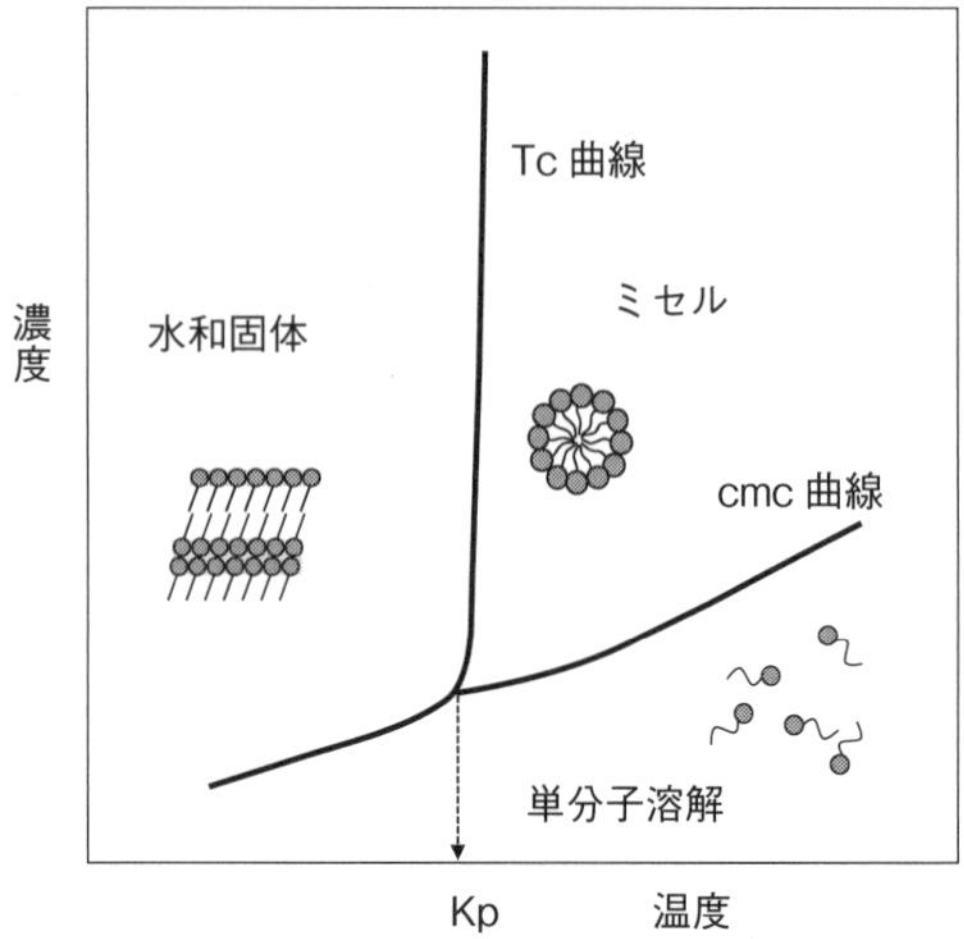

図１　界面活性剤/水系の溶解挙動

態変数として示したものである。左下から右方向へ直線的に伸びた線は単分子溶解する界面活性剤の溶解度で、温度の上昇にともない緩やかな増加を示す。低温条件において、溶解度曲線より高濃度の領域では水和固体状の界面活性剤と単分子溶解した界面活性剤分子が共存している。温度がKpと記したクラフト点に到達すると界面活性剤の溶解性は急激に増し、縦軸とほぼ並行に上方へ伸びていく(Tc曲線)。このとき界面活性剤分子の疎水鎖は固体から液体へと変化する。

親水性の界面活性剤分子が水に添加されると、系の状態は濃度の増加とともに、単分子分散、ミセル溶液、液晶、水和状態へと変化していく。ミセルはミセルを形成する分子が80～１００程度集まった球状の有限会合体で

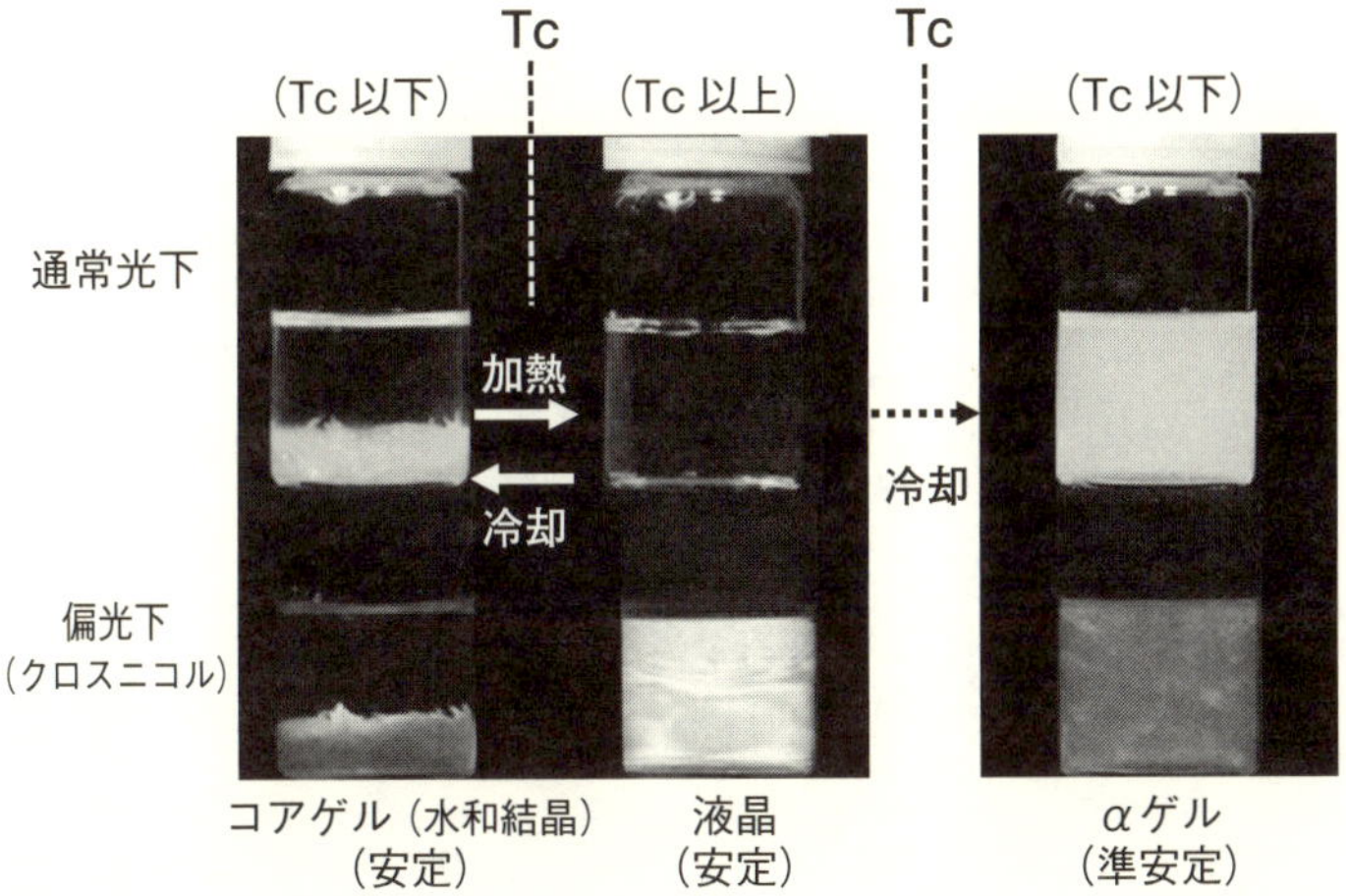

図2　界面活性剤/水系の相転移温度（Tc）前後における状態

あり、低濃度領域では、濃度が増加しても会合数は変わらずミセルの数だけが増加する。しかしながら濃度がさらに高まると、会合数が増加して棒状のミセルとなる。さらに濃度が高まると無限会合体であるリオトロピック液晶が形成される[1,6]。

ミセルや液晶は、界面活性剤の疎水鎖が液体状態のときにのみ形成される。疎水鎖が室温で固体状態となっている界面活性剤は、ゲル－液晶転移点（Tc）以上の温度に昇温しないとミセルや液晶など分子集合体を形成することはできない。図2は、室温で固体状態の界面活性剤／水の系の外観をTc前後の温度において観察したものである。上方の写真は通常光下での観察、下の写真は直交させた偏光板（クロスニコル）の間に置いて観察したときの状態である。結晶、液晶、ゲルなど、光学異方性を示す物質は明るく光って見えるが、水やミセル溶液などの光学異方性を示さない物質は暗視野のままである。

図2において一番左側の状態（Tc以下）では、コアゲル（coagel）と呼ばれる水和した結晶が水と分離共存している。この系を加熱してTc以上にすると、親水部の層間に多量の水を保持した均一透明でやや粘稠《ねんちゅう》な液晶状態となり、光学異方性を示す。コアゲルから液晶への転移では疎水部の融解に基づく熱の出入りが生じるため、DSC（示差走査熱量計）測定で比較的大きな吸熱ピークが観測される。ゲル―液晶転移は可逆性で、再びTc以下にすると液晶中に保持された水は放出され、水和結晶と水の2相に分離する。しかし、化合物によってはTc以下に冷却しても層間の水は放出されず、そのまま半透明のゲル状態となることがある（図2右側の状態）。これをαゲルという。

αゲルは通常熱力学的に不安定な準安定状態であるため、時間の経過にともない層間の水を放出してコアゲルへと変化する。しかしながら保存条件によっては長期間ゲル状態を維持することもある。

2－2　液晶およびαゲルの構造と状態解析

分子形状と会合構造との関連を表1に示す。分子集合体（会合体）の構造はそれを構成する分子の形状を反映し、臨界充填パラメーター（Critical Packing Parameter：CPP）により予測することができる。CPPは親水部の断面積（a）、疎水部の長さ（l）、疎水部の体積（v）から求まる無次元の数値であり、CCP＝v/al、すなわち親水部断面積と疎水部の長さからなる円筒の体積に対する疎水部の体積比で定義され[7,8]、どのような会合体が形成されるかを予測するのに便利である。CPP値が1に近いとき、両親媒性分子の会合体は曲率を持たず平板状の会合体（ラメラ）となる。CPPが1以下になると、親水基を外側に向けた凸の曲率の会合体となる。CPP値が1/2～1/3の範囲にあるときは棒状（円筒状）、1/3以下では球状の会合体となる。また、1以上では疎水基を外側に向けた逆型の会合体が形成される。CPP値から会合体の構造を完璧に予測することはできないが、会合体の形状が分子構造によってどのように変わるかを定性的に理解するためには有効である。

液晶の形成とその構造には、両親媒性分子の幾何学形状の他、親水性―親油性のバランスと濃度が関与している。表1-Aに示すように、主な液晶としてヘキサゴナル、キュービッ

ク、ラメラ、逆ヘキサゴナルの4つがある。頭（親水基）が大きく、しっぽ（疎水鎖）の断

表1　分子形状と会合構造（B：光学組織像とX線面間隔比）

記号	組織像	X線面間隔比
L_1	等方性	—
L_1	等方性	
I_1	等方性	$1:\sqrt{3/4}:\sqrt{3/8}:\sqrt{3/11}$　面心立方 $1:\sqrt{1/2}:\sqrt{1/3}:1/2$　体心立方
H_1	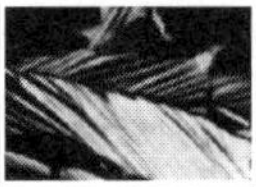	$1:1/\sqrt{3}:1/\sqrt{4}:1/\sqrt{7}$
V_1	等方性	$1:\sqrt{3/4}:\sqrt{3/8}:\sqrt{3/11}$
L_a	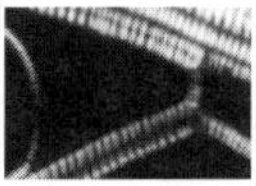	$1:1/2:1/3:1/4$
V_2	等方性	$1:\sqrt{3/4}:\sqrt{3/8}:\sqrt{3/11}$
H_2	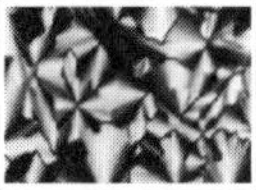	$1:1/\sqrt{3}:1/\sqrt{4}:1/\sqrt{7}$
I_2	等方性	$1:\sqrt{3/4}:\sqrt{3/8}:\sqrt{3/11}$　面心立方 $1:\sqrt{1/2}:\sqrt{1/3}:1/2$　体心立方
L_2	等方性	—

表１　分子形状と会合構造（A：模式図と名称）

	溶存状態	臨界充填パラメーター		会合構造	構造
親水性	ミセル	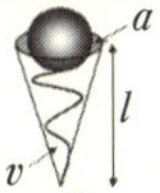	$v/al \leqq 1/3$	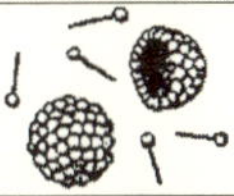	球　状
+		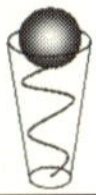	$1/3<v/la \leqq 1/2$	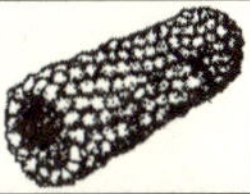	棒　状
↑	液晶		$v/al \leqq 1/3$	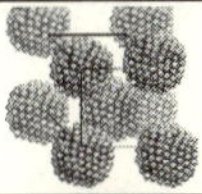	キュービック
		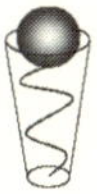	$1/3<v/la \leqq 1/2$	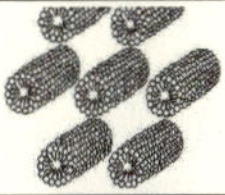	ヘキサゴナル
曲率			$1/2<v/al \leqq 1$	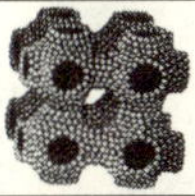	キュービック
		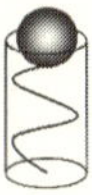	$v/al \approx 1$	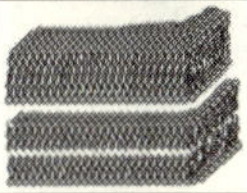	ラメラ
		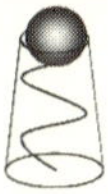	$1 \leqq v/al$	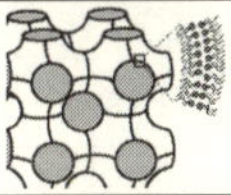	キュービック
↓			$1 \leqq v/al$	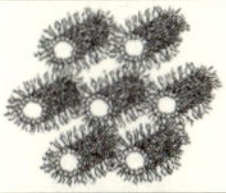	逆ヘキサゴナル
−			$1 \leqq v/al$	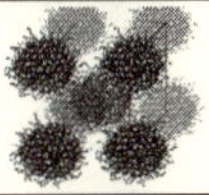	キュービック
親油性	逆ミセル	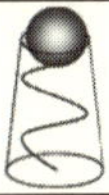	$1 \leqq v/al$	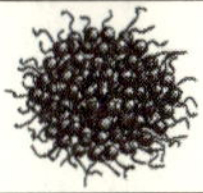	球　状

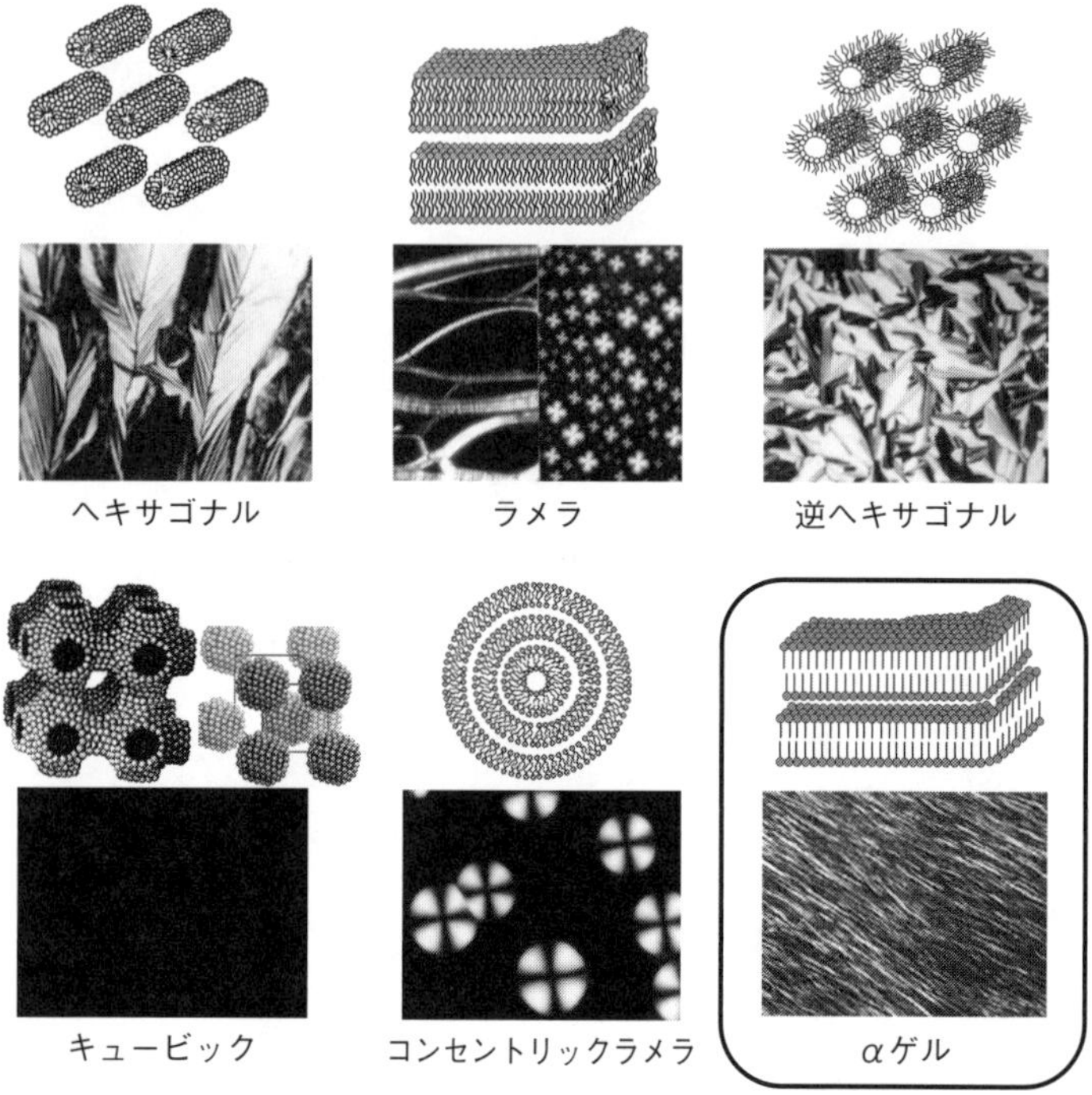

図３　液晶およびαゲルの典型的な光学組織像

面が小さな親水性の分子は、棒状ミセルが六方晶状に配列したヘキサゴナル液晶を形成する傾向にある。頭としっぽの断面積がほぼ等しい、親水性と親油性がバランスした分子はラメラ液晶を形成する。これに対して、頭が小さくしっぽがかさ高い疎水性の分子は、棒状の逆ミセルが六方晶状に配列した逆ヘキサゴナル液晶を形成する。ラメラ液晶を形成する分子は、希薄溶液系では同心球状に閉じたラメラ液晶（マルチラメラベシクル）の分散系となる。

これらの液晶構造はクロスニコル下の偏光顕微鏡観察の光学組織像（optical texture）から推定できる（図3）。αゲルは水和結晶で疎水鎖が液体状態の液晶とは異なるが、層状構造を反映した独特の光学組織像を示す。キュービック液晶は構造の対称性が非常に高いため光学異方性を示さない。キュービック液晶には、球状ミセルあるいは逆ミセルが立方晶を形成している不連続キュービック（discontinuous cubic）液晶（表1のI_1、I_2）と、IPMS（infinite periodic minimal surface）[1,9]と呼ばれる両連続構造のキュービック液晶（表1のV_1、V_2）の2タイプがある。

液晶とαゲルの状態および構造はX線散乱測定により解析される[10-12]。図4は液晶およびαゲルの典型的なX線散乱パターンと両者の状態を示すモデル図である。広角領域の回折角$2\theta = 20°$（d = 4.5Å）に見られる緩慢なピーク（Halo）は、疎水鎖が熱運動により液体状態であることを示す（図4(a)）。また小角散乱領域に見られる鋭いピークは、長周期構造の形成を示す。すなわち『長い距離の規則性はあるが短い距離の規則性を持たない（long-range order and short-range disorder）』というのが液晶の厳密な定義である。液晶の構造はX線小角散乱のピークに対応するブラッグ（Bragg）距離（面間隔）から決定される。例えば、1：1/2：1/3：1/4…の面間隔比はラメラ構造を示し、$1 : 1/\sqrt{3} : 1/\sqrt{4} : 1/\sqrt{7}$…の面間隔比はヘキサゴ

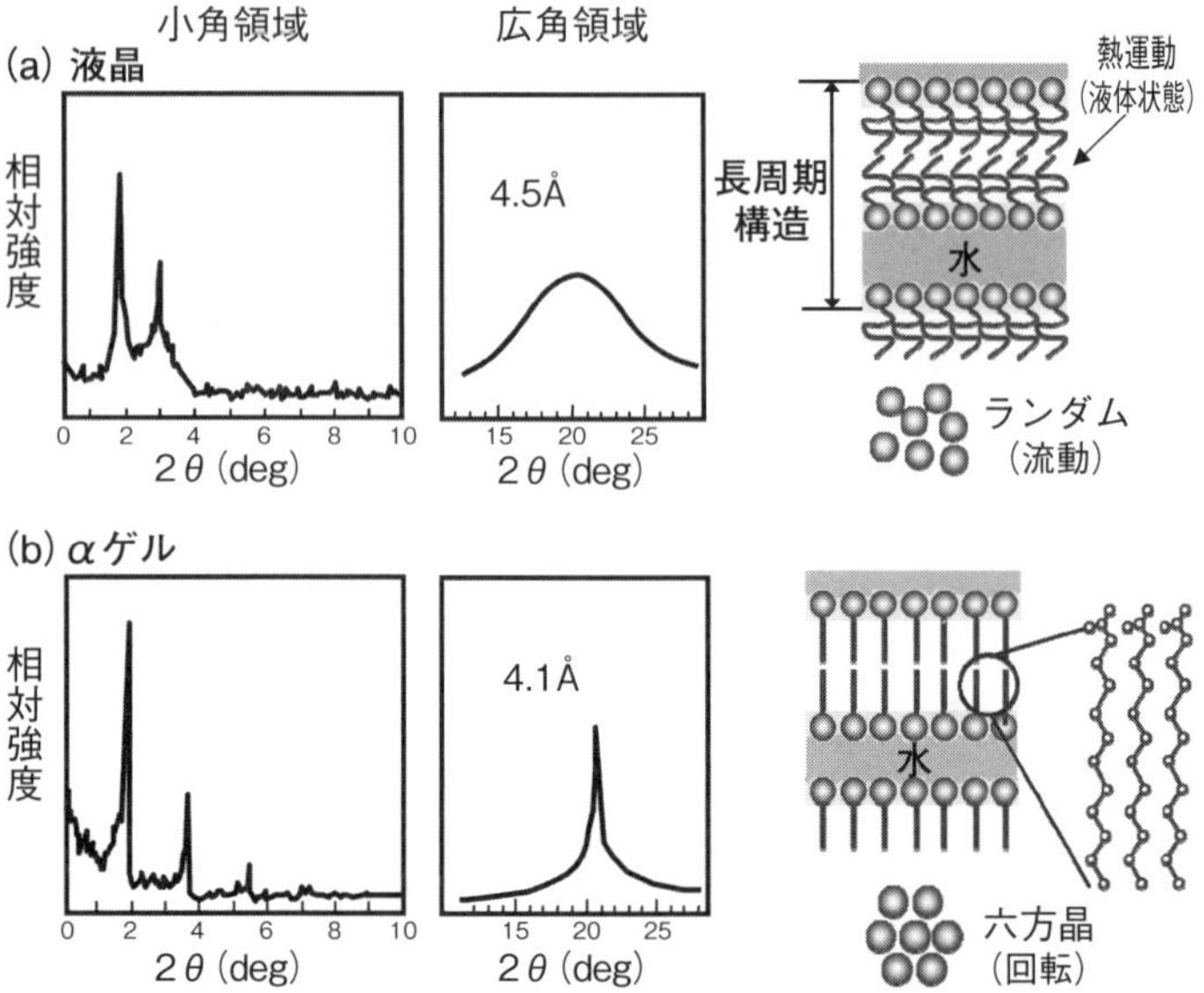

図４　液晶とαゲルのＸ線回折パターンと模式図

ナルあるいは逆へキサゴナル構造を意味する（表1-B）。

先に述べたとおり、液晶がTc以下の温度に冷却されると、しばしばαゲルへと変化する。図4(b)は、αゲルのX線散乱パターンとαゲルの状態を示すモデル図である。広角領域に見られる散乱角21.5°（d＝4.1Å）の鋭い単一ピークは、固体状態の疎水鎖がヘキサゴナル状に整列していることを示す。αゲルは親水部に多量の水を保持した層状の結晶で、各層内で疎水鎖は回転の自由度のみを有する[13)]。しかしながら、液晶のように多様な会合構造を示すことはない。

3　分子集合体とエマルション

3－1　化粧品エマルション中の液晶およびゲル形成

化粧品のエマルションにおいて、安定性を向上させ、粘度や硬さ（稠度《ちょうど》）を賦与する剤（bodying agent）として、セタノールやステアリルアルコールなどの高級アルコールがよく用いられる。その作用はエマルション中に形成されるゲルや液晶の物理的な保護効果によるものである[14)-16)]。図5は非イオン界面活性剤／高級アルコール（セタノール）／油（流動パラフィン）／水（重量比：4/0～4/24/72）からなるエマルションの、高級アルコール量と界面活性剤のＨＬＢ（親水性―親油性バランス）数を変化させたときの状態を示している。図中、実線で囲まれた領域（①～③）ではＯ／Ｗエマルションが得られるが、領域②のエマルションは液状、領域①のエマルションは固体（クリーム）となる。両者の外観や顕微鏡像は同様であるが、水で希釈して観察すると、①のエマルションのみ図5中の写真に示すような乳化粒子の集合体（2次粒子）を形成することが明らかとなった[17)]。

図6に2次粒子形成にともなうエマルションのレオロジー特性変化を示す。図6(a)はエマ

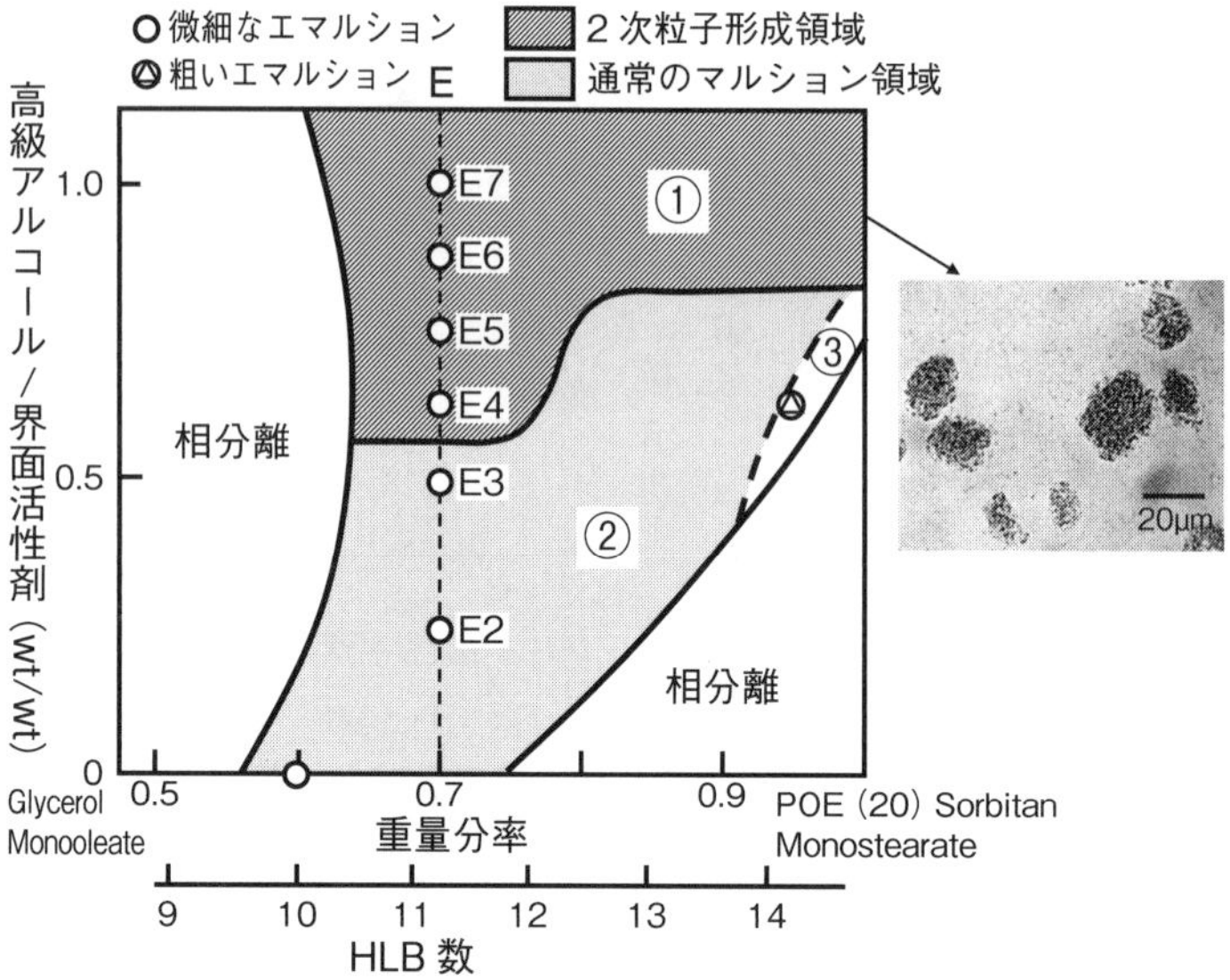

図5　非イオン界面活性剤/高級アルコール/流動パラファイン/水からなるエマルションの状態

ルションのレオロジー挙動を示す流動曲線、図6(b)は図5中のE1～E7で示したエマルションの粘度（ずり速度400 S^{-1}のときの見かけ粘度）と降伏値を高級アルコール量に対してプロットしたものである。高級アルコールが一定量以上含まれ、2次粒子エマルションが形成されると降伏値、粘度とも明らかに増加することがわかる。2次粒子エマルションはクリーミングに対して高い安定性を示す。また領域③のエマルションは、HLBが最適条件でないため乳化粒子が粗大であるが、比較的高い降伏値を持ち、安定性は良好である。図7に示すような液滴が半透明の光学

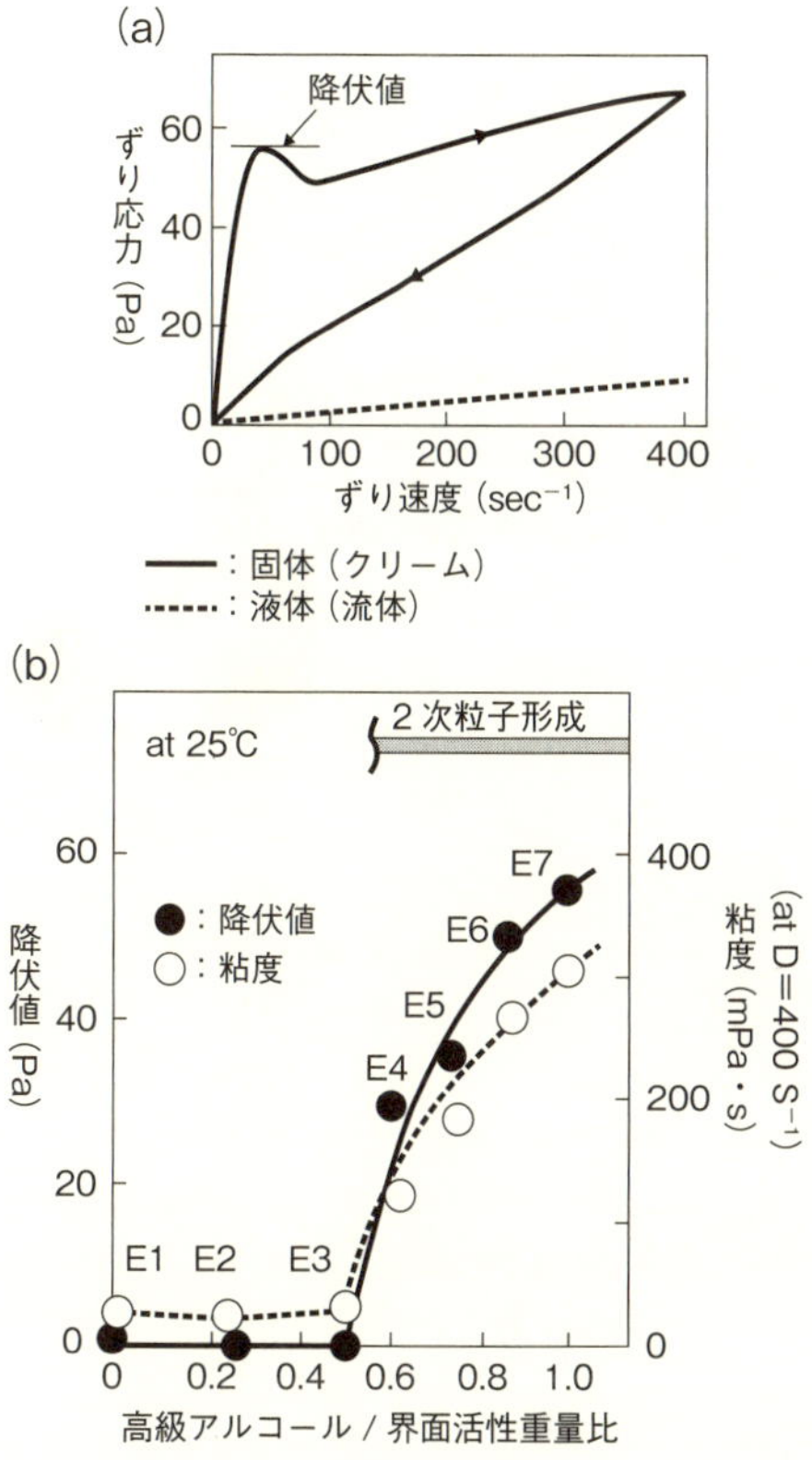

図６　エマルションの流動曲線と２次粒子形成に伴うレオロジー特性の変化

異方性物質で囲まれた二重構造の粒子となっている。領域①のエマルションを20,00Gの条件で遠心分離処理すると、濃縮エマルション相、水相の他、ラメラ液晶相の３相に分離することから、２次粒子エマルションとして図８に示すモデルが考えられる[17]。合一やクリーミングに対して優れた安定性を示す２次粒子エマルションの自己増粘特性は、乳化粒子の周囲および連続相に形成される分子集合体によるものである。用いる界面活性剤の種類や高級アル

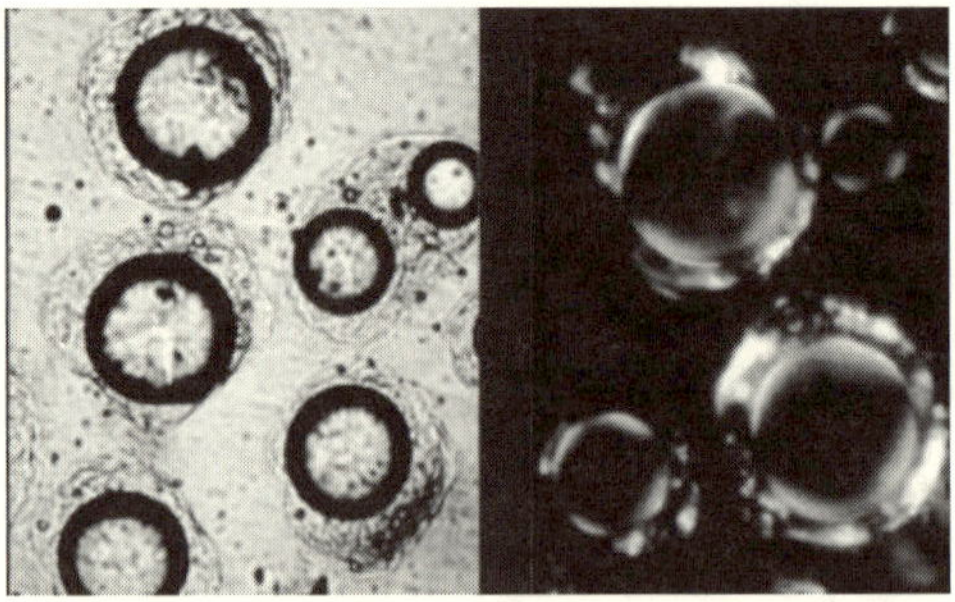

(a) 通常光下　　　(b) クロスニコル下

図７　光学異方性物質によりとり囲まれた乳化粒子

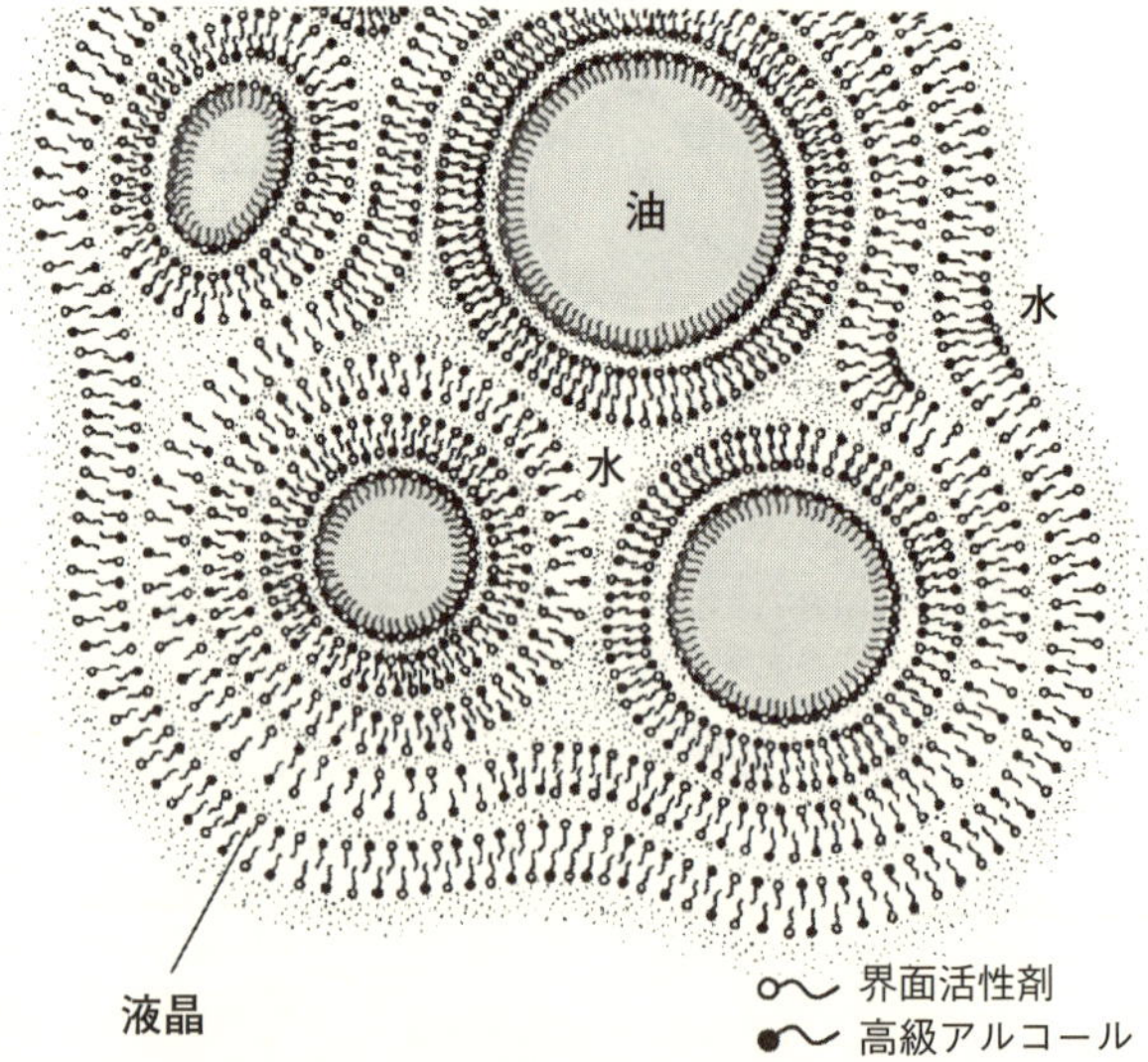

図８　ラメラ液晶相により安定化されたO/Wエマルションのモデル

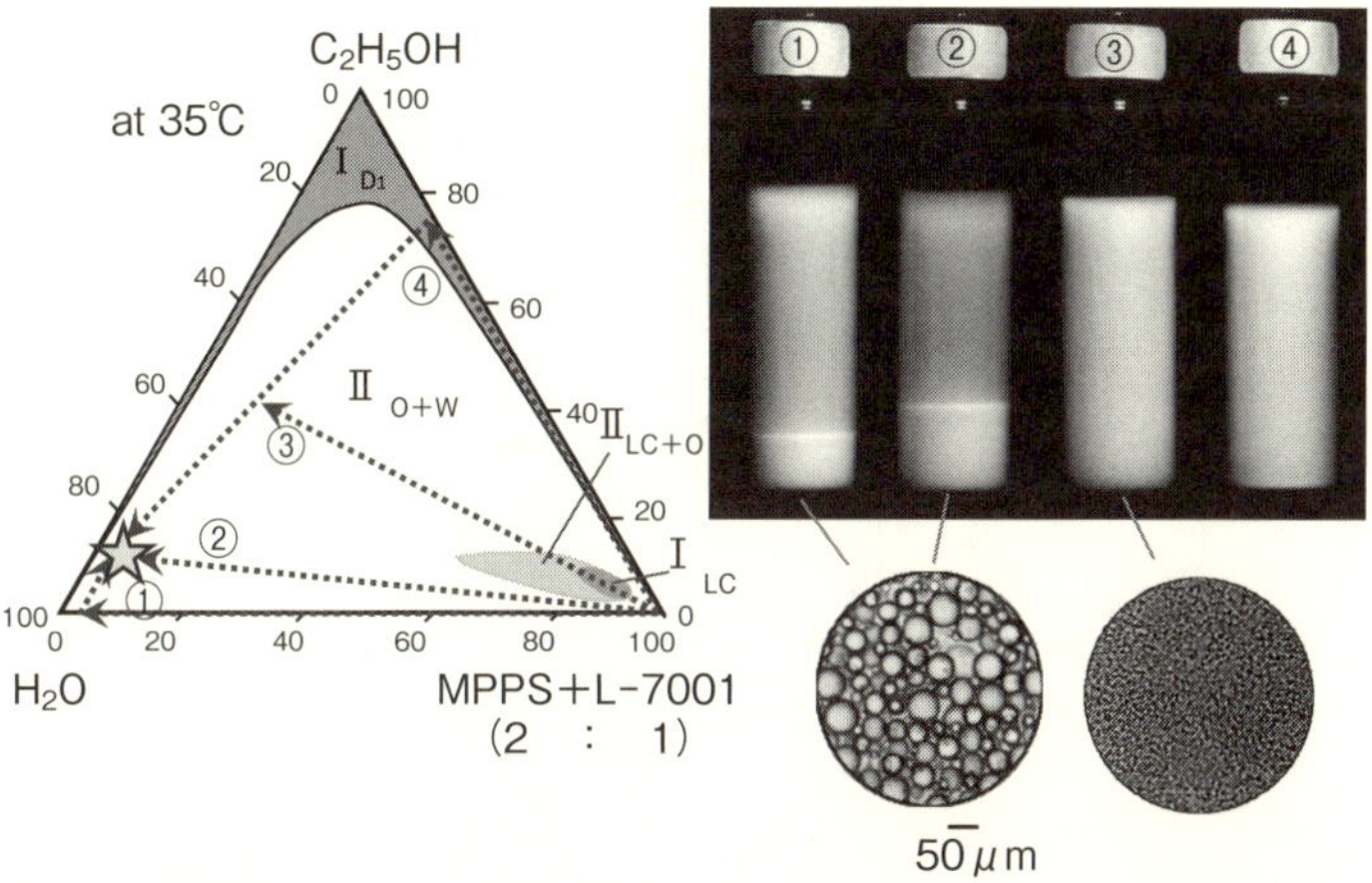

図９　相図中に記した乳化プロセスと室温１ヶ月保存後のエマルションの状態

ン中に形成される会合体は液晶の他、αゲルであることも確認されている。

コール／界面活性剤量比により、エマルション中に形成される会合体は液晶の他、αゲルであることも確認されている。

3－2　乳化における液晶形成の意義

エマルションは熱力学的に不安定な系であるため、その状態および安定性は乳化プロセスにより大きく異なる。図9の相図中に、非イオン界面活性剤（POE・POPジメチルポリシロキサン共重合体）／油（メチルフェニルポリシロキサン）／エタノール／水からなるO／Wエマルションの、4つの異なる乳化プロセスを矢印で示した。星印（☆）で示した点は、界面活性剤（1wt%）、シリコーン油（2wt%）、エタノール（12wt%）、水（85wt%）

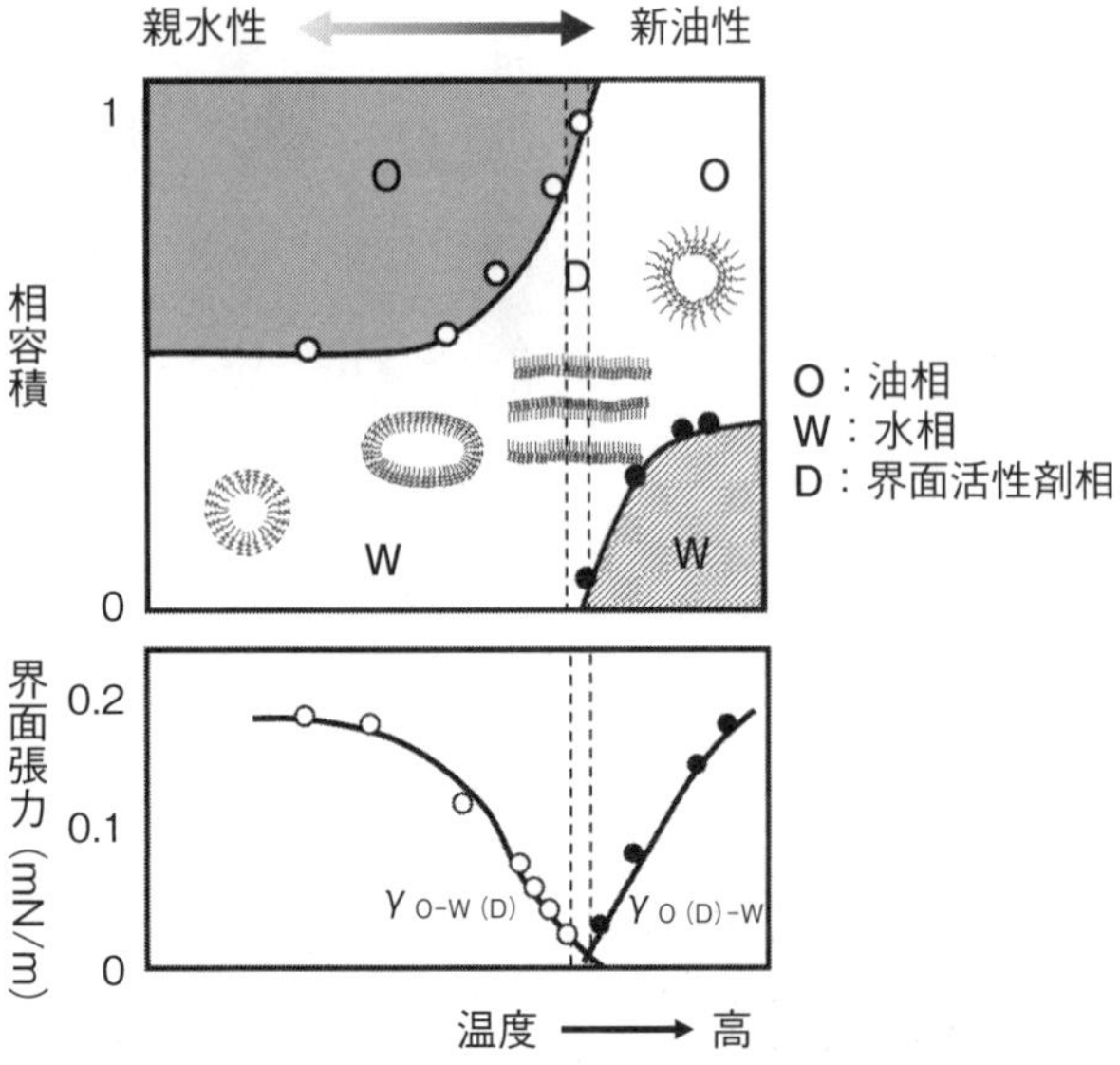

図10　界面活性剤/油/水系の相状態と油/水界面張力の変化[19)]

からなる低粘度エマルションの組成である。同一組成でありながらエマルションの状態は全く異なる。4つの乳化プロセスのうち、相図中のラメラ液晶領域（LC）および液晶＋油2相領域（LC＋O）を経由する③の乳化方法だけが安定性に優れた微細なエマルションを生成する[18)]。

乳化プロセスにおける液晶や界面活性剤相（D相）のような無限会合体形成の意義は、篠田らにより報告された図10の界面活性剤／油／水系の相状態および油／水界面張力の変化により裏付けられる[19)]。非イオン界面活性剤の親水性―親油性バランスは温度の上昇にしたがって親水性から親油性に変化する。親水性—親油性がバランスした条件下では、油／水界面張力は界面活性剤分子の無限会合体形成により著しく低下する[19,20]。この条件下で撹拌を行うと、微細なエマルションを容易に調製することができる。効果的な乳化は、このような最適条件を選択することにより達成される。

4　液晶乳化

4—1　ラメラ液晶を用いたO／LCゲルエマルションの調製

乳化の過程において、温度、濃度、各成分の組み合わせなど、異なる条件を調べて液晶形成の最適な条件を見いだすことは非常に手間がかかる。このような複雑なプロセスを避けるために、液晶を利用した乳化法が開発された[21,22]。この乳化法は、液晶乳化といい、界面活性剤と水相の一部からなるラメラ液晶中に、撹拌下で（かきまぜながら）油相を添加・分散してエマルションを調製するというものである。

液晶乳化のキーポイントは、液晶相を容易に形成する界面活性剤の選択である。一般に、親水性—親油性がバランスした2鎖型の界面活性剤はラメラ液晶を形成しやすいことが知ら

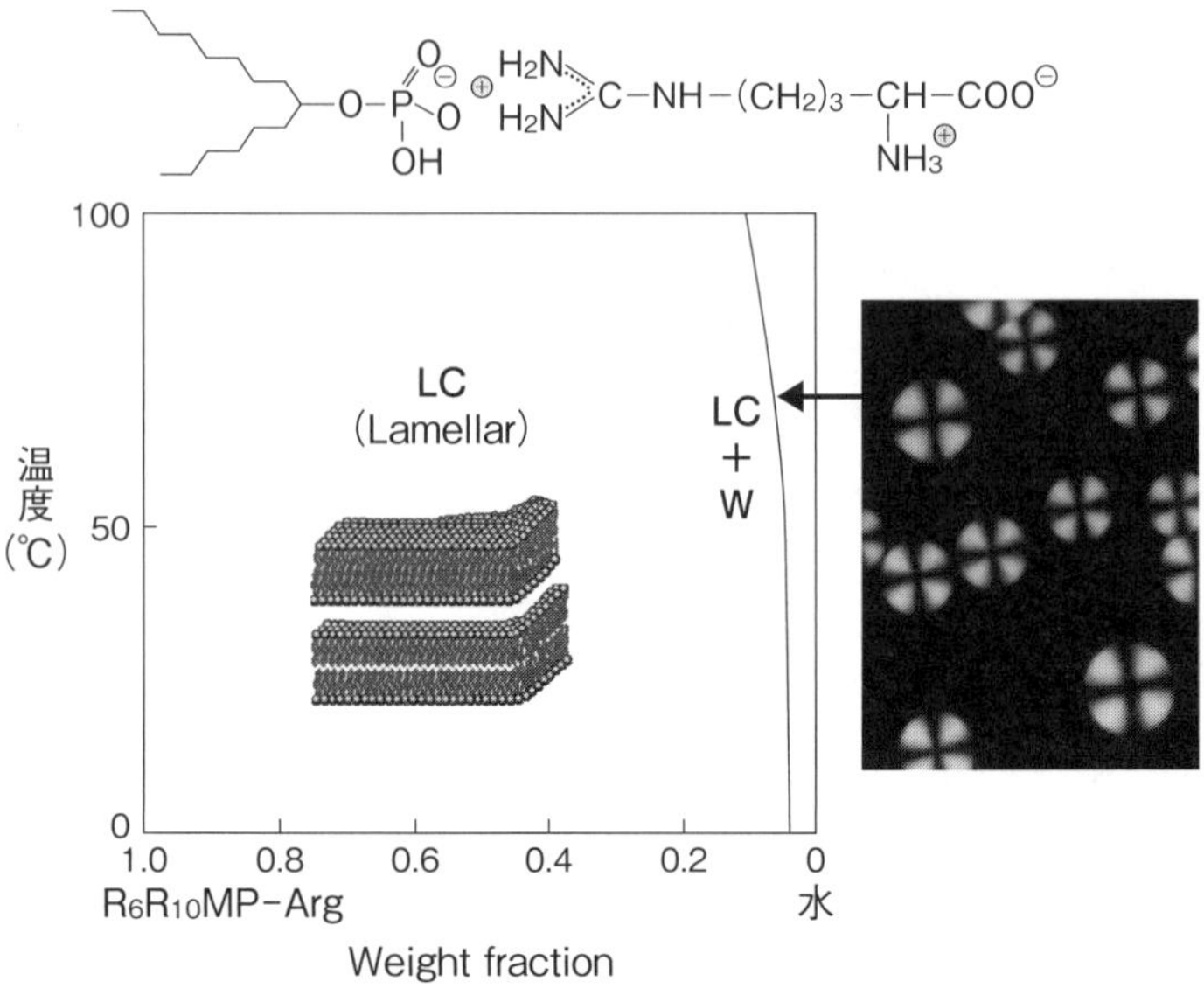

図 11　β分岐ヘキシルデシルリン酸アルギニン（R_6R_{10}MP-Arg）/水系の相図

れている。図11は、β分岐型ヘキシルデシルリン酸アルギニン（R_6R_{10}MP-Arg）／水系の相図である。アルキル鎖が分岐状で相転移温度がきわめて低いため相図の大部分はラメラ液晶相となっている。また低濃度領域においても、ラメラ液晶は同心球状の分散系として維持されている。以上の結果から、油相を液滴として分散・保持させる媒体としてR_6R_{10}MP-Argの液晶が採用されている。

図12の流れ図に示すように、液晶乳化では乳化の初期段階で油相を液晶相中に直接添加していく。液晶中の水の大部分をグリセリンのような

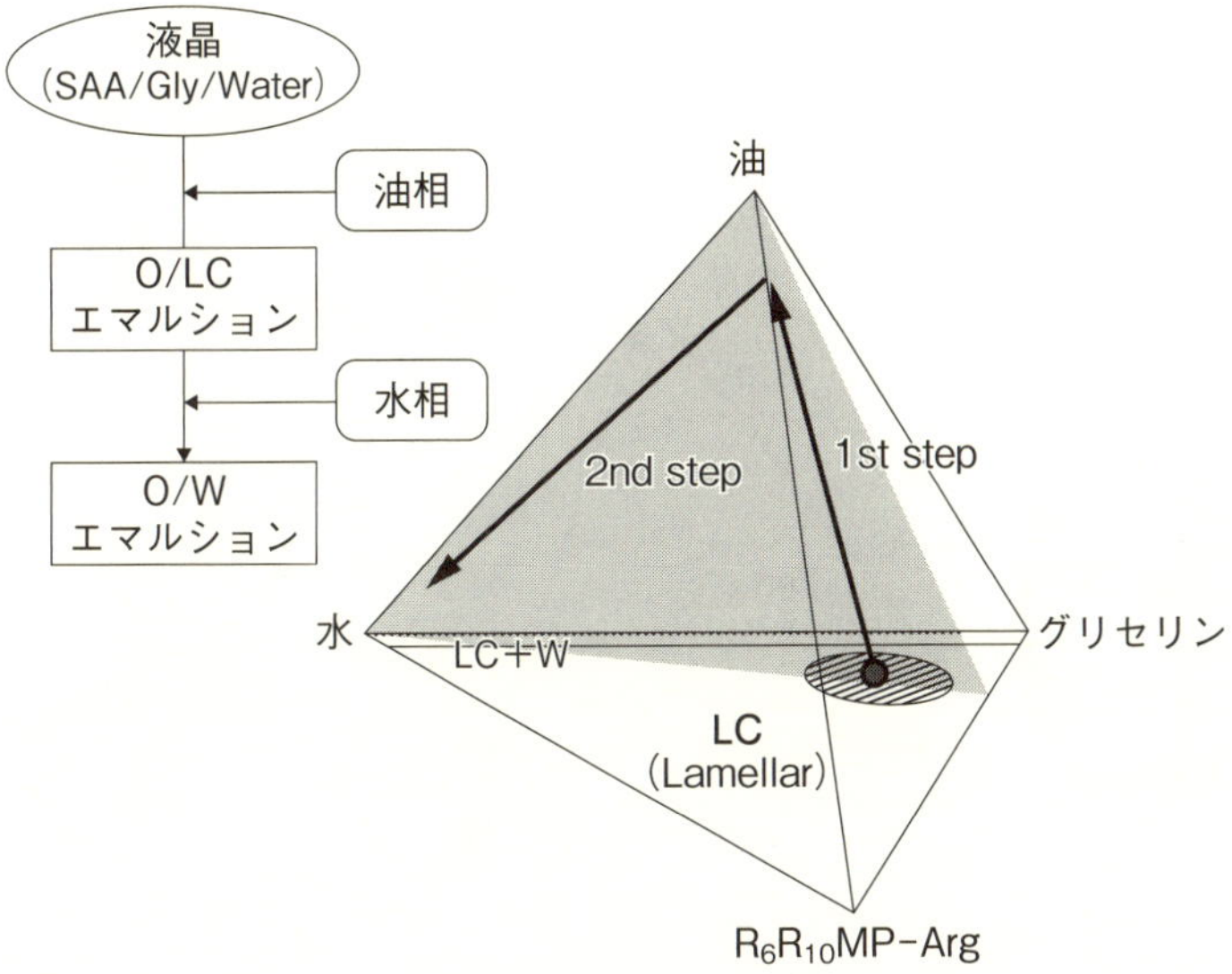

図 12　液晶乳化のプロセス

多価アルコールで置換すると、油相は容易に液晶相中に保持される。乳化は図12の矢印に示すように2段階で行われる。第1ステップでは、油相を界面活性剤／グリセリン／水からなる液晶中に分散してゲル状の相を生成させ、第2ステップでは、ゲル状相に水を加えてエマルションを生成させる。乳化過程における相状態の変化は、図12中の2つの矢印が存在する陰で示した平面に対応する相図（図13）で解析される。

乳化は1相の液晶領域中の点から始まり、油頂点に向かって組成が変化して透明ゲルが形成される。1相の液晶領域は非常に小さいため、初期段階で

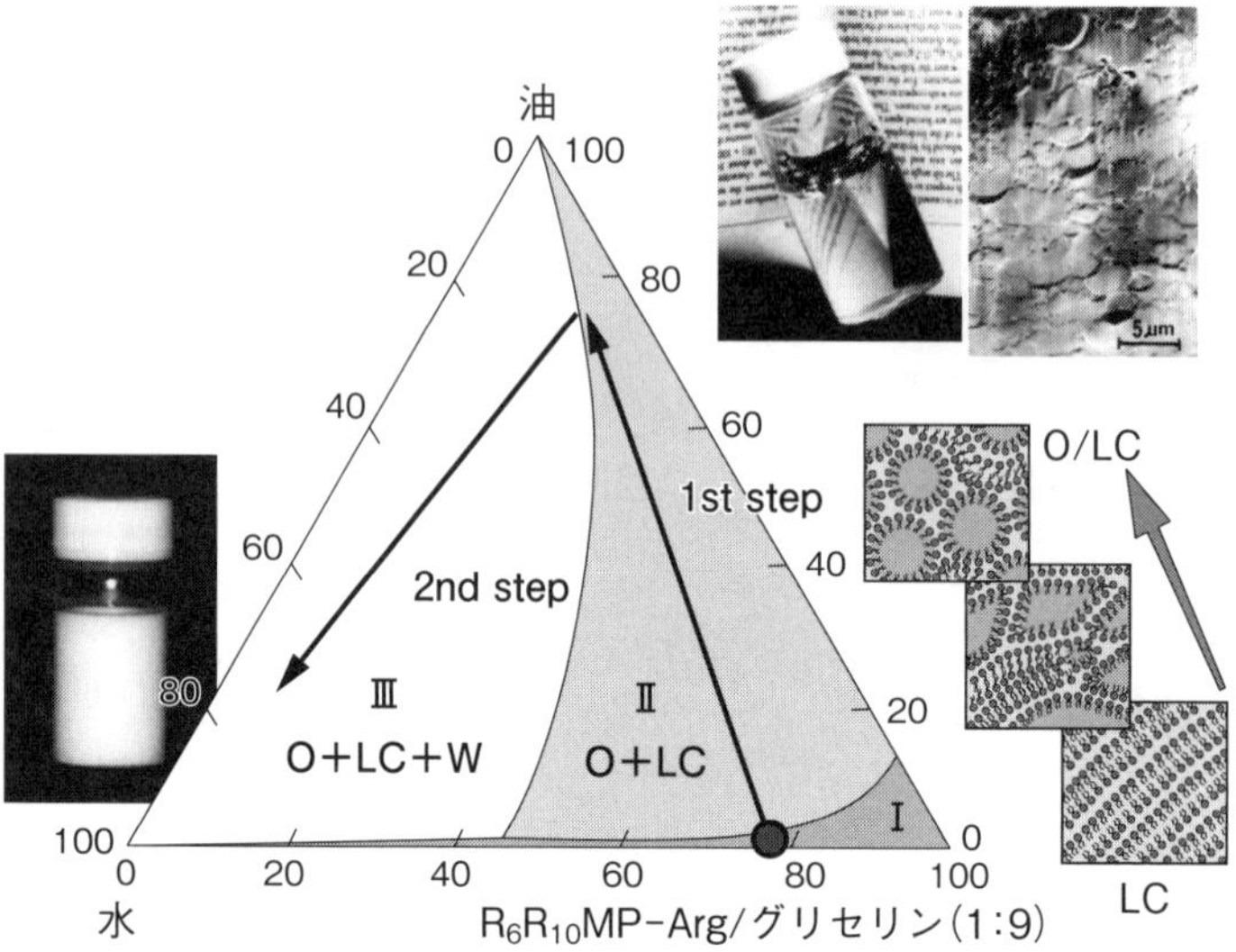

図 13　相図中に示した液晶乳化のプロセス

油相が添加されると乳化プロセスを示す矢印は油相と液晶相の2相領域に入る。図13の右上の写真は、第1ステップで形成されるゲルの外観と電子顕微鏡(Cryo-CEM)像である。外観は透明で均一のように見えるが、粒子が密に充填された電子顕微鏡像が観察される。したがってゲル状の相は図13中のモデル図に示すように、液晶中に油滴が分散保持された液晶中油(O／LC)型のエマルションである。ゲルの透明な外観は、油相と、水、グリセリン、界面活性剤から形成される連続相の液晶相との屈折率が近いことに起因する。小さな1相領域は、油と液晶相間にほとんど相互作用がないことを示唆している。

4－2　液晶乳化による微細な3相エマルションの生成

ゲル状のO／LCエマルションを生成させた後、液晶乳化の第2ステップでは、O／LCエマルションに水相を加えてO／Wエマルションを生成させる。このとき、撹拌は第1ステップに比べて緩やかでよく、水相の添加速度も速くてかまわない。図13の第2ステップの矢印に沿って状態変化を見ていくと、O＋LCの2相領域からO＋LC＋Wの3相領域へと変化しているので、生成エマルションは油滴が液晶により取り囲まれて水相中に分散した3相エマルションである[21]。3相エマルションは個々の乳化粒子が液晶の殻により保護されているため、合一に対して安定である。

油相量の異なるエマルションの乳化プロセス、平均粒径、および外観を図14の(a)、(b)、(c)に示す。写真(c)中のサンプルビンの蓋に示した数値は、油／界面活性剤重量比である。液晶乳化法では、界面活性剤分子は油／水界面に効率よく配列するため、エマルションの粒子径は液晶に油を保持させるときの撹拌効率と油に対する界面活性剤の量に依存する。この乳化法を用いると半透明のナノエマルションから普通のマクロエマルションまで、全く同じ方法で調製することができる。

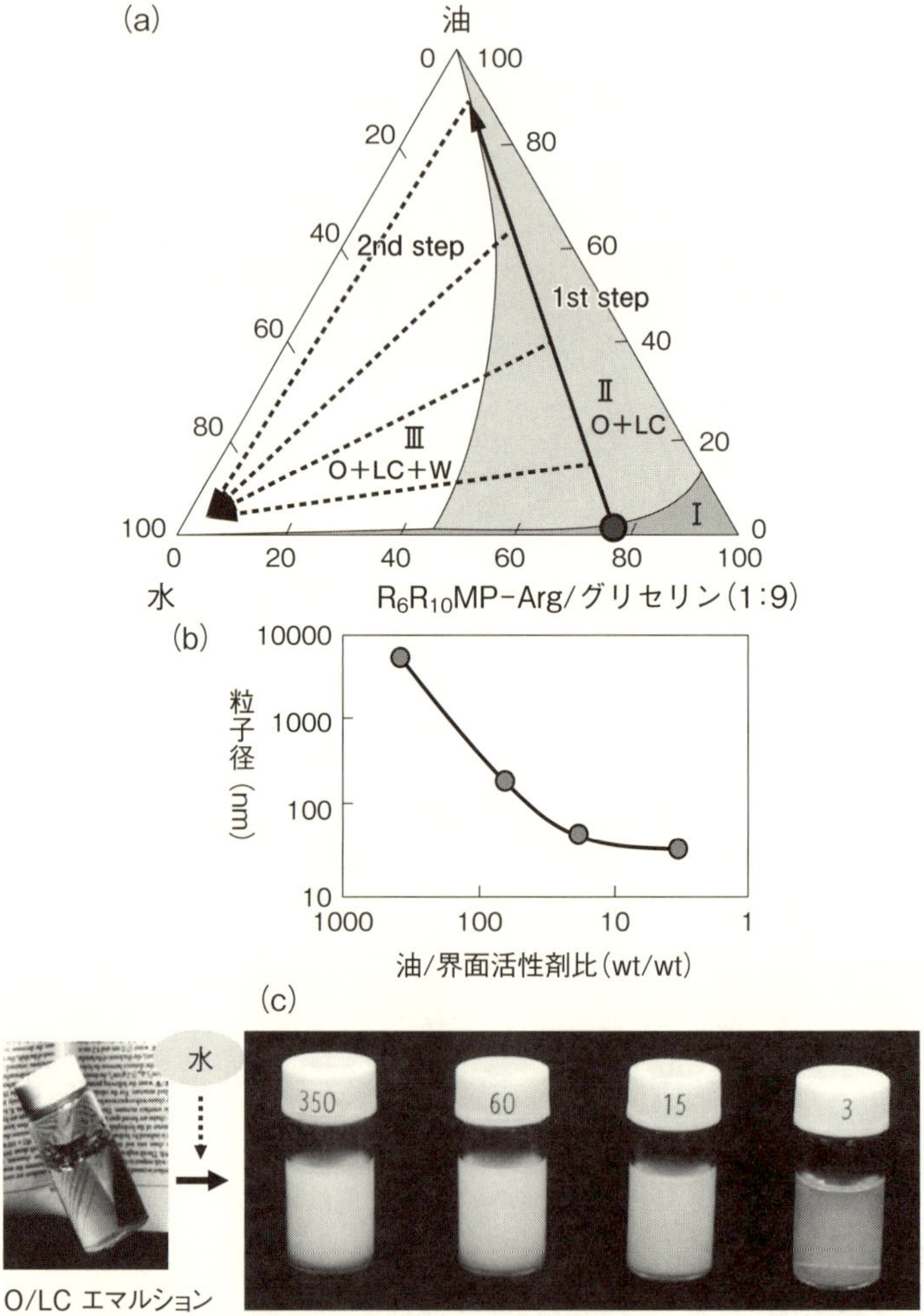

図 14　液晶乳化の第2ステップで生成されるエマルションの平均粒径と外観

(a) 油相量の異なるエマルションの乳化プロセス　(b) 油/界面活性剤比と平均乳化粒子径　(c) 生成エマルションの外観

４－３　液晶膜の動的挙動と液晶乳化機構の解析

液晶乳化法は、界面活性剤を変えることなく、非極性の炭化水素からエステル油やトリグリセリド、さらにはシリコーンやパーフルオロポリエーテルなど多様な油剤に適応できる。このことは油に対する所要ＨＬＢを考慮しなくて良いということであり、乳化条件の設定に要する手間が大幅に削減される。図15はR_6R_{10}MP-Arg 10wt％／グリセリン水溶液系のラメラ液晶１・０ ml中に保持される油剤量である。炭化水素系のスクワラン、シリコーン油のジメチルポリシロキサン（DMPS）、フッ素系の油剤であるパーフルオロポリエーテル（PFPE）と原子種の異なるいずれの油剤を用いたときもゲル状のＯ／ＬＣエマルションを形成する[23),24)]。このとき油剤の比重が大きく異なるため、縦軸は油保持される油剤の容積（ml）で示している。ゲル状エマルションの外観は、液晶と油剤との屈折率の差により透明～白濁と異なるが、どれもＯ／ＬＣエマルションである。液晶の油保持能も油剤の違いにより異なるが、いずれの場合も60 wt％グリセリン水溶液を含む液晶系で最大の油保持能が発揮される。これらのエマルションは全て内相である油相の比率が95％を超える高内相比のエマルションとなっている。

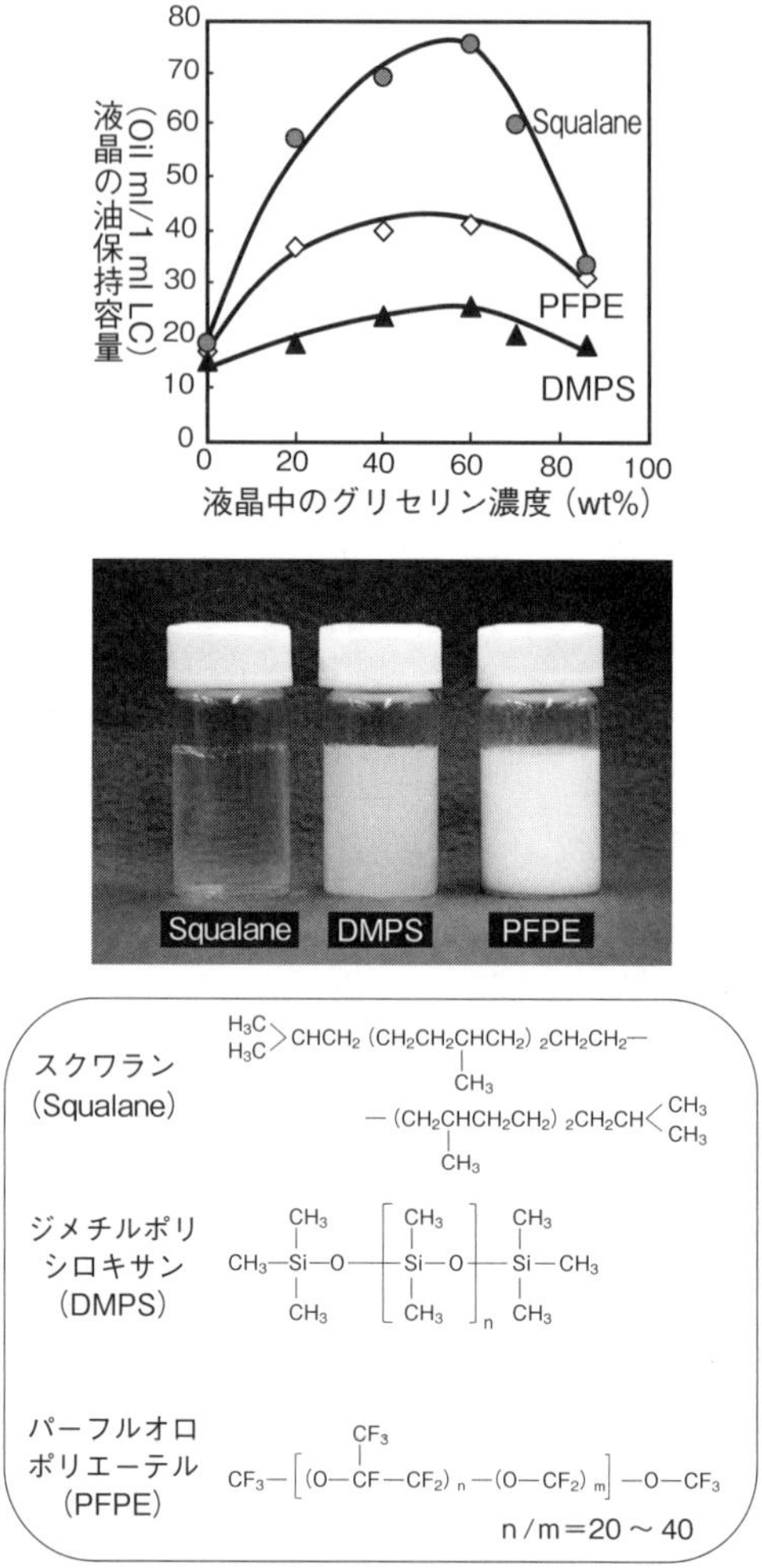

図 15　種々の油剤に対する液晶の油保持能と O/LC エマルションの外観

（液晶：R_6R_{10}MP-Arg 10 wt%）

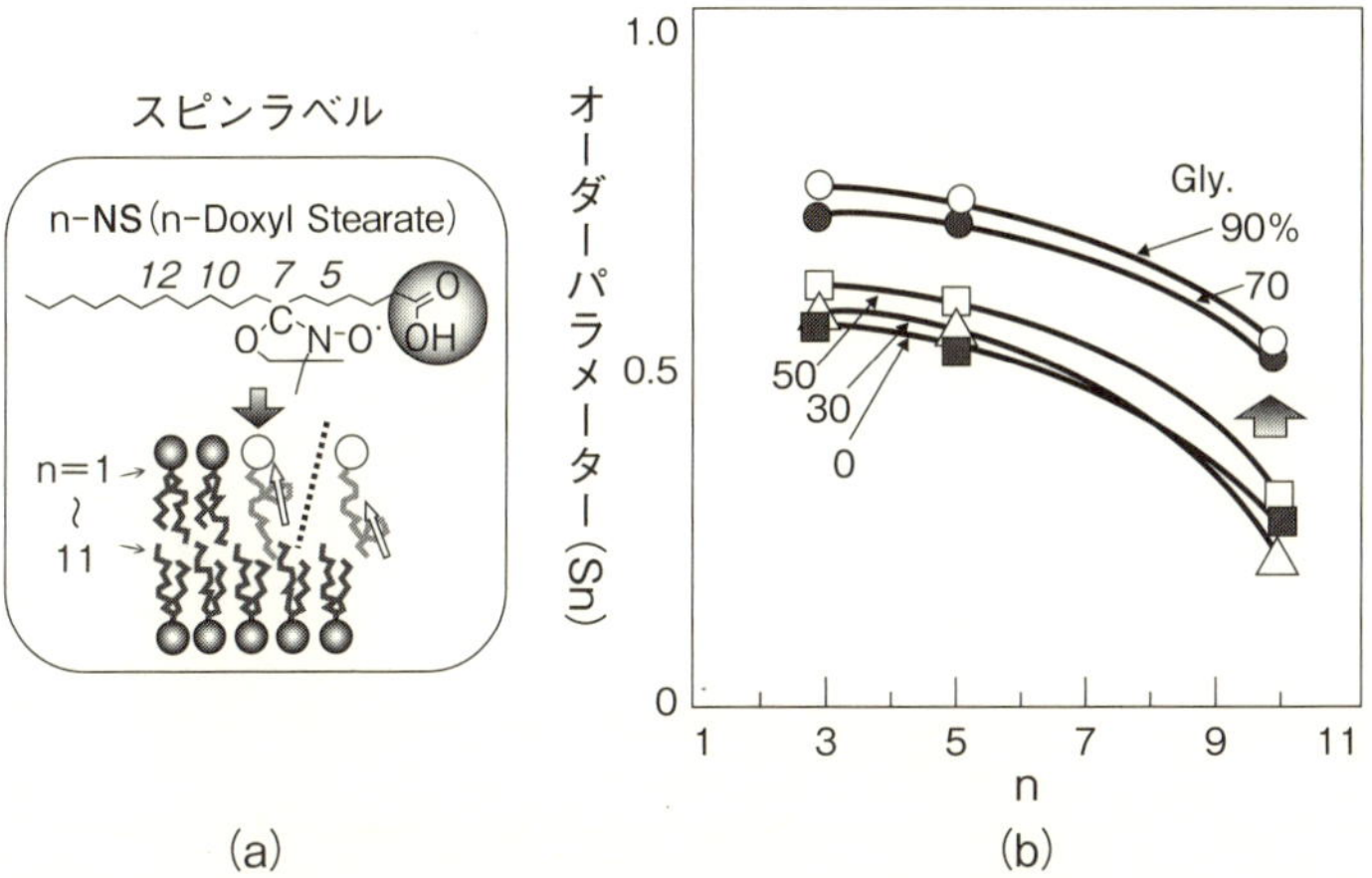

図16　スピンプローブを用いたグリセリン濃度の異なる液晶の電子スピン共鳴（ESR）スペクトル解析

(a) 液晶膜に配向する脂肪酸型スピンラベル　(b) グリセリン濃度の異なる液晶におけるスピンプローブ中のラジカル位置 (n) とオーダーパラメーター変化

液晶乳化のこうした特異な性質を明確にするために、液晶膜の動的な挙動を電子スピン共鳴（ＥＳＲ）により調べた。ニトロキシドラジカルのような不対電子スピンを持つプローブ周辺の局所環境はスピンプローブ法のＥＳＲスペクトルにより調べることができる。図16(a)に示したようなラジカル位置の異なる脂肪酸型のスピンラベルを用いると、液晶膜中のアルキル鎖の各場所の運動性が解析できる[25)-28)]。図16(b)は液晶膜中のアルキル鎖の硬さ（rigid-ity）に対応するオーダーパラメーター(Sn)の値を親水基から数えたメチレン基の位置（ｎ）の関数として示したものである。Snは０から１までの値を持

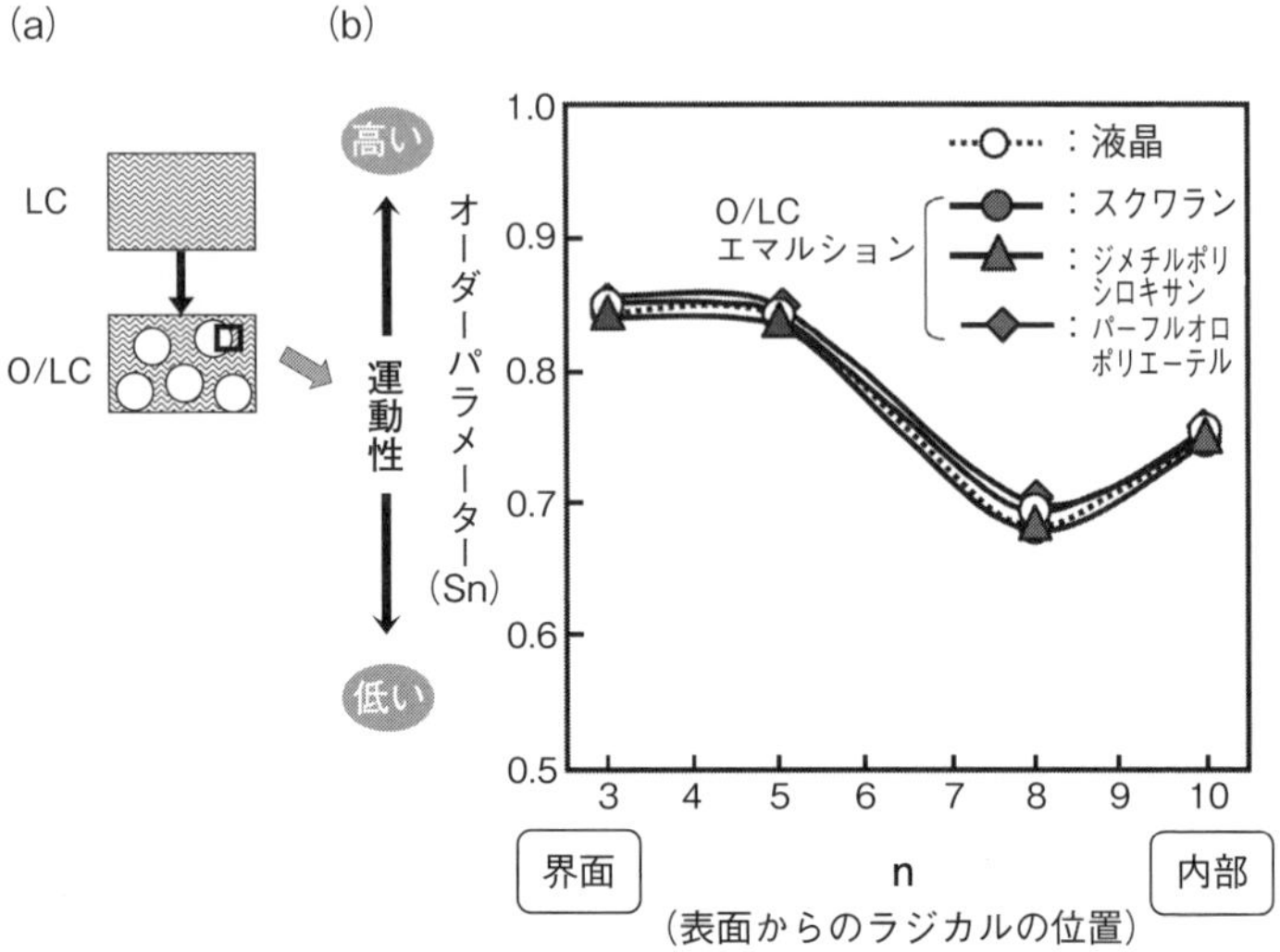

図 17　種々の油剤添加による液晶膜の動的挙動変化の解析
(a) O/LC エマルションモデル　(b) O/LC エマルションのオーダーパラメーター変化

ち、1に近いほどプローブ周辺の運動性が束縛されていることを示す。グリセリン濃度が異なるすべての液晶においてnの増加とともにSnは低下している。これは極性部から遠ざかるにつれ、分子運動性が高まるためである。グリセリンは濃度50％までSnに影響しないが、液晶中のグリセリン濃度が50％を越えるとSnは急激に増加する。高濃度のグリセリンは界面活性剤の水素結合性に基づく相互作用を高めて膜強度を強固にし、これにより多量の油滴を保持したゲル骨格が維持されるものと考えられる。

図17は、Snの変化を液晶および

Ｏ／ＬＣエマルションについて測定した結果である。興味深いのは、各種油剤を添加したＯ／ＬＣエマルション系のSn曲線は、液晶単独系におけるSn曲線と全く同じだという点である。これは多様な油剤の添加に対して、液晶膜の状態がそのまま維持されていることを意味し、液晶相が水相および油相には溶解しない独立した〝相〟として存在していることを示唆している。多様な油剤に対して適用できるという液晶乳化のユニークな性能は、液晶膜が水相や油相とは独立して油／水界面に存在することにより発揮される。

5　機能性化粧品への分子集合体の応用

5-1　αゲルの安定化と新たな化粧品基剤としての可能性

結晶の親水基間に多量の水を保持したαゲルは、ラメラ液晶と類似の層状の会合構造を形成する。しかしながら、αゲル構成分子の運動性は液晶構成分子よりも低いため、液晶のように微細な乳化粒子の生成に用いることはできない。他方、αゲルは乳化安定性、レオロジー特性、水分の保持などに優れた効果を発揮する。疑似セラミドと両親媒性の脂質の組み合わせにより得られたαゲル製剤は、液晶と同様に高い保湿効果を発揮するとともに、優れたバリア機能を発揮するという報告もある[29)]。

一般に、αゲルは熱力学的に不安定であるため、応用場面での安定化が難しい。そこで、ゲル―液晶転移点（Tc）以下で安定なαゲルを形成するモノヘキサデシルリン酸アルギニン（R_{16}MP-Arg）が開発され、乳化やαゲル製剤の調製が試みられている[30)31)]。熱力学的に安定なαゲルの存在はカチオン界面活性剤の4級アンモニウム塩で既に報告されているが、Tc以下のきわめて狭い温度範囲でのみ存在する[32)]。

図18(a)はR_{16}MP-Arg／水系の相図である。約53℃のTc以下の全ての領域でαゲルが形成され、安定に存在するという特異な挙動を示す[33)]。一般にαゲルの生成は、両親媒性化合物と水からなる系をTc以上に加熱して液晶を形成させた後、それをTc以下に冷却することにより行い、過冷却液晶とも言える状態を形成させる。R_{16}MP-Arg／水系のαゲルも同様の方法で形成されるが、特筆すべきことは、Tc以下の温度で無水のR_{16}MP-Arg結晶と水を共存させることにより、Tc以上に加熱することなくR_{16}MP-Arg結晶中に水が取り込まれ、自然に膨潤してαゲル相が形成される点である。この自己膨潤性は0℃～Tcまでの温度で確認され、凍結～解凍を繰り返しても、αゲル状態が維持される。この点から、R_{16}MP-Arg／水系のαゲルは熱力学的に安定であると判断される。系全体がαゲルとなるのは、R_{16}MP-Arg濃度が3～4 wt%程度までで、それ以下の濃度ではゲル相と水相とが分離共存する。

(a)

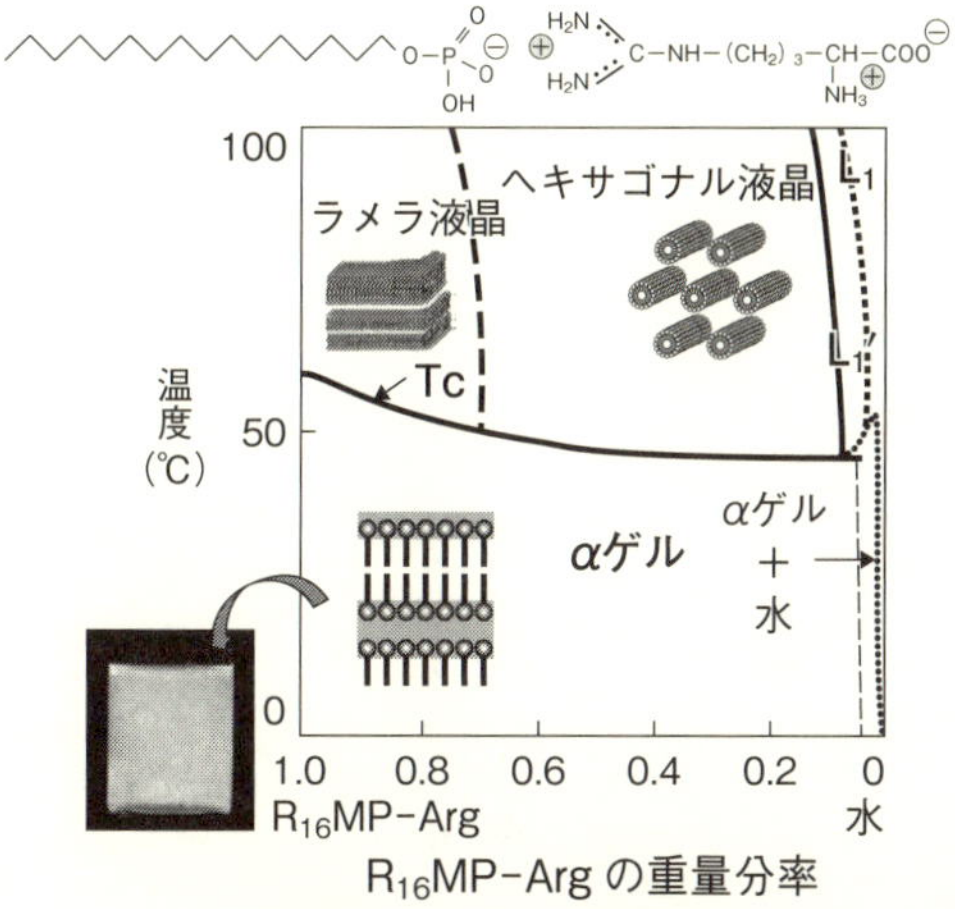

(b)

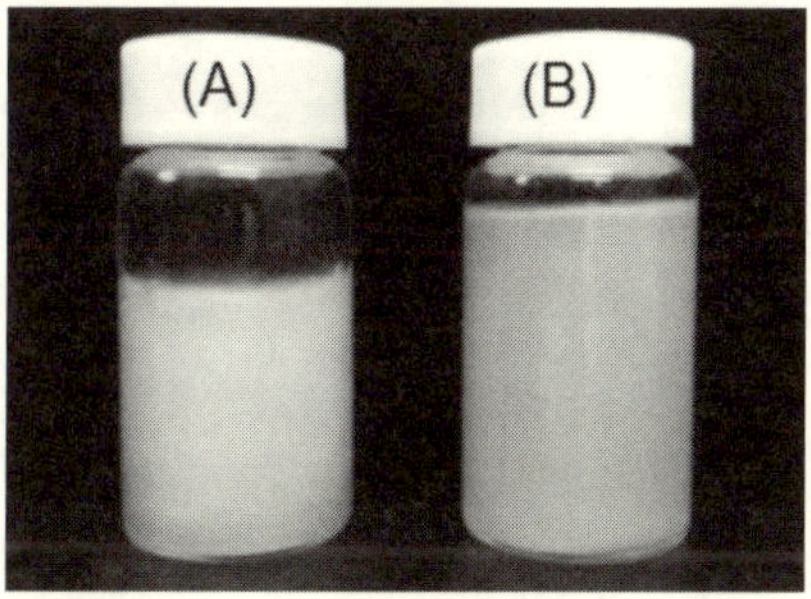

(A)：R_{16}MP-Arg/R_{16}OH/Water (weight ratio：3/3/94)

(B)：R_{16}MP-Arg/R_{16}OH/R_{16}GE/Water (weight ratio：3/3/1/93)

R_{16}OH：ヘキサデカノール、
R_{16}GE：モノヘキサデシルグリセリルエーテル

図 18　モノヘキサデシルリン酸アルギニン/水系の相図および R_{16}MP-Arg/極性脂質/水系で形成される α ゲル

熱力学的に安定なαゲル相を形成するR_{16}MP-Argの特異な挙動は、高級アルコールのような極性脂質共存系でも発揮される。図18(b)はR_{16}MP-Arg／ヘキサデカノール／水（重量比：3/3/94）およびR_{16}MP-Arg／ヘキサデカノール／モノヘキサデシルグリセリルエーテル／水（重量比：3/3/1/93）系を固体極性脂質の融点以上で調製した後、室温に2年間放置したものである。どちらも結晶析出は見られず、多量の水を保持したαゲルの状態が維持されている。極性脂質としては、高級アルコールとの組み合わせが最適で、ヘキサデカノール／R_{16}MP-Argモル比6/1以下のあらゆる比率で、αゲルが安定に保たれる。

R_{16}MP-ArgがTc以下でαゲルを安定に保つ理由を考察してみると、対イオンであるL－アルギニン分子のかさ高さと解離状態が大きく影響をおよぼすものと考えられる。図19に示すようにL－アルギニンはpHにより4つの異なった解離状態をとるが、R_{16}MP-Arg水溶液のpHは約6であるため図中(2)のように3か所が解離した状態にある。これら3つの解離基のうち、ω位のグアニジル基がもっとも強い塩基であるため、ヘキサデシルリン酸の直接の対イオンとなってリン酸基の近くに引き寄せられている。一方、α位のアミノ基とカルボキシル基も解離して末端が双性イオンとなっている。このため、対イオンのL－アルギニンのかさ高さがR_{16}MP-Argの結晶化を抑制する一方で、隣接分子間の強い分子間相互作用が、液晶やゲルのような無限の分子集合体の形成と維持を促すものと考えられる。

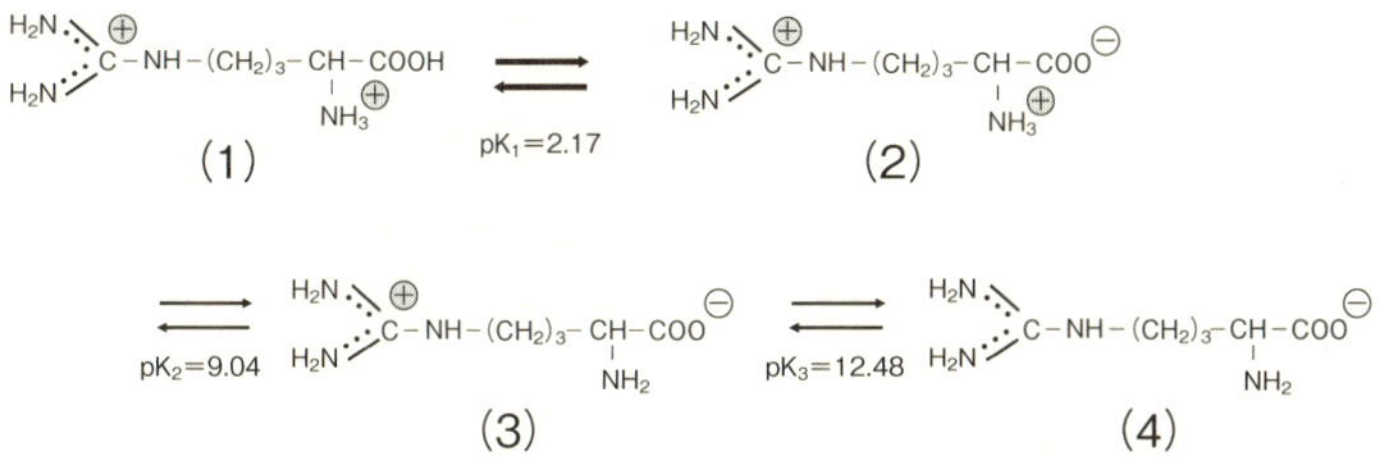

図19　L-アルギニンの解離状態

αゲルは水を保持したペースト状の結晶で、レオロジー特性は層状構造を反映して降伏値を持つ擬塑性流動を示す。皮膚へ適用したときにのびが良く、固体脂としてのさっぱりとした使用感を示す。また、分子のパッキングが緻密であるため、保湿効果の他に優れたバリア機能を示し、スキンケア化粧料のベースとして応用が期待されている。

5-2　マルチラメラエマルションの生成と保湿効果

分子集合体は細胞膜や細胞間脂質など、生体系においても見られる。人の皮膚の最外層である角層には、セラミドを主成分とする角層細胞間脂質が含まれており、体内からの水分蒸散を防いだり(水分保持能)、刺激物の侵入から皮膚を守るといったバリア機能を働かせて健常皮膚の維持に寄与している[34)35)]。

図20に角層細胞間脂質の組成、および電子顕微鏡像とモデル図を示す。モデル図のように細胞間脂質は、層状の会合構造を形成

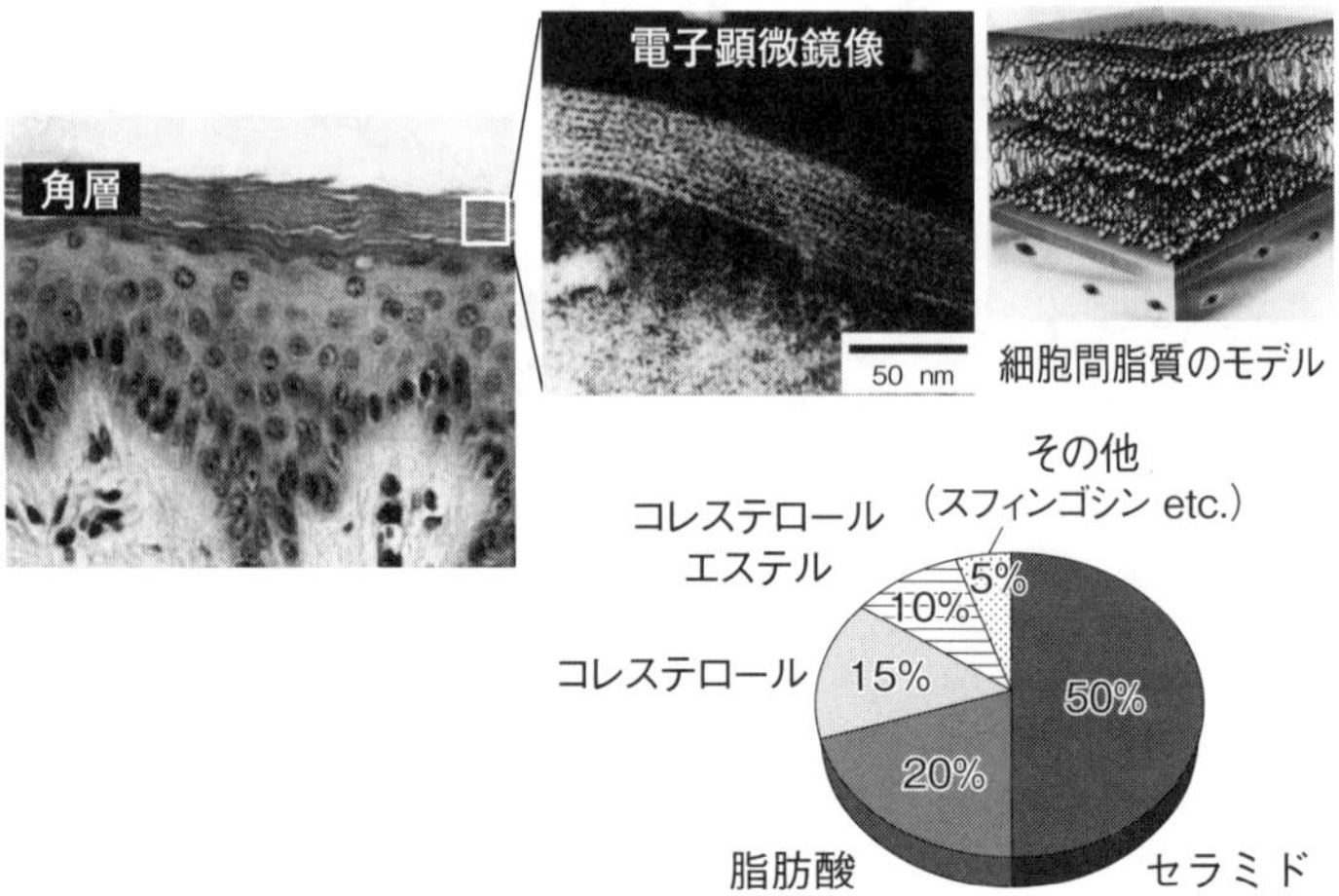

図 20　角層細胞間脂質の組成、電子顕微鏡像（TEM）および模式図

して水分を保持する。水分保持能が低下した荒れ肌に健常皮膚から抽出により取り出した細胞間脂質を外用すると、皮膚の水分保持能が回復する事が確認された[36]。これらの脂質を化粧品の油成分として用いることは興味深い。

皮膚の角層には11タイプのセラミドが含まれているが[37]、いずれも微量存在成分であるため、それを取り出して有効量用いるというのは現実的ではない。そこで、セラミドと類似した化合物である「疑似セラミド」が代替脂質として化粧品のキー成分に用いられている。しかしながら疑似セラミドは飽和直鎖タイプの脂質で、高融点で結晶性が高いため、応用に際しては結晶化の抑制や自己組織性賦与の工夫が必要となる。そのため、細胞間脂

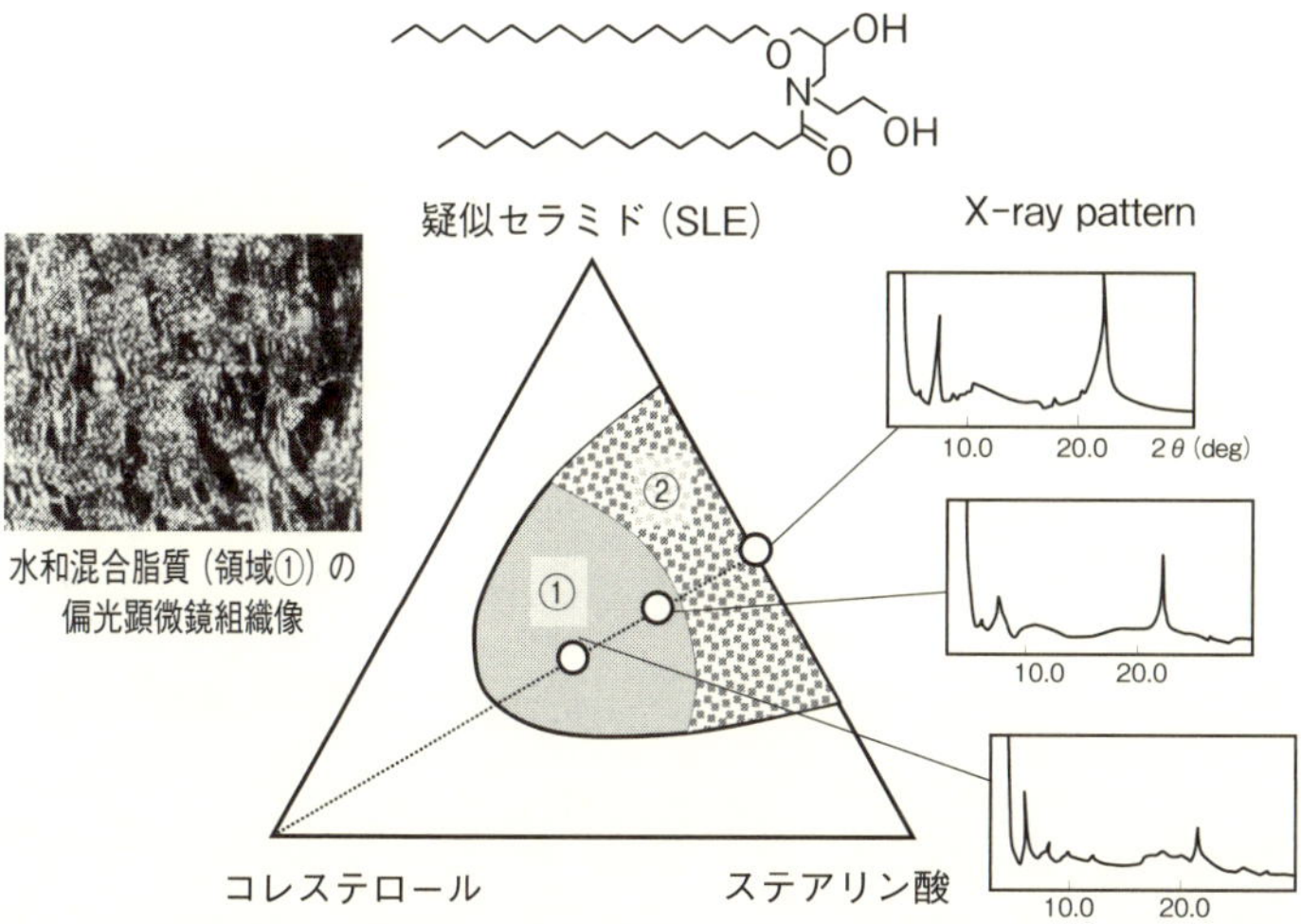

図21　疑似セラミド、ステアリン酸、コレステロールからなる３成分相図中の混合脂質の状態とＸ線散乱パターンおよび領域①の水和脂質の偏光顕微鏡組織像

質を構成している他の両親媒性脂質が導入され、分子間相互作用により疑似セラミドの自己組織性が高められ、層状構造の安定化がなされている[38,39]。

図21に疑似セラミド（SLE）、ステアリン酸、コレステロールからなる混合脂質の状態と、そのX線散乱パターン、および水和混合脂質の偏光顕微鏡組織像を示す。図中、実線で囲まれた領域内ではラメラ構造が形成されるが、ステアリン酸の適量添加によりラメラ構造が安定化されることがわかる。疑似セラミドとステアリン酸の混合脂質にコレステロールを添加していくと、混合脂質の融解エントロピーは著しく低下し、X線散乱曲線の広角領域に散

表2　マルチラメラ型脂質エマルションとプラセボエマルションの組成

	細胞間脂質エマルション	プラセボエマルション
疑似セラミド（SLE）	10.0 wt%	—
ステアリン酸	6.0	—
コレステロール	3.0	—
イソステアリン酸コレステリルエステル	1.0	—
ワセリン	—	20.0
スクワラン	10.0	10.0
R_6R_{10}MP-Arg	0.5	0.5
グリセリン	3.0	3.0
精製水	66.5	66.5
	100.0	100.0

漫なピークが出現し、α結晶の鋭い単一ピークと共存する。これはコレステロール分子が混合脂質の分子の運動性を高めることを意味する。図21に示すように、疑似セラミド／ステアリン酸／コレステロールの水和混合脂質の光学組織像は、ラメラ構造に特有なマルテーゼクロスのモザイク像である。この混合脂質を人工角層細胞間脂質としてエマルション処方へ応用した。

脂質エマルションとプラセボのワセリンエマルションは、種々の油剤に応用できる液晶乳化を用いて表2の処方に従って調製した。図22は、疑似セラミドと極性脂質を主成分とする脂質エマルションの外観および偏光顕微鏡像である。脂質エマルションの外観はプラセボのような通常のエマルションと同様であるが、個々の乳化粒子は光学異方性を示している。図23は電子顕微鏡の凍結割断法（Cryo-SEM）観察の結果であるが、マルチラメラ構造の形成が認められる[39]。

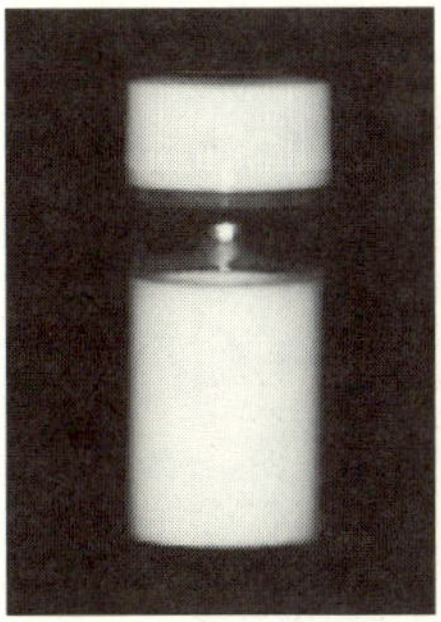

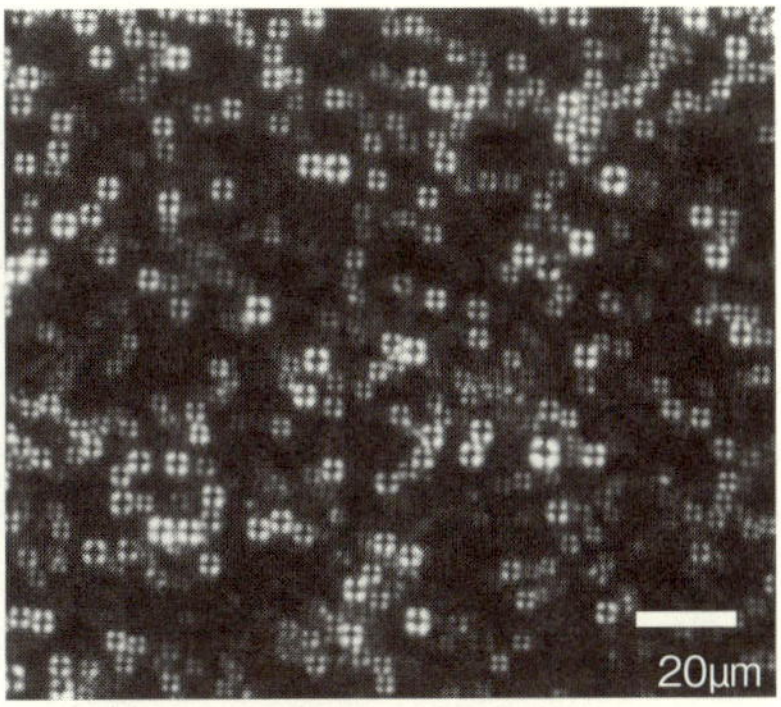

偏光顕微鏡像（直交ニコル下）

図22　脂質エマルションの外観と偏光顕微鏡像

脂質エマルションを乾燥荒れ肌に適用すると、皮膚の水分保持機能を示す指標である皮膚表面コンダクタンス値が健常肌レベルに回復し、肌荒れが改善されることが確認された。さらに人の前腕部から直接生検剥離した角層シートを用いて、示差走査熱量分析（DSC）により角層の結合水分量を調べた（図24）。角層の結合水含有量は、異なる湿度下で1日間保存した角質層シートの融解エンタルピー（ΔH）を水の含有量に対してプロットし、その外挿から求める。図25はエマルション適用による角層結合水分量の変化を示している。健常皮膚の角層には約30 wt%の水が結合水として存在することが知られているが、細胞間脂質除去によって誘発される乾燥荒れ肌では、それが約19 wt%まで低下する[40]。結合水量が低下した皮膚にマルチラメラ型脂質エマルションを適用すると、結合水は健常皮膚レベルまで回復する。他方、

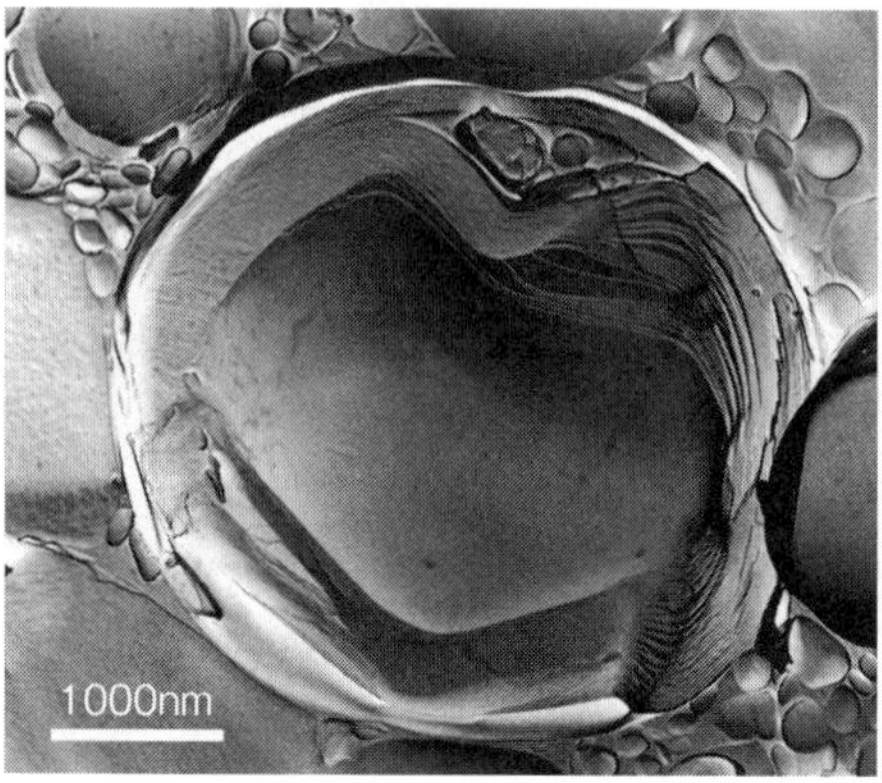

図23　脂質エマルションの電子顕微鏡（CEM）像

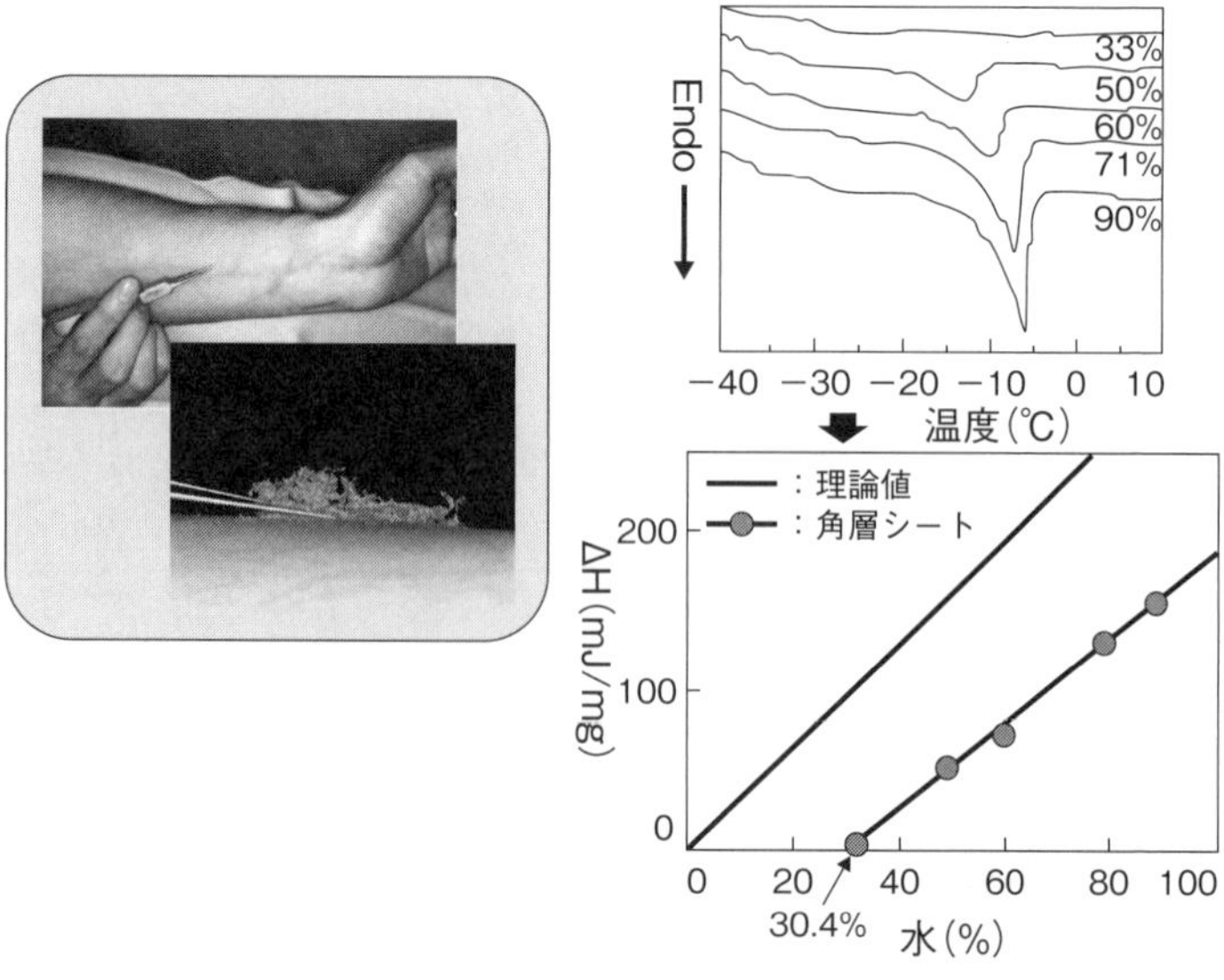

図24　角層シートの剥離とDSCによる角層結合水分量の測定

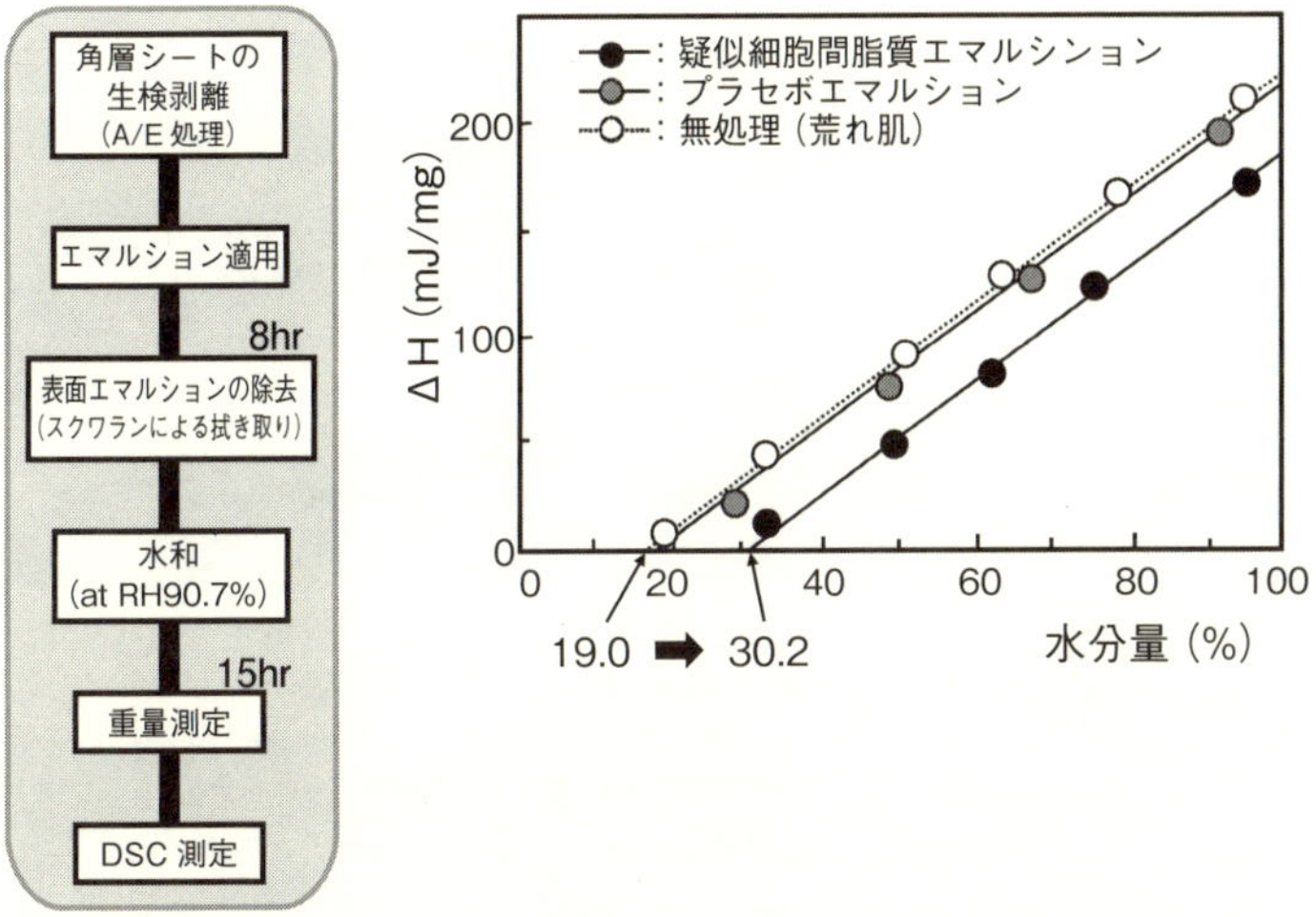

図25　エマルション適用による角層結合水分量の変化

プラセボエマルションによる処理では、結合水の回復は認められない。これは、角質層に浸透し、構造内に水を保持する脂質エマルション油相の自己組織性によって発揮される。

荒れ肌の角層細胞間の電子顕微鏡（ＴＥＭ）画像には空隙が観察されるが、脂質エマルションを適用した後はラメラ構造の再構築が認められる（図26）。マルチラメラエマルションは、角層の細胞間脂質と同様の機構で皮膚の保湿効果を補う。

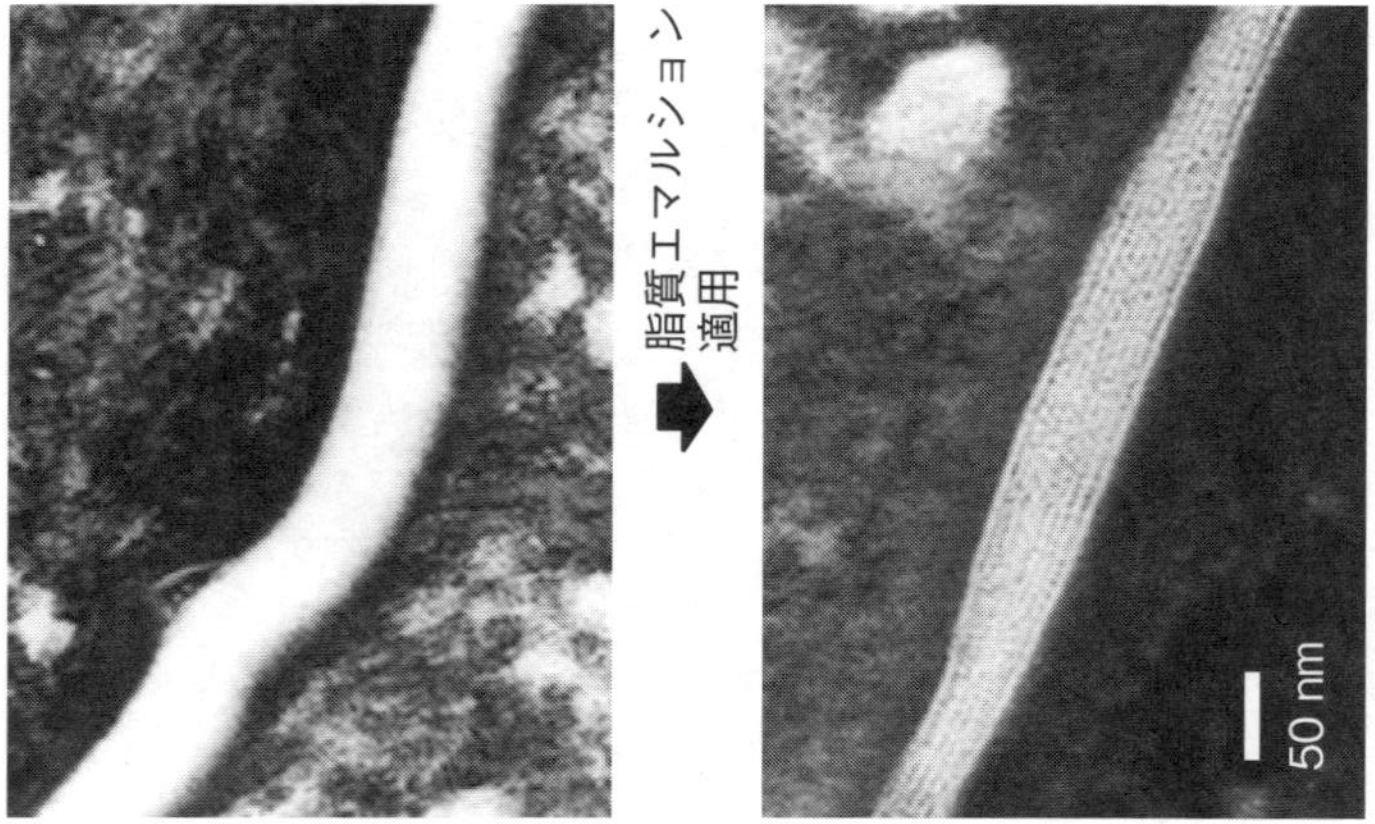

図 26　脂質エマルションを適用によるラメラ構造の再構築

参考文献

1) Hassn, S., Rowe, E. and Tiddy, G. J.　T., Surfactant Liquid Crystals Chapter 21 in：Handbook of Applied Surface and Colloid Chem., Holmberg, K., Shah, D. O. and Schwuger, M. J.,(Eds.), John Wiley & Sons Ltd,(2002) 465-508.

2) Friberg, S., Jansson, P. O., and Cederberg, E., Surfactant association structure and emulsion stability, J. Colloid Interface Sci., 55,(1976) 614-623.

3) Friberg, S., and Solans, C., Surfactant association structures and the stability of emulsions and

forms, Langmuir, 2,(1986) 121–126.
4) Suzuki, T., Fukasawa, J., Iwai, H., Sugai, I., Yamashita, O. and Kawamata, A., Multilamellar emulsion of stratum corneum lipid : Formation mechanism and its skin care effects, Proc. 17th IFSCC Congress Yokohama vol. 1,(1992) 3–28.
5) Iwai, H., Fukasawa, J., and Suzuki, T., A liquid crystal application in skin care cosmetics, Int. J. Cosmet. Sci., 20 (2),(1998) 87–102.
6) Hyde, S. T., Identification of Lyotropic Liquid Crystalline Mesophases Chapter 16 : in Hand Book of Applied Surface and Colloid Chemistry,(Vol. 2), Hormberg, K.,(Ed), John Wiley & Sons, Chichester,(2002) 299–332.
7) Israelachvili, J. N., Mitchell, D. J., and Ninham, B, Theory of self-assembly of hydrocarbon amphiphiles into micelles and bilayers, J. Chem. Soc. Faraday Trans 2, 72,(1976) 1525–1568.
8) Israelachvili, J. N., The science and applications of emulsions-an overview, Colloids and Surfaces A : Physicochemical and Engineering Aspects, 91,(1994) 1–8.
9) Jonsson, B., Lindman, B., Holmberg, K., and Kronberg, B., Surfactants and Polymers in Aqueous Solution, Wiley, New York, Chap. 3 (1998).
10) Luzzati, V., Biological Membranes (Chap. 3), Chapman, D.,(Ed.), Academic Press, London and New York, 71–123 (1968).
11) Fontell, K., X-ray diffraction by liquid crystals and amphiphilic systems : in Liquid Crystals and Plastic Crystals, Gray, G. W. and Winsor, P. A.,(Eds.), vol. 2 (Chap. 4), Ellis Horwood,(1974) 80–109.
12) Bouwstra, J. A., Gooris, G. S., van der Spek, J. A., Bras, W., The structure of human stratum corneum as determined by small angle X-ray scattering. J. Invest. Dermatol., 96 (1991) 1006–1014.
13) Larsson, K. and Krog, N., Structural properties of the lipid-water gel phase : in Chemistry and

Physics of Lipids Vol. 10 (2), North-Holland Publ. Co,(1973) 177–180.

14) Barry, B. W, Rheology of emulsions stabilized by sodium dodecyl sulfate/long-chain alcohols, J. Colloid Interface Sci., 32,(1970) 551–560.

15) Fukushima, S., Takahashi, M., Yamaguchi, M., Effect of cetostearyl alcohol on stabilization of oil-in-water emulsion I., Difference in the effect by mixing cetyl alcohol with stearyl alcohol, J. Colloid Interface Sci., 57,(1976) 201–205.

16) Fukushima, S., Yamaguchi, M., Harusawa, F., Effect of cetostearyl alcohol on stabilization of oil-in-water emulsion II., Relation between crystal form of the alcohol and stability of the emulsion, J. Colloid Interface Sci., 59,(1977) 159–165.

17) 鈴木敏幸，塘　久夫，石田篤郎，エマルション中に形成される二次粒子；形成機構と物性への影響，日化，1983 (3)，337–344. ；Suzuki, T., Tsutsumi, H., Ishida, Secondary droplet emulsion；Effects of liquid crystal formation in O/W emulsion, J. Dispersion Sci. Technol. 5,(1984) 119–141.

18) 鈴木敏幸，甲斐正信，石田篤郎，エタノールを含有する安定な低粘度O/Wエマルションの生成機構：乳化過程におけるエタノールの影響，油化学，34 (11)，(1985) 938–945.；Suzuki, T., Emulsions and Gels：in Electrical Phenomena at Interfaces, Ohshima, H. and Furusawa, K.,(Eds.), Marcel Dekker Inc., New York Chap 29,(1998) 553–568.

19) Saito, H. and Shinoda, K., The stability of W/O type emulsions as a function of temperature and of the hydrophilic chain length of the emulsifier, J. Colloid Interface Sci., 32,(1970) 647–651.

20) Solans, C., Pons, R. and Kunieda, H., Overview of basic aspects of microemulsions：in Industrial Application of Microemulsions, Solans, C. snd Kunieda, H.(Eds.), Marcel Dekker, New York, (1997) 1–19.

21) Suzuki, T., Takei, H. and Yamazaki, S., Formation of fine three-phase emulsions by liquid crystal

emulsification method with arginine β-branched monoalkyl phosphate, J. Colloid Interface Sci. 129,(1989) 491–500.
22) Suzuki, T. and Iwai, H., Formation of lipid emulsions and clear gels by liquid crystal emulsification, IFSCC Magazine 9 (3),(2006) 183–194.
23) Suzuki, T., Yoda, K., Iwai, H., Fukuda, K. and Hotta, H., Multiphase emulsions by liquid crystal emulsification and their application, ; in Studies in Surface Science and Catalysis Vol. 132, (2001) 1025–1030.(Proc. International Conference on Colloid and Surface Science, 25th Anniversary of the Division of Colloid and Surface Chemistry, Chemical Society of Japan, Tokyo Japan)
24) 依田恵子，柴田雅史，鈴木敏幸，液晶乳化法による多相エマルションの調製とその応用，色材，77 (7)，(2004) 309–313.
25) Berliner, L. J., Spin Labeling : Theory and Applications (Vol. 1), Academic Press, New York and London (1976).
26) Hubbell, W. L., McConnell H. M., Molecular motion in spin-labeled phospholipids and membranes, J. Am. Chem. Soc., 93 (2),(1971) 314–326.
27) Tajima, K., Imai, Y., Horiuchi, T., Koshinuma, M. and A. Nakamura, A., ESR study on DMPC and DMPG bilayers in the ($L_\alpha + H_2O$) phase, Langmuir, 12,(1996) 6651.
28) Shioya, Y., Suzuki, Y. and Tsutsumi, H., Electron spin resonance study on the orientation of 5-doxyl stearic acid in water-in-oil emulsion, J. Japan Oil Chem. Soc.(Yukagaku), 44,(1995) 16–22.
29) 織田政紀，内山雅晋，花本智子，山下　修，内藤　智，竹内勝彦，片山　靖，田邊久輝，福田啓一，岡田譲二，擬似セラミドから成る高含水αゲルが肌上に形成する擬似細胞間脂質膜，J. SCCJ，46 (1)，(2012) 25–32.
30) 鈴木敏幸，ゲルを中心とした乳化技術の進歩，Fragrance Journal，No. 412 (10)，(2014) 12–20.

31) 田中佳祐，鈴木敏幸，高純度長鎖モノアルキルリン酸塩の特異な会合挙動，オレオサイエンス 15（1），(2015) 5-10
32) Kodama, M. and Seki, S., Thermoanalytical investigation on the coagel-gel-liquid crystal transition in some water-amphiphile systems, Progr. Colloid & Polymer Sci., 68,(1983) 158-162.
33) 鈴木敏幸，武居ひろ子，リン酸の長鎖モノアルキルエステル塩の溶解挙動と会合構造，日化，1986（5），633-640.
34) Elias, P. M.：Lipids and the epidermal permeability barrier. Arch. Dermatol. Res., 270, 95-117（1981）
35) Lampe, M. A., Burlingame, A. L., Whitney, J., Williams, M. I., Brown, B. E., Roitman, E. and Elias, P. M.：Human stratum corneum lipids；characterization and regional variations. J. Lipid Res., 24, 120-130（1983）
36) Imokawa, G. and Hattori, M.：A possible function of structural lipids in the water-holding properties of the stratum corneum. J. Invest. Dermatol. 84, 282-284（1985）
37) Masukawa, Y., et. al, Characterization of overall ceramide species in human stratum corneum, J. Lipid Res., 49（7),(2008) 1466-1476.
38) Suzuki, T., Fukasawa, J., Iwai, H., Sugai, I., Yamashita, O. and Kawamata, A.：Multilamellar emulsion of stratum corneum lipid；Formation mechanism and its skin care effects. Proc. 17th IFSCC Congress Yokohama vol. 1, 3-28（1992）
39) 鈴木敏幸，芋川玄爾，川俣　章，合成セラミドを主成分とする生体脂質類似皮膚化粧料の開発，日化，1993（10），1107-1117.
40) Imokawa, G., Kuno, H. and Kawai, M., Stratum Corneum Lipids Serve as a Bound-Water Modulator. J. Invest. Dermatol. 96, 845-851（1991）.

コラム：05　〝物質の5態〟と液晶

物質には、固体（結晶）、液体、気体の3態があると、高校で習う。この3態の中に、液晶は含まれていない。名称からも想像できるように、液晶とは液体と結晶の中間の状態で、液体の流れるという性質を有し、結晶の分子配列の規則性を残している状態である。実は、液体と結晶の中間の状態には、液晶とは逆に、結晶の硬い（流れない）性質と、液体の出鱈目な分子配列を持った、もう一つの状態がある。それをガラス状態（またはアモルファス状態）と呼んでいる。ガラス状態は、液体の物質を急速に冷却し、結晶化する時間を与えずに凍結した場合に得られる。窓ガラスは、結晶（石英）になる前に素早く冷却されて、液体状態の不規則さのまま固まったものである。これら二つの中間状態を含めた、〝物質の5態〟を、分子配列の秩序度（規則性）と流動性を軸として整理したのが図である。これら〝5態〟の中で、ガラス状態だけは、熱力学的に安定な平衡状態ではない。

液晶は、結晶の分子配列の秩序が崩れ、液体になる途中で現れる。結晶の分子配列を崩す方法に二種類ある。一つは温度を上げる方法で、もう一つは溶媒を加える方法である。温度で秩序を崩してできる液晶をサーモトロピック（thermotropic）液晶、溶媒の添加によってできる液晶をリオトロピック（lyotropic）液晶という。テレビ等のディスプレーに使われる液晶はサーモトロピック液晶で、界面活性剤の作る液晶は専らリオトロピック液晶である。この場合の溶媒は、勿論、水である。

どんな物質でも、結晶から液体に移る途中で液晶が出現するわけではない。大抵の物質は、結晶から

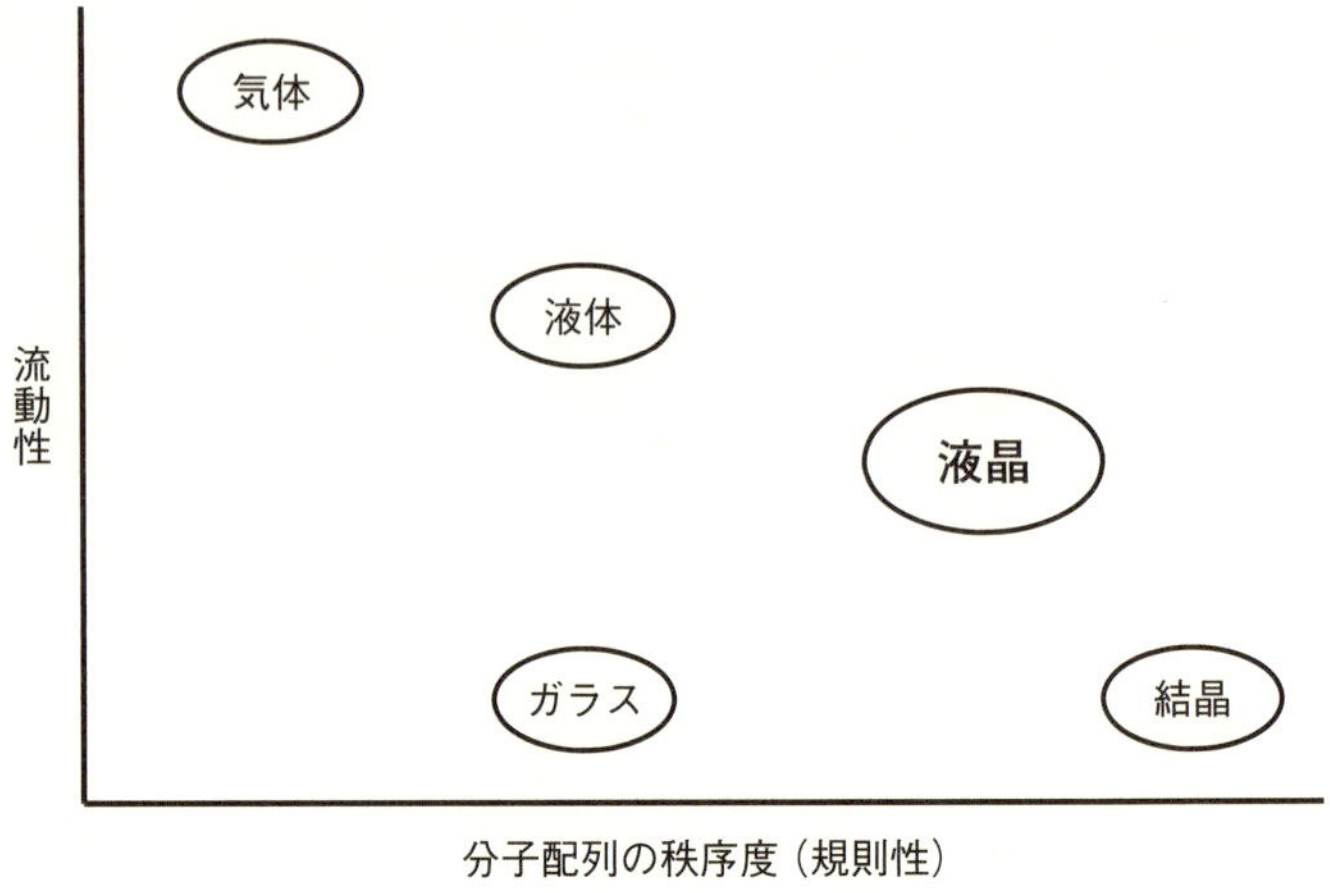

“物質の５態”中の液晶の位置づけ

液体（リオトロピックの場合は溶液）に直接変化する。液晶が出現する物質の分子は、細長い形をしている。温度が上昇して秩序が崩れる時、細長い分子が回転するのは互いに引っ掛かって大変抵抗が大きい（エントロピー変化が大き過ぎる）。それ故に、まずは分子が擦れ合う動き（ずり運動）をする。つまり、分子の配向の秩序は残したまま流動性を持つことになるのである。もっと温度が上がれば、回転運動も可能になり、秩序を完全に失った液体に転移する。界面活性剤のリオトロピック液晶の場合は、界面活性剤分子が作る棒状ミセルや板状ミセルが、細長い分子と同様の振る舞いをすることになる。

（辻井　薫）

第７章

リポソームの化粧品への応用

姫野達也
紺野義一
内藤　昇

1　はじめに

生体由来成分であるリン脂質は皮膚親和性や安全性のみならず、高い機能性を兼ね備えた化粧品素材として広く使用されている。リン脂質は、水溶液中に分散させると、内部に水相を有するマイクロカプセル様の閉鎖小胞であるリポソームを形成する。

リポソームは皮膚の最外層である角層に対して高い浸透貯留性を有するとともに、皮膚への親和性が低い水溶性の有効成分や薬剤の皮膚親和性の改善など多くの利点を有し、経皮吸収製剤として非常に有用であると考えられている。また、リポソームは目的に応じて多種多様な物質を封入できるように設計することもできる。

これらリポソームはこれまで様々な用途を想定した、数多くの研究がなされている。主なものには生体膜モデルとしての利用、免疫学への応用、マイクロカプセルとしての応用、遺伝子工学としての応用、人工赤血球への応用等が有り、関連論文数も年々増加している。特に医薬品分野では薬物送達システム（drug delivery-system）としての応用研究が盛んに行われている。化粧品分野での研究としては、外用剤としての応用研究と[1)2)]、眼粘膜モデルに代表される擬似生体膜としての安全性評価研究に代表される[3)]。

このように化粧品分野でも注目を集めているリポソームであるが、製品として上市されているものはまだ少ない。その理由の1つに、リポソームの構造が不安定で長期保存が難しいことが挙げられる。また、リポソームの経皮吸収効果について多くの研究が発表されているが、実験条件が異なるため、明確な結論は出ていない。本章では、リポソームの構成成分であるリン脂質についての物理化学的特性を述べるとともに、化粧品におけるリポソームの製剤化技術及びその有用性に関する研究を中心に述べる。

2　リン脂質の特性

リン脂質は生体膜（細胞や細胞小器官と外界との境界にある膜）の構成成分として、自然界に広く存在し、主な基原として、植物系では大豆、動物系では卵黄が挙げられる。大豆リン脂質は大量かつ安価に入手できる利点を持つのに対し、卵黄リン脂質は乳化作用のあるホスファチジルコリン（PC）が大豆リン脂質よりも高濃度に含まれるという特徴をもつ。

これら天然のリン脂質は不飽和脂肪酸基を有するため、酸化などにより保存安定性に問題が生じることが多い。化粧品はその特性上、消費者の使用条件、店頭での保管条件等を考慮し、長期間室温を中心とした幅広い温度領域でその品質を保証する必要がある。そのため、

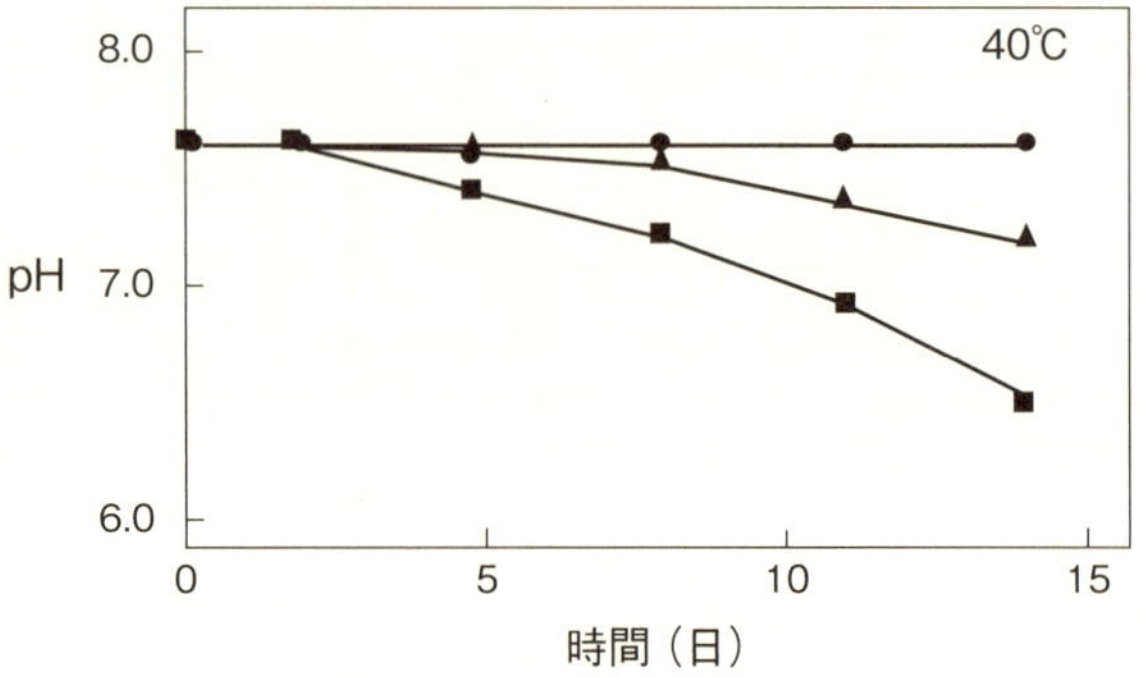

ー▲ー：部分水添大豆 PC
（10mM，ヨウ素価：2.5-10.0g/100g）
ー●ー：部分水添大豆 PC＋窒素置換
ー■ー：卵黄 PC
（10mM，ヨウ素価：66g/100g，POV：1.6meq/kg）

図１　リポソーム溶液の pH 変化

天然のリン脂質を化粧品に用いる際には、酸化安定性を確保する（酸化しにくくする）とともに、水分散系で物理的変化（凝集・沈降など）および化学的変化（変色・変臭・脂質分解など）を抑制しなければならない。

酸化安定性に関して、リン脂質の水分散溶液のpH低下は主にリン脂質の酸化反応で誘導されており、その安定性に関して、高い水素添加度と構成不飽和脂肪酸の過酸化物価が低いことが必要である（図1）。すなわち、天然のリン脂質を化粧品に用いる場合は、酸素・熱・光などに対して、高度に水素添加された化学的に安定なものを選択するべきである。リン脂質の種類によっても異なるが、荷電物質の影響はリン脂質の加水分解に、また界面活性剤では膜への吸脱着による膜の破壊

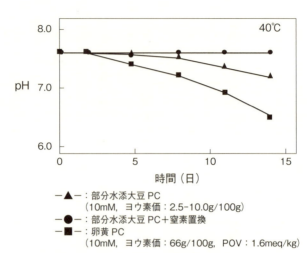

が見られるなど、安定性に大きく影響するため、慎重な選定が要求される。

また、化粧品用途でリポソームを検討する上では、リポソームを構成するリン脂質自体が保湿性をもつということも大きな利点の1つである。リン脂質の主要な構成成分であるホスファチジルコリンは、1モルあたり10モルの水分子と水和し、ラメラ液晶を形成する。また、示差熱走査分析（DSC）により、ジステアロイルホスファチジルコリンの熱量変化に対する水分含量の影響を検討した結果、ホスファチジルコリンに対し約20％（w/w）の結合水を有するという報告もあり[4]、リン脂質自身が保湿剤として有効な成分であることが分かる。さらに、リン脂質の保湿性を皮膚柔軟効果の観点から研究した例では[5]、対照として用いたグリセリン単独系よりも、リン脂質添加系では皮膚柔軟効果が高く、持続性があることが認められている。

3　リポソーム

1960年代中ごろ、イギリスのバンガム（Bangham）は生体膜の構成成分の1つであるリン脂質を単離し、これを水中に分散させると、閉鎖型の小胞体を形成することを見出した[6)7)]。

このリン脂質からなる小胞体は脂質 *lipo* と細胞体 *soma* の合成語である『リポソーム』

と称された。一般に二分子膜より構成されるカプセルはベシクルと呼ばれ、構成分子としてはリン脂質のほかに非イオン界面活性剤や不飽和脂肪酸等が知られている。これらの構成分子は一般的にシリンダー型の構造を有し、親油基、親水基のバランスがとれており、水中で液晶ないしゲル構造を有するものが多い。

ところで、欧米市場においては、1980年代後半からいわゆるリポソーム様化粧料が製品化されている。これはリポソーム製剤が生体由来成分であるリン脂質から構成され、化粧品として用いても数々の利点が考えられるからである。しかしこれらの製品はリポソーム様のサスペンジョンを通常の化粧品に添加したレベルのものであり、リン脂質の精製度も低く、リポソーム形態を維持しているものはほとんどなかった。

日本国内においても状況は同様であり、更には経皮吸収を促進する可能性も指摘されたため、製品としてリポソーム製剤を標榜するためには安定性や安全性に於いて一定の基準を設ける必要性が生じてきた。そこで当時の日本の厚生省は、リポソーム製剤の承認基準を設定した[8)]。この基準を初めてクリアした製品は1992年にコスメデコルテ化粧液としてコーセーより上市されている。

4　リポソームの形成条件について

リポソームの形成条件は一般的にベシクルの形成理論から考えることができる。ベシクルの形成成分の1つである界面活性剤は水溶液中に溶解すると，水と油の界面に親水基を水相に，親油基を油相に向けて配向する。また水相中に単一分子（モノマー）としても分散するが，その両親媒的性質のため通常の親水性物質に比してモノマーとしての水溶性は極めて小さい。表面過剰濃度が飽和に達すると，それ以降は，濃度が増加すると，一般の分子分散とは異なり，ミセルと呼ばれる分子会合体を生成する。ミセルは界面活性剤同士が親水基を水側（外側）に疎水基を内側にして自己組織化した会合体である。このミセル生成の始まる濃度を臨界ミセル濃度（Critical Micelle Concentration：CMC）という。界面活性剤はさらに濃度が高くなると様々な自己組織体を形成する。

界面活性剤の分子構造と自己組織体の集合構造を関連づける有用な指針として臨界充填パラメーター（Critical Packing Parameter：CPP）がある。これはイスラエルアチヴィリらより提唱され次の式で表される[9]。

$$\mathrm{CPP} = \frac{V_L}{a_s \cdot l}$$

V_Lは自己組織体中での単位界面活性剤分子の疎水基の体積、lは疎水基の長さ、a_sは疎水基と親水基の界面における有効断面積である。CPPは疎水性が強いほど、大きな値を示す。CPPは自己組織体の曲率を表すパラメーターであり、CPP＞1は負の曲率、CPP＜1は正の曲率を持ち、界面活性剤のCPP＝1となるときに二分子膜であるラメラ構造が形成される。さらにそのシートが大きくなると表面張力によるエネルギー損失が大きくなる。この二分子膜の円形ディスクの縁の線エネルギーは

$$E_{disk} = 2\pi R_D \gamma$$

で表せる。ここで、R_Dはディスク半径、γは線張力である。このエネルギー損失を補うために、二分子膜のシートが殻状に閉じ、ベシクルが形成される。ベシクルが形成されるときに

曲げエネルギー

$$E_{bend}=8\pi\kappa$$

が発生する。ここで、κ は曲げ係数である。線エネルギーE_{disk} よりも曲げエネルギーE_{bend} が小さいときにディスクは曲げられてベシクルが形成される。このときの最小半径は、

$$R_D=\frac{4\kappa}{\gamma}$$

である。ディスク面積とベシクルの表面積が同じであるとすると、ベシクル半径 R_V は

$$R_V=\frac{2\kappa}{\gamma}$$

となる。よって、ベシクルは二分子膜の曲げ係数が低く、表面張力が高いときに容易に形成されることがわかる。このようにして1枚の二分子膜からできている「一枚膜ベシクル（ULV）」と、何重にもかさなって同心円状の構造をした多重層ベシクルである「マルチラメラベシクル（MLV）」が形成される。

5 リポソーム形態について

リン脂質は、リポソーム以外にも、脂肪乳剤（リピッドマイクロスフェアー）のようなDDS製剤に用いられている。これはリン脂質を用いて水系溶媒中に脂肪分を微分散させたO/W型エマルションである。この製剤は液滴中に脂肪分や脂溶性薬剤を保持させたもので、リポソームのように水溶性成分や保湿剤等を内包させることはできない。

一方、リポソームは水溶性成分を内包させると同時に、構成二分子膜中や膜表面に脂溶性、難溶性薬剤も保持することが可能である。さらに膜内に糖や荷電物質を組み入れることで、pHやイオン、酵素等に応答する機能も付加することができる。

表1にリポソームの形態的分類を示す。化粧用基剤としてリポソームを用いる場合、内水

表1　リポソームの形態的な分類

- 多数膜リポソーム［サイズ：0.1～数 μm］
  - 多数膜リポソーム（multilamellar vesicle；MLV）
  - 数枚膜リポソーム（oligolamellar vesicle；OLV）
  - 多相リポソーム（multivesicular liposome）
- 一枚膜リポソーム
  - 小さな一枚膜リポソーム［サイズ：0.02～0.1 μm］（small unilamellar vesicle；SUV）
  - 大きな一枚膜リポソーム［サイズ：0.1～1.0 μm］（large unilamellar vesicle；LUV）
  - 巨大一枚膜リポソーム［サイズ：数 μm 以上］（giant unilamellar vesicle；GUV）

相に保持できる薬剤量（内包率で表す）、室温を中心とした幅広い温度領域での長期保存安定性が要求される。水溶性の薬物を高濃度で保持させるためには内包率35～65％に達する大きな一枚膜リポソーム（ベシクル）（LUV）や巨大一枚膜リポソーム（GUV）が有利である[10]。小さい一枚膜リポソーム（SUV）の内包率は0・5～1・0％に過ぎない。医療用途の外用剤としてリポソームを用いる場合、膜構造が壊れると保持していた成分が一度に漏出する一枚膜リポソームのほうが目的にかなっているが、化粧品用途では、構造的に安定な多数膜リポソーム（MLV）のほうが適していると思われる。用途に応じてどのリポソーム形態を選択するかについては検討する必

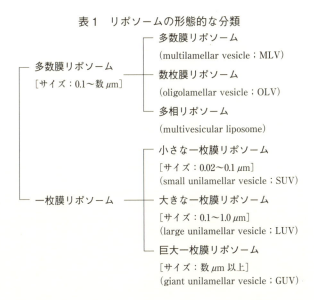

要があるが、化粧料におけるリポソーム製剤としては、凝集や沈殿などを起こしにくく、ある程度の保持効率を確保でき、また角層への浸透性などを考慮した比較的サイズの小さな多数膜リポソーム（ＭＬＶ）がもっとも形態的に適していると思われる。さらに、調製法が簡便で、大量生産において特殊な操作を必要としない点もメリットが大きいと考えられる。

6　リポソームの安定性について

6－1　リポソームの安定性に影響を及ぼす因子

リポソームを構成するリン脂質（主にはホスファチジルコリン）には、前述したように、物理的・化学的変化が少ないことが必要とされる。水分散系でのリポソームの長期保存安定性を保つ手段として、①リン脂質の過酸化物価や酸化物価が低いこと、②窒素置換を充分に行うこと、③初期のpHを6～7に設定すること、④等張化剤として糖または多価アルコールを用いることが一般的である。また、リポソームの安定性を保つためには、リン脂質の化学的安定性と同時にリポソーム膜の物理的安定性も不可欠である。

リン脂質の化学的安定性を保つためには、ホスファチジルコリンの純度が高いことは不可欠の条件であり[11]、さらにはリン脂質を構成している脂肪酸に僅かでも不飽和部分が存在しないことが重要であることが示唆されている[12]。たとえ僅かであっても脂肪酸部に不飽和が存在すると、経時的なpH低下をきたし、さらには分散物の凝集や変臭といった変化を引き起こす。飽和脂肪酸からなるリン脂質は、常温領域にTc（ゲル-液晶相転移温度）をもつことから、この温度領域では脂質二分子膜の相状態が変化し、内包成分の漏出やリポソーム自身の凝集を引き起こす。これを抑制する方法としては、コレステロールの添加が有効である。コレステロールは脂質のTc以下ではリン脂質の疎水基間の相互作用を弱め、Tc以上ではこれを強めるため膜を安定化し内包した薬剤の膜透過性を抑制する、ということはよく知られている。リン脂質とコレステロールの配合比率はリン脂質1モルに対し0・2モル以上のコレステロールを添加することで安定化効果が得られる。同様に、フィトステロールを添加したリポソームでも、リン脂質1モルに対し0・25モル以上を添加することで、Tcが消失することが報告されている[13]。

コレステロールの添加はリポソームの膜流動性を抑制し、リン脂質自体の加水分解を防ぐ効果もあるので長期安定性の確保には有効である[12]。しかし、グルコースのような低分子量で水溶性の物質を飽和脂肪酸からなるリポソームに内包させた場合、コレステロールの配合モル比が0・2付近だと、逆に膜透過性が上がるため、内包成分の分子量や解離状態等の物

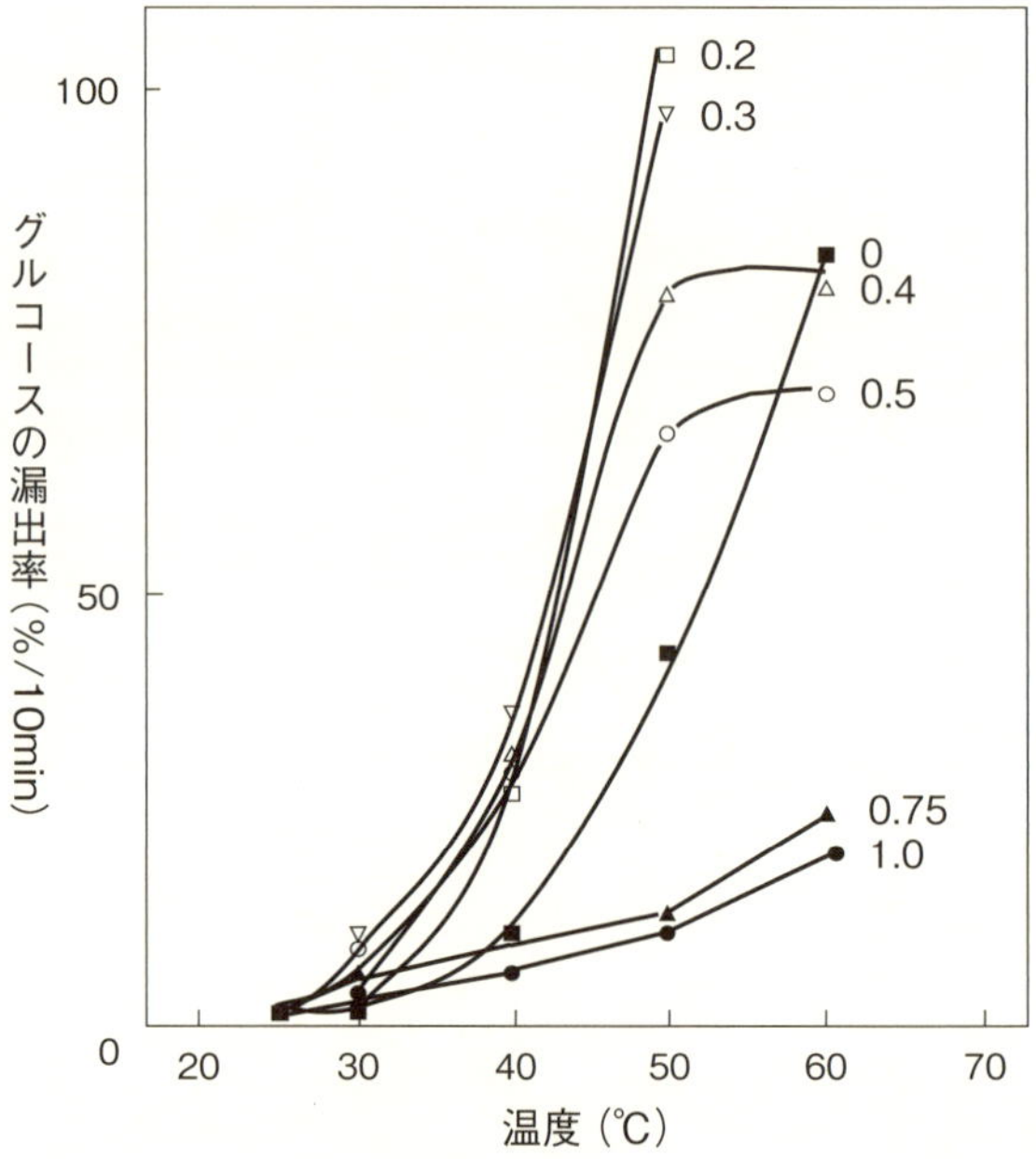

図２　グルコースの漏出に及ぼすコレステロールの影響

理化学的性質を把握した上で添加濃度を決める必要がある（図2）[11]。さらに、コレステロールによるリポソームの安定化効果を、内包した薬剤の保持率によって評価した事例を紹介する。内藤ら[14]は、コレステロールによるリポソームの安定化効果を内包薬剤（アスコルビルリン酸マグネシウム（VC-PMG））の保持率によって評価を行っている。図3、4にVC-PMGを内包したリポソームを40℃で、6ヶ月保存したときの保持率と平均粒子径の変化を示す。内包薬剤は初期値に対して約80%の

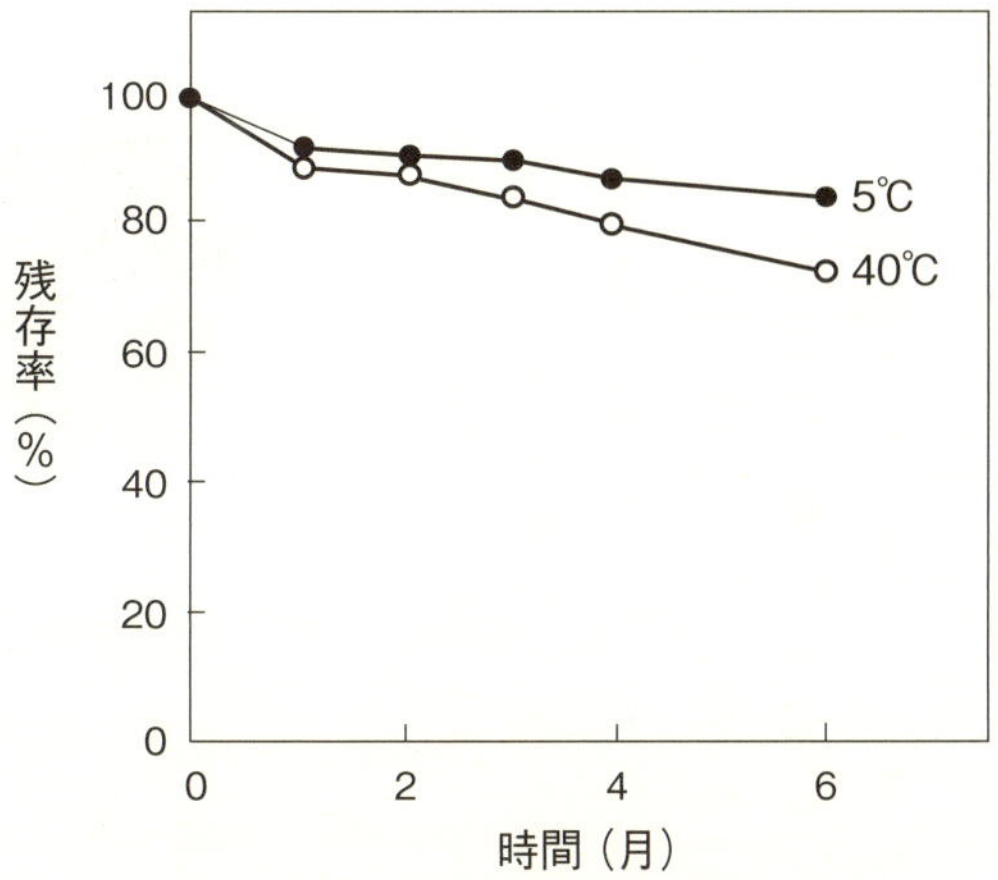

図3　VC-PMGの保持率の経時変化

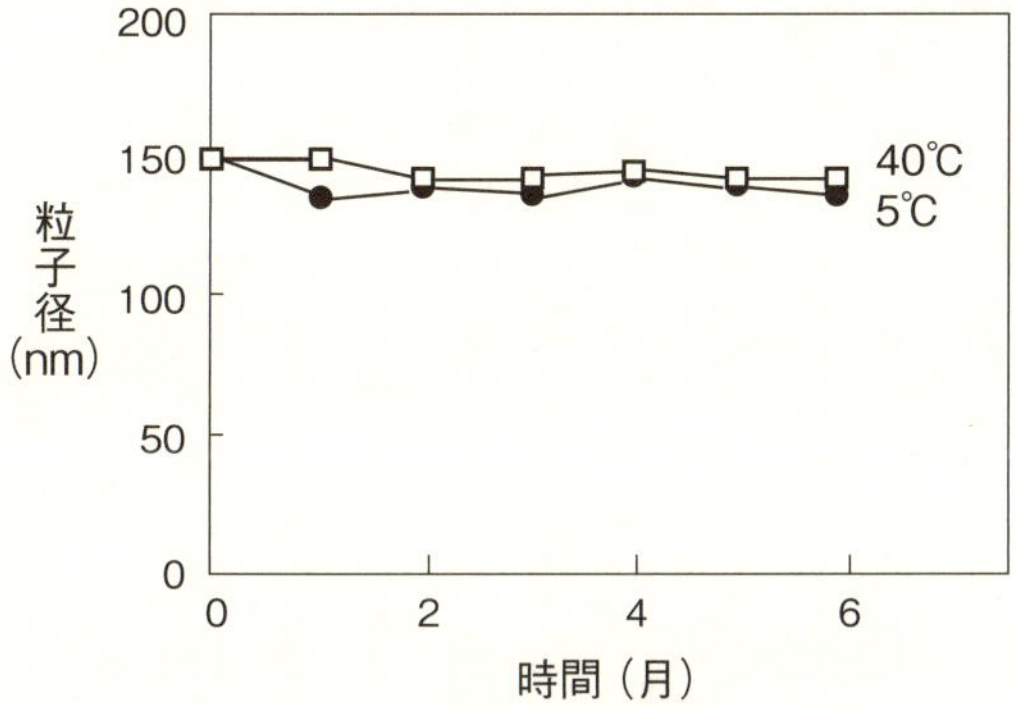

図4　リポソーム製剤の平均粒子径変化

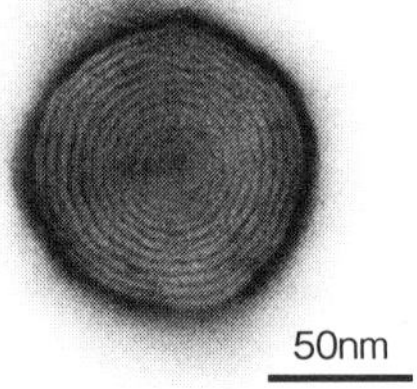

写真１　マルチラメラリポソームのTEM像

保持率を維持し、平均粒子径にも変化はなかった。また、透過型電子顕微鏡（ＴＥＭ）による観察においてもラメラ構造を有する多重膜が存在し、形態的にも安定性を保っていた（写真1）。このように安定なリポソーム製剤を調製するためには、コレステロールを添加することが必須である。

　さらに、コレステロール以外の膜安定化剤の検討も行われている。江川ら[13]は、リン脂質、セラミド3による分散系とリン脂質、コレステロール、セラミド3による分散系についてＤＳＣの測定を行った（図5）。セラミド3のみを添加したリポソームは、Tcのピークが減少し高温側にシフトした。さらに、セラミド3およびコレステロールを同時に添加したリポソームでは、Tcのピークが消失している。このことから、安定な脂質膜を有するリポソームを得るためには、リン脂質、セラミド3、コレステロールによる脂質組成が有用であることが推察される。また、阿部ら[15]もリポソームにセラミド3を添加し、脂質膜におけるリン脂質とセラミド3の相互作用を検討している。これによれば、セラミド3を添加するとリポソームの膜が強固になり、内包薬剤の漏出を防止する効果が期待できることを示している。

　その他、化粧品に配合される成分で、リポソーム製剤の安定性に影響を及ぼすものとして

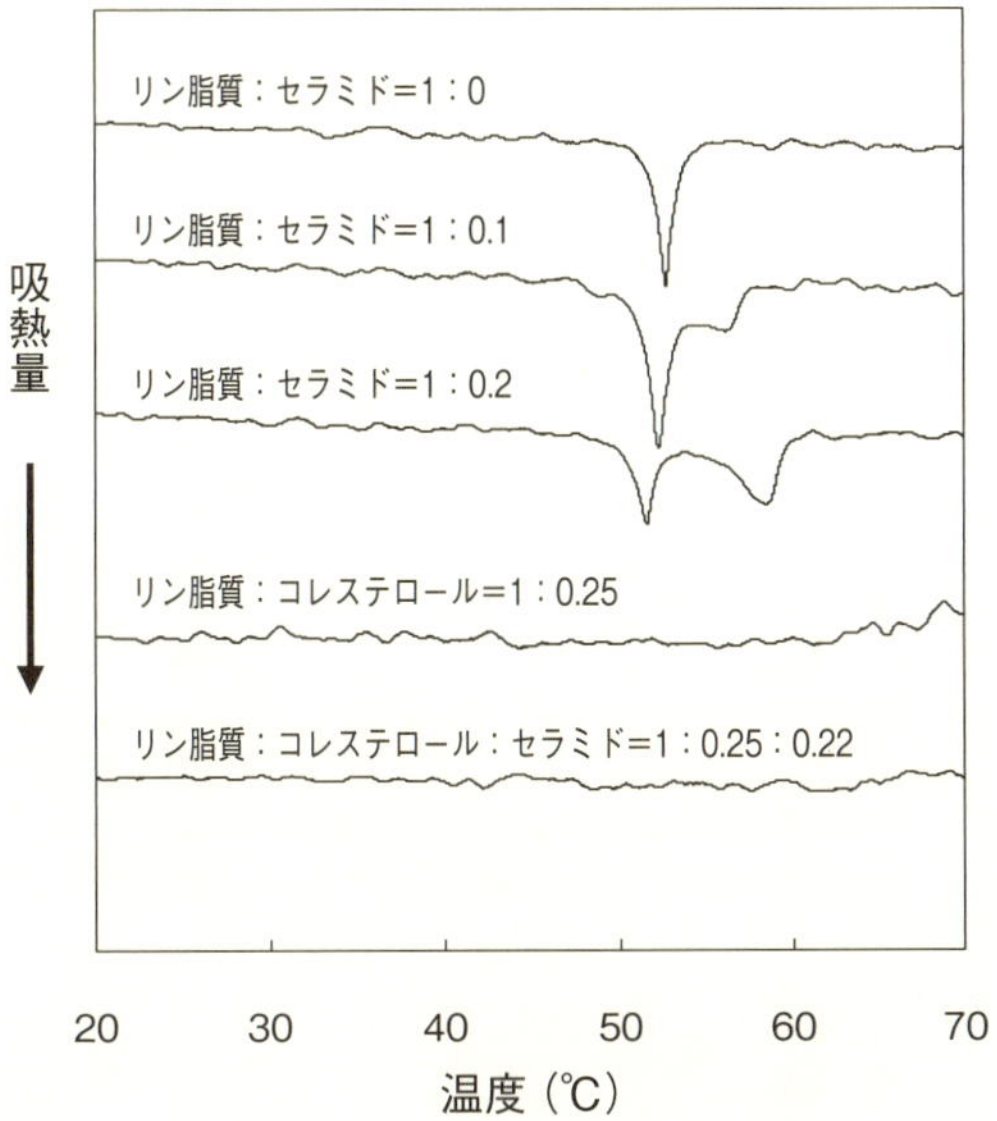

図5　リポソームのTcに対する各種脂質の影響

は、荷電物質[16]、界面活性剤、グリセリン等の多価アルコール、電解質、ヒアルロン酸等の水溶性高分子等が報告されている。リン脂質の種類によっても異なるが、荷電物質はリン脂質の加水分解に影響を与え、界面活性剤は膜への吸脱着により膜の破壊を引き起こすなど安定性に大きく影響するため、慎重な選定が求められる[14]。

6-2　リポソームの分散安定化

リポソームを水中に分散安定化するためには、エマルションと同様にクリーミング、凝集、合一を防ぐ必要がある。クリーミングは、リポソーム粒子（分散相）と外相（連続相）の密度差により、粒子が浮上あるいは沈降して、粒子が部分的に濃縮される現象である。凝集は粒子間に作用するファンデルワールス力により、リポソーム粒子が接触し集まるものであり、凝集によってクリーミングが促進される。凝集あるいはクリーミングの過程で、互いに接した液滴の界面膜強度が弱いと、合一により膜が破壊される。

6－3　リポソームのクリーミングとその制御

クリーミングの目安となる粒子-媒質間の密度差による粒子の浮上（あるいは沈降）速度は、ストークス（Stokes）の法則から導かれる沈降の式により示される。

Vは沈降速度、rは粒子半径、gは重力加速度、ηは連続相の粘度、ρ、ρ_0はそれぞれ連続相、分散相の粘度である。すなわち粒子の沈降速度あるいは浮上速度Vは、粒子半径rの2乗に比例し、外相の粘度ηに反比例するというものである。

クリーミングを抑制するためには粒子半径を小さくすることが効果的である。

ストークスの法則

$$V = \frac{2r^2 (\rho - \rho_0) g}{9\eta}$$

粒子半径を小さくするためには化学的方法と物理的方法がある。化学的方法としては、親水性界面活性剤を用いる方法が一般的であるが、内水相容積の減少を引き起こすことから、ベシクルとしての機能を十分に発揮できないという問題が起こる。松尾ら[17)]は、リン脂質に親水性界面活性剤としてＰＯＥ(25)フィトスタノールエーテルとフィトステロールを添加することで微細で内水相容積の大きなリポソームが調製できると報告している。また、物理的方法としては、機械による微粒子化もよく用いられる。あらかじめミキサー等で粒子の平均粒径を１～数μm程度の大きさに整えておき、その後高圧ホモジナイザーなどの高エネルギー発生装置で処理してリポソームを調製する。

6－4　リポソームの静電反発力による安定化

凝集に対する安定性は、固体粒子を議論する場合に用いられるＤＬＶＯ理論が応用される。コロイド粒子間に働く主な力はファンデルワールス力と粒子の表面電荷に起因する静電反発力（斥力）であり、両者のバランスで分散系の安定性を議論したものがＤＬＶＯ理論である。ＤＬＶＯ理論の詳細についてはここでは省略するが、凝集を防ぐためには、イオン性の界面活性剤を添加するなどして表面電位を高めることが有効である。逆に、電解質濃度を高める

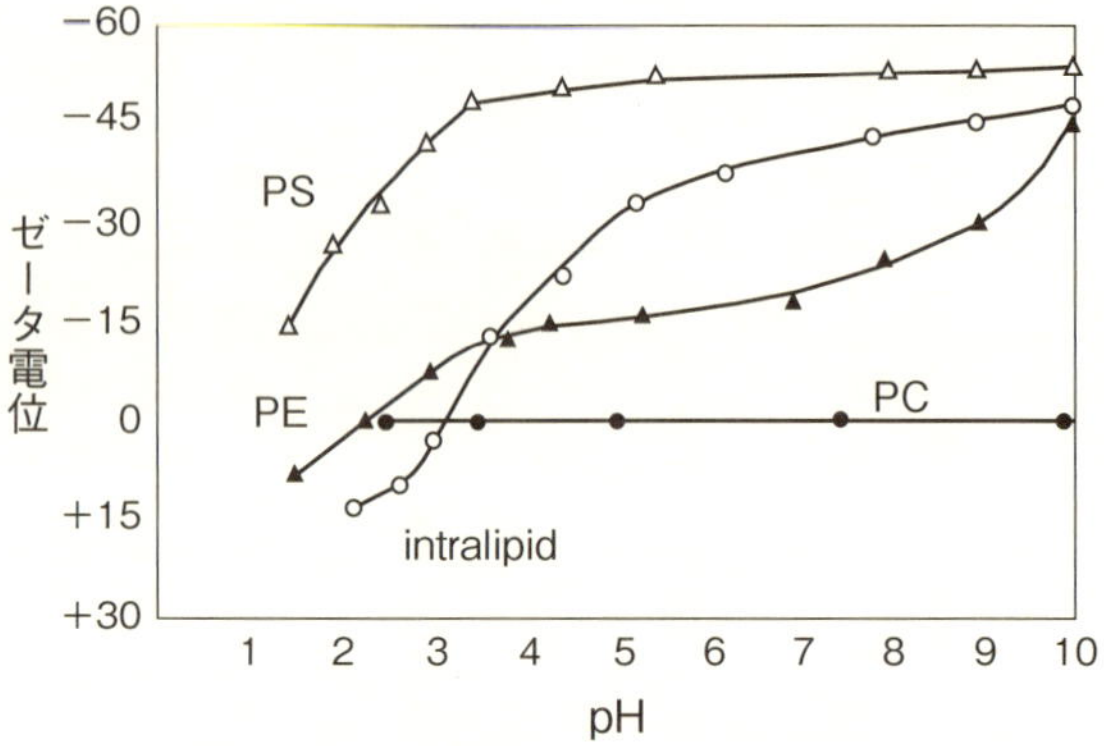

図６　各種リン脂質構成成分のゼータ電位

ことは凝集を促進することになる。図６にホスファチジルコリン、ホスファチジルエタノールアミン（ＰＥ）、ホスファチジルセリン（ＰＳ）、イントラリピッド（Intralipid：人工の脂質）（PC：PE：PS＝73：15：12）のゼータ電位を示す[18]。リポソームを形成するリン脂質の組成でホスファチジルコリン濃度が高いほど、ベシクルの重要な機能の１つである有効成分の内包を安定にできるが、ゼータ電位がほぼ０であるため分散安定性という点では好ましくなく、容易に凝集を引き起こしてしまう。そのため、イントラリピッドのように適度にリン脂質組成を調整することで、電荷を付与して分散安定化する必要がある。また、リン脂質とコレステロールを複合化してリポソームを調製することで、さらにゼータ電位が上昇し、分散安定性を向上させる方法も報告されている。また、リポソーム表面に電荷を与えて、粒子の静電相互作用を制御し安定化させる方法もある。リポソームを構成する膜の電荷密度は荷電物質を構成成分に加えることによって変化する。このため、ステアリルアミンを加えると、膜は正に帯電し、ホスファチジルイノシトール（PI）、ホスファチジルセリン、ホスファチジン酸（PA）などを加えると膜に負の電荷を与えることが可能となる。リポソーム表面に電荷を与えると粒子間の静電反発力が上昇し、これによって分散性が向上する。

7　リポソーム製剤の有用性

リポソームが化粧品製剤として優れている点として、①水溶性および油溶性薬剤の両方を膜内に内包可能であること、②生体由来成分を用いているために生体適合性が高く、毒性が低いこと、③皮膚内の貯留性が高いこと、④保湿効果が高いことなどが挙げられる。

例えば、コラーゲン、エラスチン、ヒアルロン酸などの高分子、種々の薬効作用をもつ植物エキス、水溶性の美白剤や抗酸化剤などをリポソームに内包させることで、水溶性薬剤の皮膚親和性を高め、またその有効性を持続させる効果が期待できる。さらに、脂溶性や難溶性の薬剤を二分子膜中に取り込むこともでき、これらの薬剤の拡散効率を高めることが期待できる。図7にビオチンを配合した各種製剤を前腕内側に一定量塗布したときの角層中での

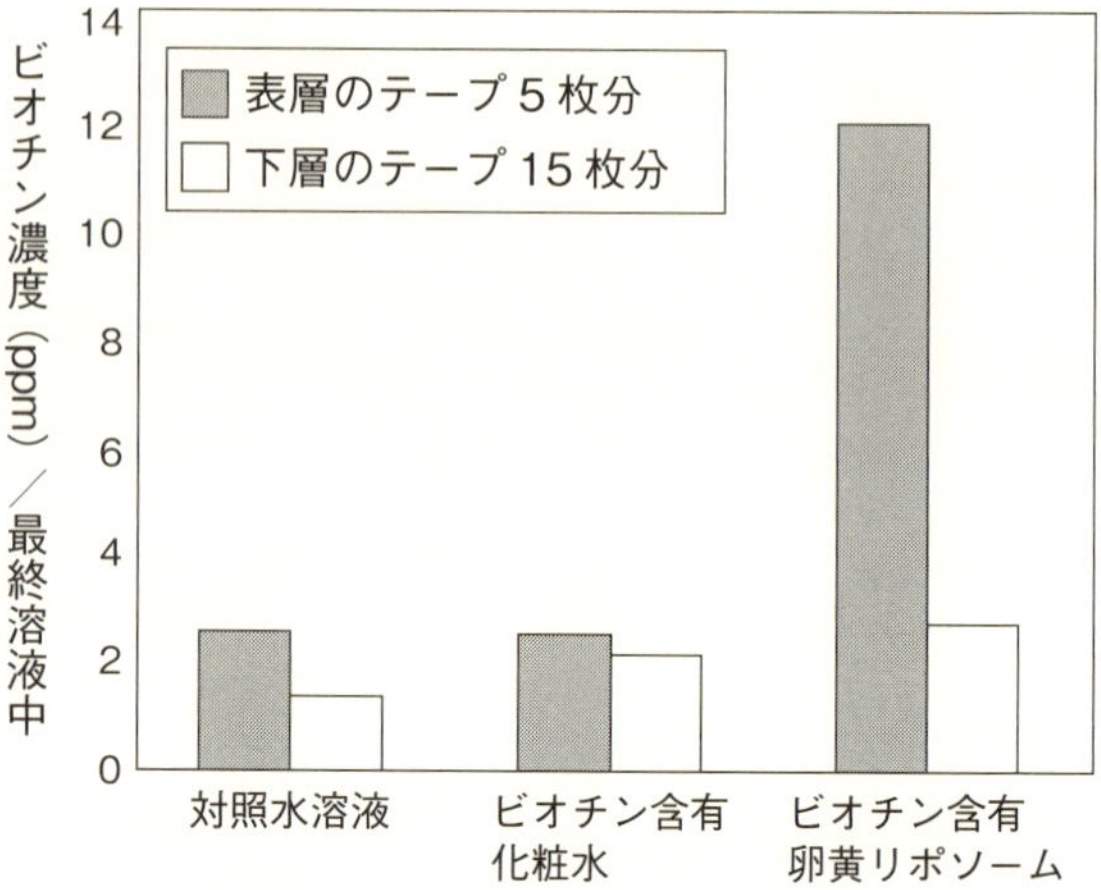

図７　ビオチンを配合した各種製剤の角層貯留性

貯留性をテープストリッピングにより評価した結果を示すが[19)]、ビオチンを内包したリポソームは、ビオチン水溶液やビオチンを可溶化した化粧水よりも角層での貯留性、特に角層表面付近での貯留性が非常に高いことがわかる。このような作用を示すリポソームは、スキンケア効果を期待する化粧料にとって非常に有用な剤型である。

　さらに、リン脂質をはじめとする水中でラメラ構造をとる成分が水分保持能に優れることはよく知られており、皮膚の水分蒸散防止に優れた効果を発揮する。例えば、鈴木ら[20)]は、細胞間脂質を用いて調製したラメラ構造をもつエマルションが、肌に対し通常のエマルションに比較して優れた保湿効果を示すと報告している。また、セラキルアルコールからなるラメラ型の液晶分散物は高い保湿効果を示すという報告もあり、ラメラ型の閉鎖小胞であるリポソームもその構造自体に肌への保湿効果が期待できる。そこで実際にラメラ構造が保湿効果に関与していることを証明するために、脂質濃度10％のリポソーム製剤とこのラメラ構造を界面活性剤で破壊した製剤の保湿効果を検討した。濃度1％のオクチルフェニルエーテルでラメラ構造を破壊した対照サンプルに対して、リポソーム製剤は有意に高い保湿性を示した[21]。つまり、ラメラ型の閉鎖小胞であるリポソームはその構造自体に肌に対する保湿効果があると推察される。

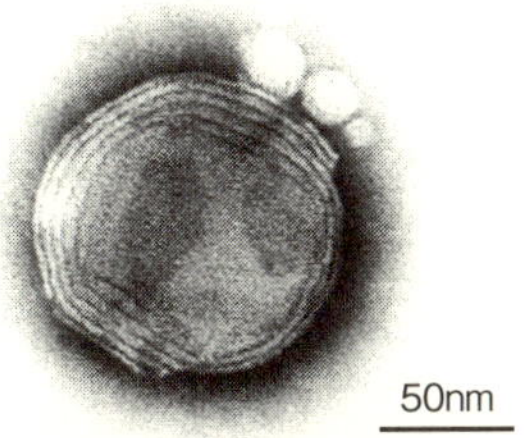

写真２　水分蒸散後のリポソームのTEM像

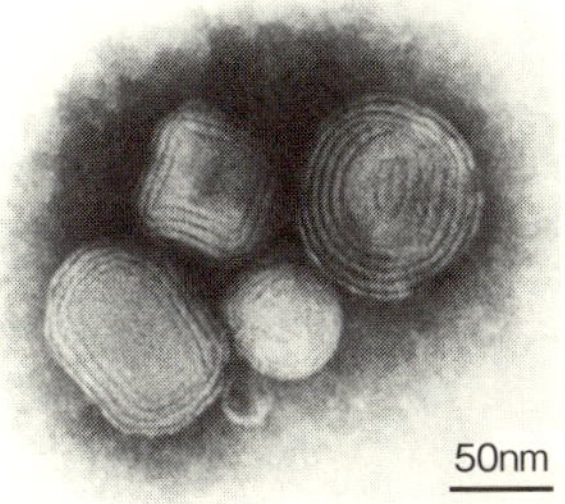

写真３　せん断を与えた後のリポソームのTEM像

また、皮膚の外用剤としてリポソームを肌に塗布した場合、水分が蒸発したり高いシェアレートがかかるため、リポソーム構造が肌上でどの程度維持されているかを簡易的なモデル実験で観察した。一定時間室温に放置したサンプルと、強制的にプレパラートでせん断を与えて構造を壊したものを用い、TEMにて観察した（写真２、

3）。その結果、強いせん断をかけても、すなわち通常の化粧行為を行ったとしても、リポソームの膜構造は維持されることが示唆された。これらのことより、リポソームの保湿能の高さは構成しているリン脂質自のみならず、その脂質二分子膜構造を維持することによって発揮されると推察される。

このようなリポソームの保湿製剤としての効果についていては、様々な検証がなされている。野口ら[22]は脂質二分子膜の水分保持能に対するアミノ酸の影響を検討している。大豆リン脂質二分子膜に親水性の高いアミノ酸であるプロリンを添加した場合には、結合水量の増加が認められ、水に対する溶解性の低いイソロイシンやロイシンを添加した場合には、結合水量の増加と水分透過量の減少が報告されている。これらのアミノ酸を混合添加することにより脂質二分子膜の結合水量は著しく高まり、さらに長時間にわたる水分量の保持が観察されている。

また、リポソーム製剤の目尻の小じわに対する有効性も報告されている[23]。リポソーム製剤使用2ヶ月後の目尻の小じわの状態をマイクロスコープで観察したところ、使用前に比べ著しく改善していることが確認された。さらに、化粧品的見地より使用感に関するアンケート調査を行ったところ、リポソーム製剤の使用感が非常に優れているという結果が出たことも報告されている。このことから、リポソーム製剤が機能性に優れるだけでなく、毎日使用する化粧品製剤として重要な因子である使用感をも満足させる製剤であると言える。

また、リン脂質は抗酸化物質としても機能することが知られている[24)25)]。ナス（Nath）ら[26)]は乳中のリン脂質を乳脂トリアシルグリセロールに添加したところ不飽和脂肪酸の酸化安定性が向上することを示した。チェン（Chen）ら[27)]も同様の検討を行っており、乳脂肪に対するＰＥの抗酸化能には、ホスファチジルエタノールアミンのアミノ基（NH_2）が関与していると述べている。化粧品分野において、脂質の過酸化と老化に関わる諸問題は、今後も重要な研究課題として精力的に行われていくと考える。

8　リポソーム製剤の経皮吸収性

保湿、美白あるいはアンチエイジング（抗老化）の効果を発現させるためには、有効成分を目的に応じて皮膚の角層、顆粒層、有棘層、基底層あるいは真皮層へ送り届けなければならない。その役割としてリポソーム製剤が経皮吸収性の改善に大きく貢献する。ここでは、美白や養毛効果を発現する薬剤を内包したリポソーム製剤の有用性を評価した研究例を経皮吸収性の観点から述べる。リポソーム内包薬剤の経皮吸収性及びリポソーム自体の皮膚透過性に関しては多くの報告があり[28)29)30)]、薬物吸収の促進と抑制の両方の結果が報告されているが、実験条件の設定が統一されていないこと等で結果に相違が生じているものと思われる。化粧料としてリポソームを考えた場合、塗布した後の内包された薬剤の血中や尿中への分配性の向上よりも、皮膚中での滞留効果の改善といった表皮レベルでの効果が重要である。

岩永ら[31]は局所作用を目的とした皮膚外用剤へのリポソームの応用に関し、詳細な検討を行っている。これによればリポソームに封入し、ラベル化した水溶性薬剤の皮膚透過量は著しく減少し、経皮吸収を抑制する効果があることが示されている。これに対し、皮膚の角層より下の表皮及び真皮へのマンニトール蓄積量は皮膚透過性の結果と比較してその減少率が小さく、皮膚から代謝系への薬剤の移行性を示すクリアランスも有意に抑制されている。

今中ら[32]は、メラニン生成を抑制するリノール酸がリポソーム化することによって水溶性製剤中でも安定に存在し、経時的に角層下へ浸透することを確認している。さらに、リポソーム化リノール酸配合製剤を用いて肝斑患者を対象とした使用試験を実施した結果、高い美白効果が認められている。

また、田村ら[33]は、育毛養毛剤であるミノキシジルを内包したリポソームのＤＤＳ製剤としての有用性について検討を行った結果、リポソームに内包したミノキシジルがフリーで投与したときと比べ *in vivo* において毛包組織に、*in vitro* において培養毛根由来細胞に取り込みが高くなったことを示している。

以上のことから、化粧品製剤としてのリポソームは、内包薬剤を皮膚に対し浸透あるいは滞留させせ、効果発現を高められるＤＤＳ製剤としても有用であることが示唆された。

9　おわりに

以上、化粧品としてのリポソーム製剤の安定性と有用性について述べてきた。リポソームは一定の条件をクリアすれば、化粧品製剤としての応用が可能であり、皮膚において表皮レベルでの浸透性や滞留性が高く、さらには保湿効果の高い有用な製剤として展開することが可能である。今後、化粧品に求められることは、肌に対するより高い効果と安全性である。そのニーズに応えるためにも、リポソームの製剤化研究が進展していくことを期待したい。

参考文献

1) M. Mezei, V. Glasekharam, *Life Sci.*, 26, 1473 (1980)
2) W. Wohlrab, J. Lasch, *Dermatologica*, 174, 18 (1987)
3) M. Nagata *et al.*, *J. Pham. Pharmacol.*, 40, 85 (1988)
4) Chapman, D., *et al* (ed.), "Foam and Function of Phospholipids", Elsevier Scientific, PP.117 (1973)
5) 鹿子木宏之ほか，Fragrance Journal, 19 (3), 49 (1991)

6）Bangham A. D., Horne R. W., J. Mol. Biol., 8, 660-668（1964）
7）Bangham A. D., Standish M. M., Watkins J. C., J. Mol. Biol., 13, 238（1965）
8）厚生省，実務連絡 No. 26，1990/9/13 付
9）Singer, S. J., Nicolson, G. L. Science, 175, 710（1972）
10）M. J. Pozansky *et al.*, Pharmacol. Rev., 36, 277（1984）
11）K. Arakane, *et al.*, J. Soc. Cosmet. Chem. Japan, 25, 171（1991）
12）K. Arakane, K. Hayashi, N. Naito, T. Nagano, M. Hirobe, Chem. Pharm. Bull., 43（10）, 1755（1995）
13）江川淳一郎ほか，Fragrance Journal，28（12），32（2000）
14）K. Arakane, K. Hayashi, N. Naito, K. Iwanaga, S. Yamashita, N. Oku, J. Soc. Cosmet. Chem. Japan, 27（3）, 216（1993）
15）阿部正彦ほか，Fragrance Journal，27（10），58（1999）
16）K. Hayashi, *et al.*, Chem. Pharm. Bull., 43（10）, 1751（1995）
17）松尾真樹，久光一真，炭田康史，J. Soc. Cosmet. Chem. Jpn.，41（3），167（2003）
18）Bangham A. D., Prog. Biorhys., J. Mol. Biol., 18, 29（1968）
19）S. Tokubuchi, K. Hamamatsu, H. Fujishiro, J. Egawa, 24th IFSCC Congress, PC-137（2006）
20）鈴木敏幸，深沢純一，岩井秀隆，須貝一郎，山下修，川俣章，J. Soc. Cosmet. Chem. Jpn.，27（3），167（1993）
21）A. Takano, Y. Murata, Y. Tabata, J. Soc. Cosmet. Chem. Jpn., 29（3）, 221（1995）
22）野口千笑ほか，J. Soc. Cosmet. Chem. Japan，29，49（1995）
23）佐々木一郎，荒金久美，鈴木正，Fragrance Journal，23（1），56（1995）
24）D. Hildebrand, J. Terao and M. Koto, J. Am. Oil Chem. Soc., 61, 552（1984）
25）S. Husain, J. Terao and S. Matsushita, J. Am. Oil Chem. Soc., 63, 1457（1986）

26）B. Nath and M. Murthy, Indian J. Daily Sci., 36, 151（1983）
27）Z. Chen and W. Nawar, J. Am. Oil Chem. Soc., 68, 938（1991）
28）M. Mezei, V. Glasekharam, Life Sci., 26, 1473（1980）
29）A. J. M. Vermorken et al., J. Pharm. Pharmac., 36, 334（1984）
30）H. Komatsu, Pharm. Thec. Japan, 5（12）, 1363（1989）
31）岩永一範ほか，薬学会 111 年会講演要旨集，4，111（1990）
32）今中宏真ほか，J. Soc. Cosmet. Chem. Japan，33，277（1999）
33）田村耕一郎ほか，J. Soc. Cosmet. Chem. Japan，32，345（1998）

コラム：06　界面活性剤ベシクルが発見された頃

1965年にバンガム（A. D. Bangham）によってリポソームが発見された時、その構造は、リン脂質のような生体由来の生体膜成分だから得られるものだと考えられた。ところが1977年になって、九州大学の国武教授と岡畑助教授（当時）により、完全に合成の界面活性剤であるジオクタデシルジメチルアンモニウム・クロリドが、リン脂質のリポソームと同じ構造（二分子膜が球状に閉じた小胞体）をとることが発見された。そして、この界面活性剤が形成する小胞体に「界面活性剤ベシクル」という名が与えられた。その後、国武教授らは、数多くの合成界面活性剤で同様の構造が得られることを見出され、後に「分子組織化学」と呼ばれる科学の一分野を開拓されることになったのである。

一方、同じジ（長鎖）アルキルジメチルアンモニウム・クロリドの水溶液物性を研究されていた横浜国立大学の故篠田教授のグループ（当時）は、この界面活性剤が、水に良く溶ける一般的な界面活性剤とは全く異なる相図を与えることを、1978年に見出された。一般的な界面活性剤が、濃度の増加とともに、分子溶解→ミセル→ヘキサゴナル液晶→ラメラ液晶と構造変化する相図を与えるのに対し、上記の界面活性剤は希薄溶液からラメラ液晶を形成する。希薄溶液の領域では、そのラメラ液晶が水から相分離し、水に分散した状態となることを発見されたのである。このラメラ液晶の水中分散物こそは、多重層ベシクルに他ならない。

ほとんど同じ時期に、共に日本の研究者によって、同じ内容の研究が発表されたことになる。しかし、その後のこれらの研究の波及効果はかなり異なっている。国武教授らの研究は、人工生体膜のモデルとして脚光を浴び、その応用も含めて、世界中で非常に多くの研究がなされるようになる。その結果、先に述べたように、「分子組織化学」と呼ばれる科学の新しい一分野が切り拓かれたのである。一方で篠田教授らの研究は、特殊な界面活性剤が与える相図として、コロイド化学の研究の一つの結果に留まっている。二つの研究のこの波及効果の差は、実験結果の捉え方、見方、切り口の違いであると言えるであろう。国武教授らは、界面活性剤の二分子膜構造を生体膜のモデルと捉え、生物学との境界にその意義を求めた。他方、篠田教授らは、あくまで界面活性剤の示す一つの物性として捉えられた。どちらが優れているとか、どちらが良いとか言うつもりは、勿論、ない。しかし、研究というものは、結果の捉え方で全く違った様相を呈することは、知っておいてよいであろう。（辻井　薫）

第8章

化粧品の製造と製造装置

高木和行

1　化粧品の製造

化粧品の製造の鍵は、数千種類もの化粧品原料から化粧品のアイテムに合わせて選び出された原料を混ぜ合わせ、乳液状、クリーム状、ゲル状、プレス状など、どのような剤型であっても均一で安定な製品を作り出すことである。

例えば乳液やクリームなどの乳化製品（エマルション）は、水と油というように、性質の異なるお互いに馴染みの悪い原料を混合して均一で安定な製品を作ることが重要である。馴染みにくい原料間の接触界面を拡大しつつその安定化を図るために、界面活性剤の力（化学的方法）によって界面張力を下げ界面を拡げ易くすると同時に、撹拌などの機械力（物理的方法）を加えることによって界面を拡げ微粒子状態にする。このようにして、安定で均一な乳化製品が調製される。

つまり、化粧品の機能や品質は、原料の配合法と機械力の両輪によって作り出されるものであり、良い化粧品を作るためには、処方はもちろんのこと、高いレベルの製造技術と製造装置は欠かすことができないものである。

乳化製品以外の化粧品の製造においても、性質の異なる様々な原料を混ぜて、均一で安定な状態を作ることが重要である。原料の選択と混合方法（例えば微粒子分散と粗分散など）によって、化粧品の品質や機能、すなわちのび、ツキ、使用感といった感触面、化粧持ちといった機能面、さらに安定性などが大きく影響されるものである。

化粧品原料の混合方法は様々であるが、基本的には、古くから次の三つの技術を中心に行われてきた。

①　可溶化

界面活性剤を用いて、溶媒に溶けにくい物質をコロイド化学的に透明に溶解させること。代表的な化粧品には透明化粧水やヘアトニックなどがある。

②　分散

一つの相に他の相が微細な状態で分散していること。一般的には、ある固体物質がある分散媒に微粒子状に分散している状態をいう。代表的な化粧品には口紅やリキッドファンデーションなどがあり、顔料などの粉体が液状または固形状の油の中に分散している。

③　乳化

互いに溶け合わない液体の一方（分散質）が微粒子となって、他方の液体（分散媒）中に分散していること。したがって、乳液も一種の分散系である。この分散微粒子に光が当たって散乱し、液全体が乳白色になる。代表的な化粧品には乳液やクリームなどがあり、乳化製品と呼ばれる。

2　化粧品の製造装置

可溶化、分散、乳化という三つの基本的な技術によって生み出されてきた化粧品は、今日では乳化剤や分散剤の進歩、新しい乳化・分散法、さらに、乳化・分散能力の大きな装置が出てきたことなどにより、剤型、機能、品質などにおいて幅広い開発が行われている。

古くは乳化に用いられていた代表的な装置はプロペラ撹拌機であったが、これは速度の遅い送液型撹拌機であり、乳化や分散の粒子の大きさに限界があった。しかし、今日では大きなせん断力を持った撹拌装置が開発され、非常に小さな粒子の乳化や分散が可能となり、さらに高速撹拌装置を用いることによって乳化や分散の工程において界面活性剤の量を減らすことも可能になった。このことは、撹拌装置の開発が化粧品の品質、機能に貢献した一例である。

このように、近年の化粧品の品質、機能、剤型開発において製造装置の能力が担う所が大変大きいのである。界面活性剤を減少させるために、装置には大きな機械力が要求されている。また、処方的な進歩も著しく、その代表例として液晶乳化法が挙げられる。液晶乳化法などは、界面活性剤を減少させるための処方である。

化粧品は、原料を混ぜて均一な混合物とするバルク製造工程からさらに成型工程、充填工程、仕上げ工程を経て製品化される。したがって、化粧品の製造装置はバルク（中身）を製造する装置と、それを成型、充填、包装する装置に大きく分けられる。

3　バルクの製造装置

バルクの製造に用いられる主な装置は粉砕機、分散機、乳化機である。

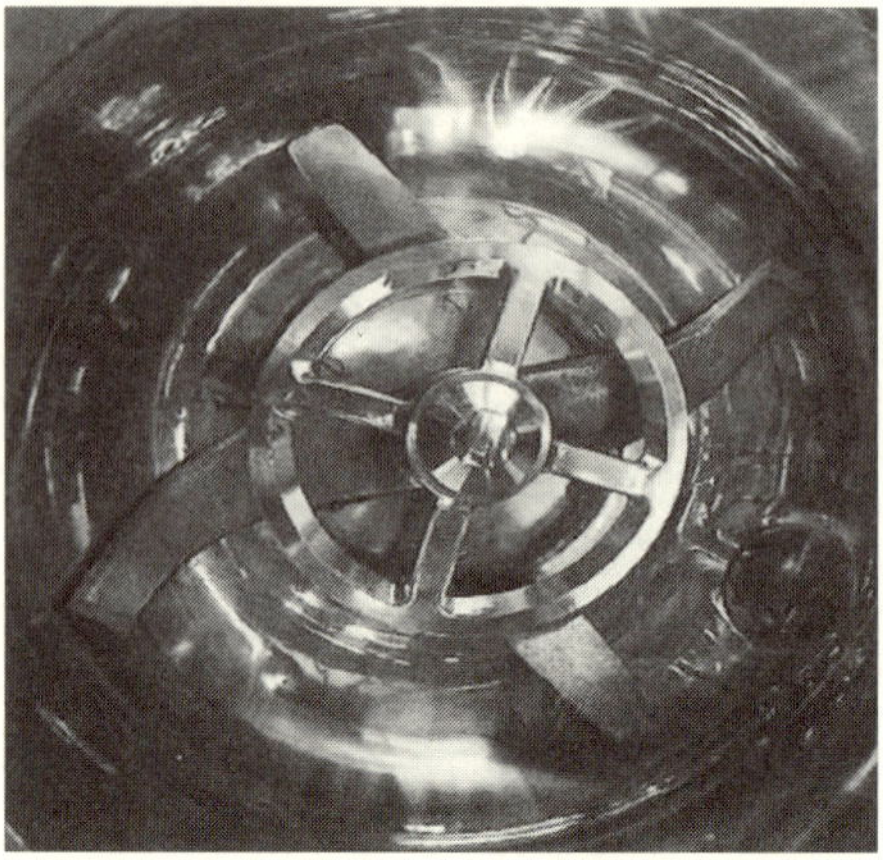

図１　パウダーミキサーの攪拌羽根
（みづほ工業株式会社提供）

3−1　粉砕機

アイシャドーやパウダーファンデーションなどの粉体を主体とした製品は、色々な性質の顔料等の粉体に少量の油分を加えて均一分散させたものである。これら粉体などの固体原料はしばしば固結や二次凝集を起こすため、粉砕工程で一次粒子に解砕することで、バルク製造工程における速やかな混合や分散を可能にする。均一分散系を得るために、分散、粉砕の製造工程に用いられる主な装置としてパウダーミキサー（図１）やハンマーミルなどの粉砕機がある。

3－2　分散機

口紅のような、ワックスやオイルなどの油分の配合量が多い中に、顔料やパール剤などの粉末を直接分散させることは難しい。そこで、あらかじめオイルに粉末が十分に分散、粉砕された高濃度ベースを作るために、分散力の強い3本ロールミル（図2）やコロイドミル（図3）などが使用される。

3－3　乳化機

乳化機は水と油のように混ざらない液体同士を均一に混合・分散する装置で、分散、乳液、クリーム、液状ファンデーションなどの製造に幅広く使われている。最も単純な乳化機はプロペラ撹拌機であるが、これは乳化能力が低いことや撹拌中に多量の気泡が混入するなどの問題があるので、乳液、クリームなどの製造にはあまり使用されず、主に化粧水、ヘアトニック、オーデコロンなどの液体製品の製造に使われている。今日では、色々な乳化機が開発され、幅広い機能を持つ真空乳化装置が主力になっている。真空乳化装置（図4）の機能とし

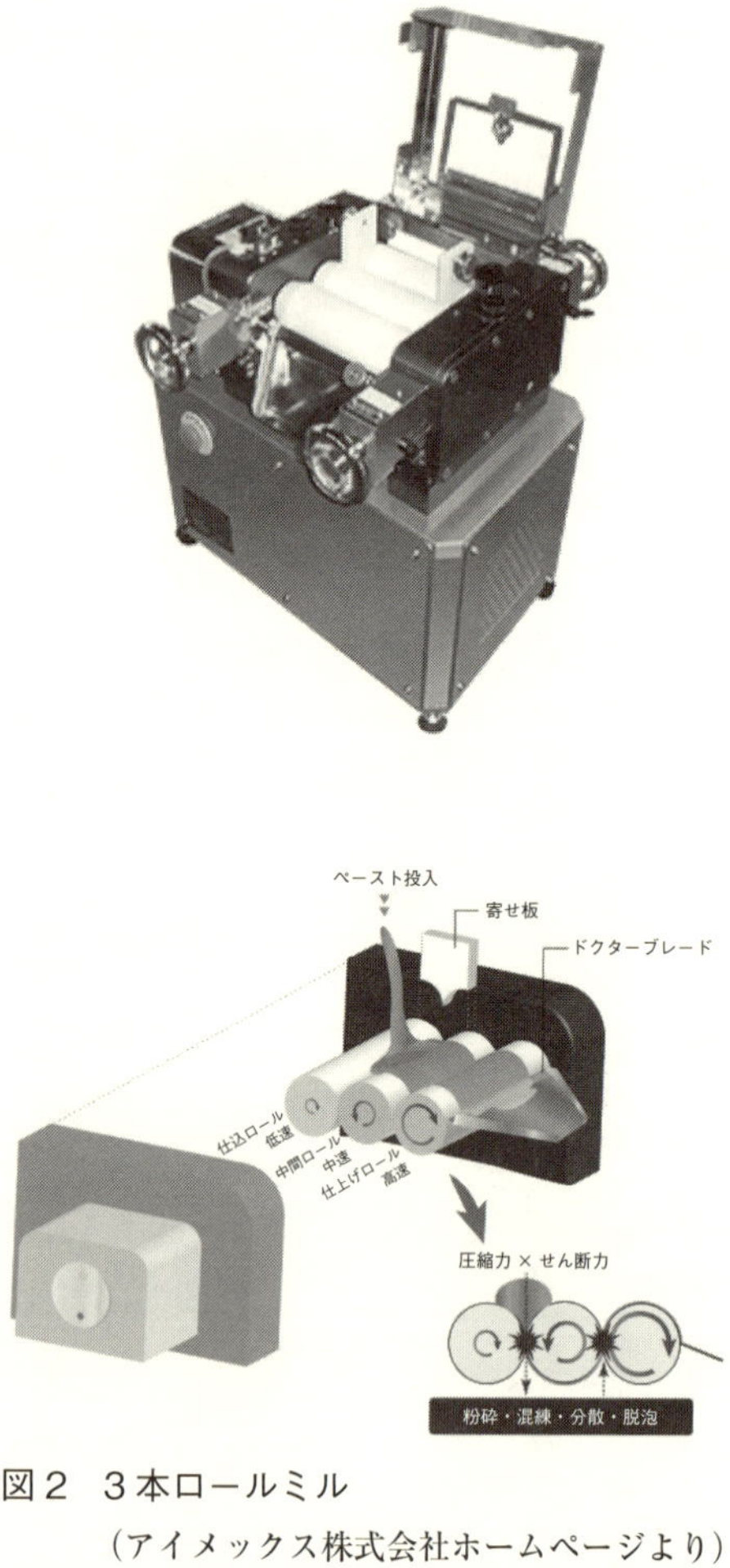

図２　３本ロールミル
（アイメックス株式会社ホームページより）

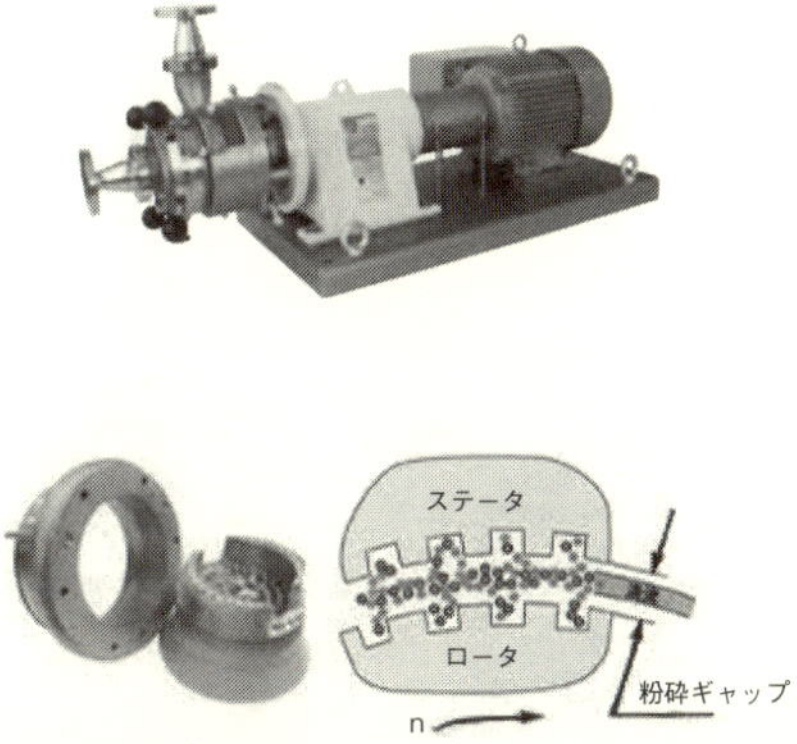

図3　コロイドミル
（株式会社マウンテックホームページより）

て、次の3つが挙げられる。

① 真空密閉状態で撹拌、乳化するため気泡が混入せず無菌製品の製造が可能である。

② 撹拌羽根の形状や組み合わせ、回転数の変化によって幅広い機能があり、応用範囲が広い（図5）。

③ 加熱溶解工程から乳化工程、冷却工程まで全ての工程を一貫して行うことが可能である。

また、新しい乳化方法であるナノ粒子状の乳化、乳化剤フリー（乳化剤を使用しない）の乳化、リポソーム乳化などは強力な機械力を持った装置が必要である。そのため、これらの乳化には高圧で高速噴出させて液滴同士を衝突させ、非常に細かい粒子を作り出す高圧ホモジナイ

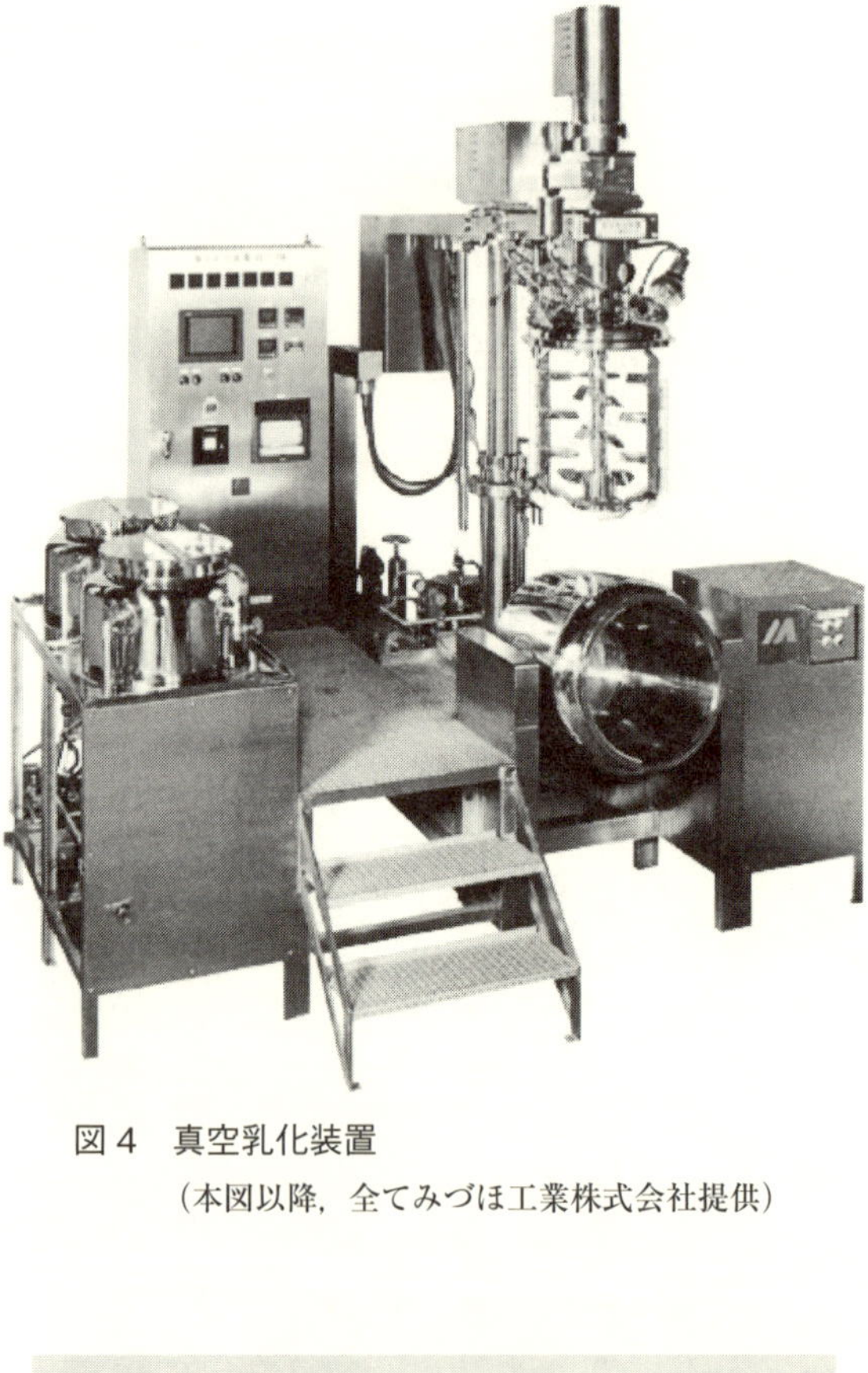

図４　真空乳化装置
（本図以降，全てみづほ工業株式会社提供）

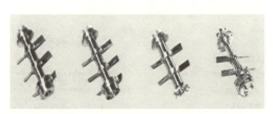

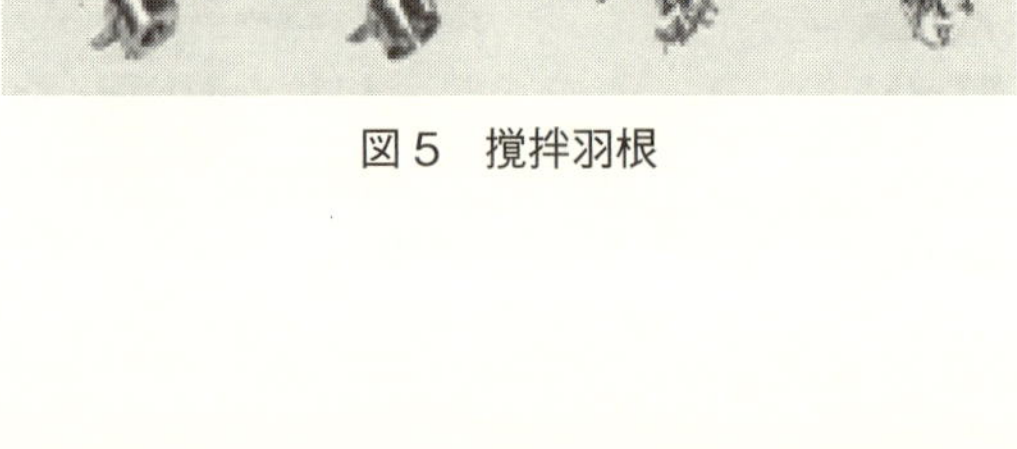

図５　撹拌羽根

ザーが使われている。

乳化製品の製造プロセスにおいて、高温で乳化した良好な状態を常温に戻す冷却工程も重要である。この工程が製品品質に大きく影響する製品もある。

冷却は、一般に乳化釜が二重釜（図６）になっていて冷却水を通し、掻取《かきとり》ミキサー（図７）で撹拌しながら冷却するものが多いが、連続的に急冷する熱交換機法などもある。

４　成型・充填・包装に用いられる装置

一般には、バルク製造だけでは製品にはならず、バルクが色々な形状（スティック状、プレス状など）に成型されたり、ガラス容器やチューブなどに充填された後、包装（仕上げ工程）されて初めて製品となる。

４−１　成型に用いられる装置

化粧品の成型というと、口紅のスティック状成型と粉末製品のプレス状成型が代表的なものである。

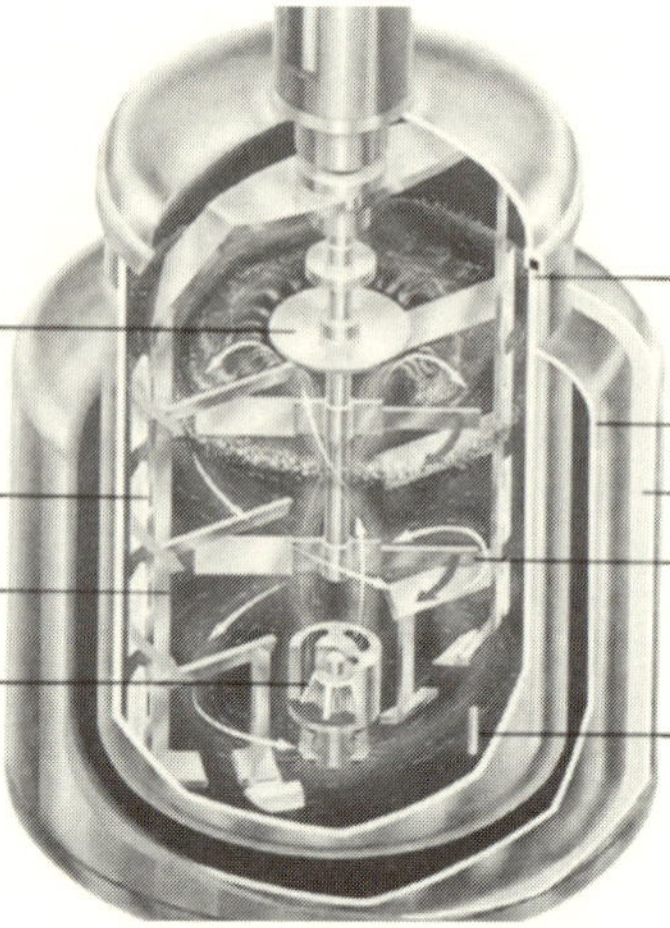

図６　乳化釜の構造

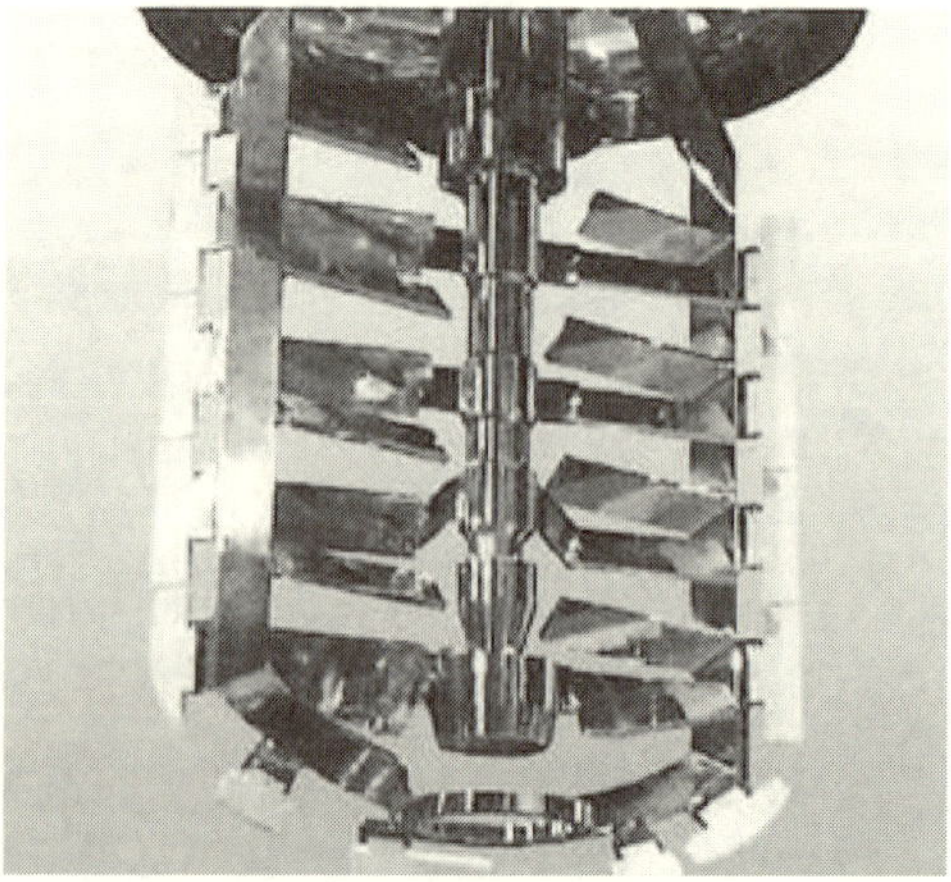

図７　掻取ミキサー

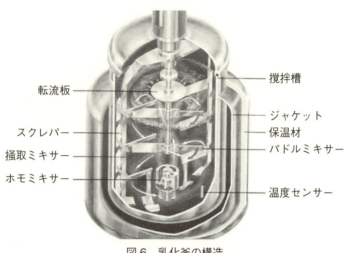

４－１－１　口紅のスティック状成型

口紅の基本的な成型は金型成型である。金属製のスティック状割り金型に溶融した口紅を流し込み、冷却した後、金型から取り出して容器に挿入する方法である。スティック状に成型された後、製品の表面にツヤを出して完成となる。この作業工程は人手が多くかかるので最近ではカプセル成型で自動的に成型・つや出しが行われるエジェクター方式が採用されている。

口紅の処方や口紅の形、成型の温度や冷却時間などによって口紅の使用特性が大きく変化するので、多方面の研究による裏付けに基づき成型が行われている。

４－１－２　粉末製品のプレス状成型

粉末製品のプレス成型の基本的なものは、金型成型である。凸型と凹型の一対の金型の凹型の底に皿を入れた後、一定量の粉末を入れて凸型で上から一定の圧力でプレス成型し、それを取り出して容器に入れるものである。この方法は非常に人手がかかるので、今では粉末自動成形機（図８）が用いられている。これは、皿の供給→粉末の計量→一定圧力プレス→プレス品の取り出し、の一連の作業が自動的に行われるものである。この方法は、流動性、充填性など粉末の状態、大きさや形などに皿の形状などが大きく影響するので、色々なテストを経て量産化が行われている。

また、最近ではプレス製品の感触や機能を高めるために湿式充填法が行われることもある。粉体製品をアルコールなどの揮発性溶媒と混ぜてスラリー状にして皿に充填し、布や紙でプレスしながら溶媒を吸引した後、乾燥して成型する方法である。

4－2　充填に用いられる装置

化粧品にはこの他、液状、クリーム状、ゲル状など、色々な剤型がある。これらの剤型はガラス瓶やプラスチック容器、チューブなどに充填されて製品化されるが、これに用いられる主な充填機はクリーム充填機、チューブ充填機、液体充填機がある。

4－2－1　クリーム充填機

クリーム充填機は主にクリーム製品をガラス瓶やプラスチック容器へ充填するのに用いられるもので、ピストン式のものが多い。ピストンによりホッパーから一定量を吸引し容器に押し出して定量充填するものである（図9）。

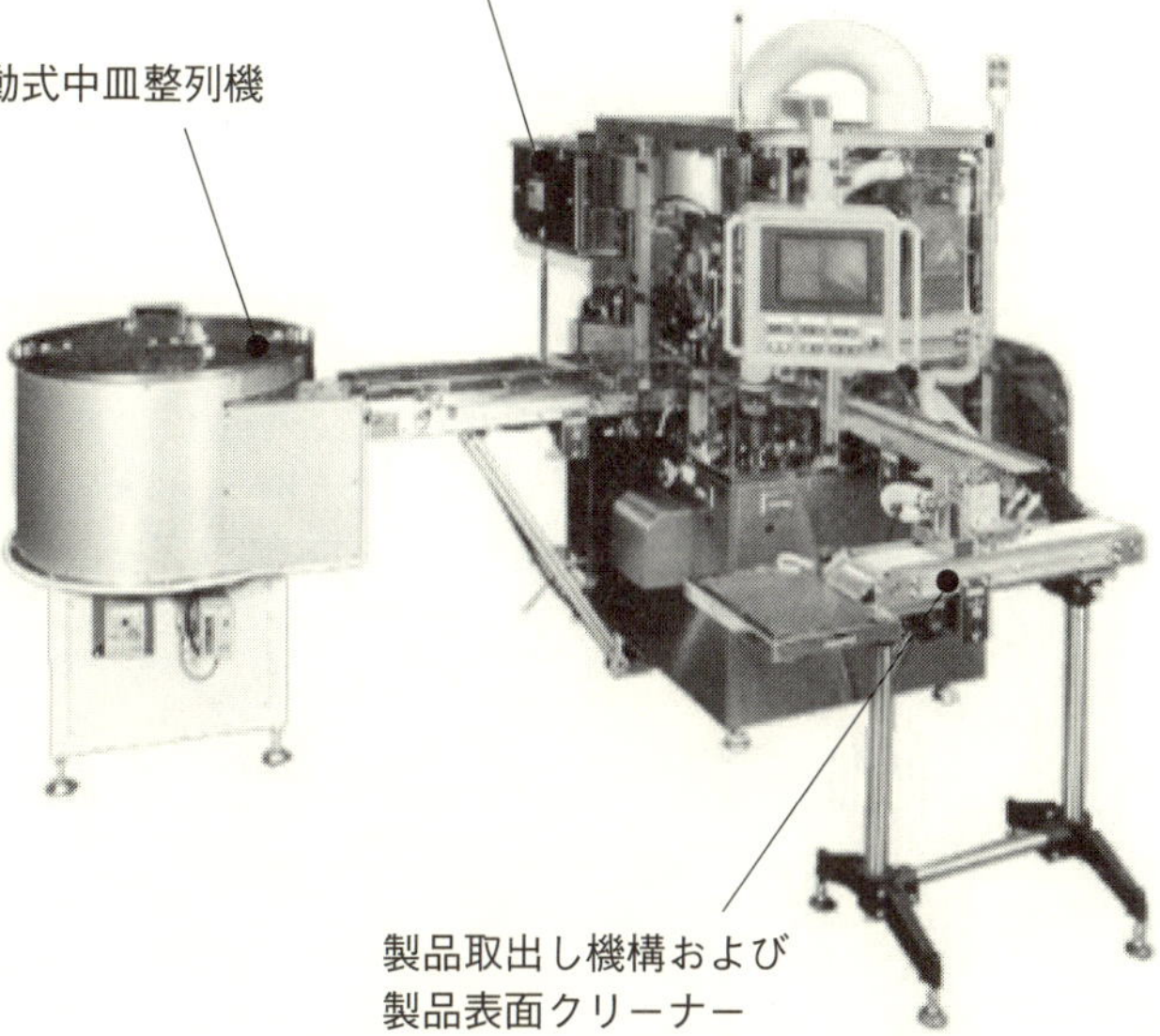

図８　粉末自動成形機

4−2−2　チューブ充填機

チューブ充填機は主にクリーム状製品をチューブに充填するのに用いられる。チューブにはプラスチック製、金属製、多層のラミネートと3種類が使われている。チューブの底から充填し、その後シールするが、プラスチックは熱板で圧着シール、金属は折り曲げ、ラミネートは超音波やホットエアーによる加熱圧着でシールが行なわれている。

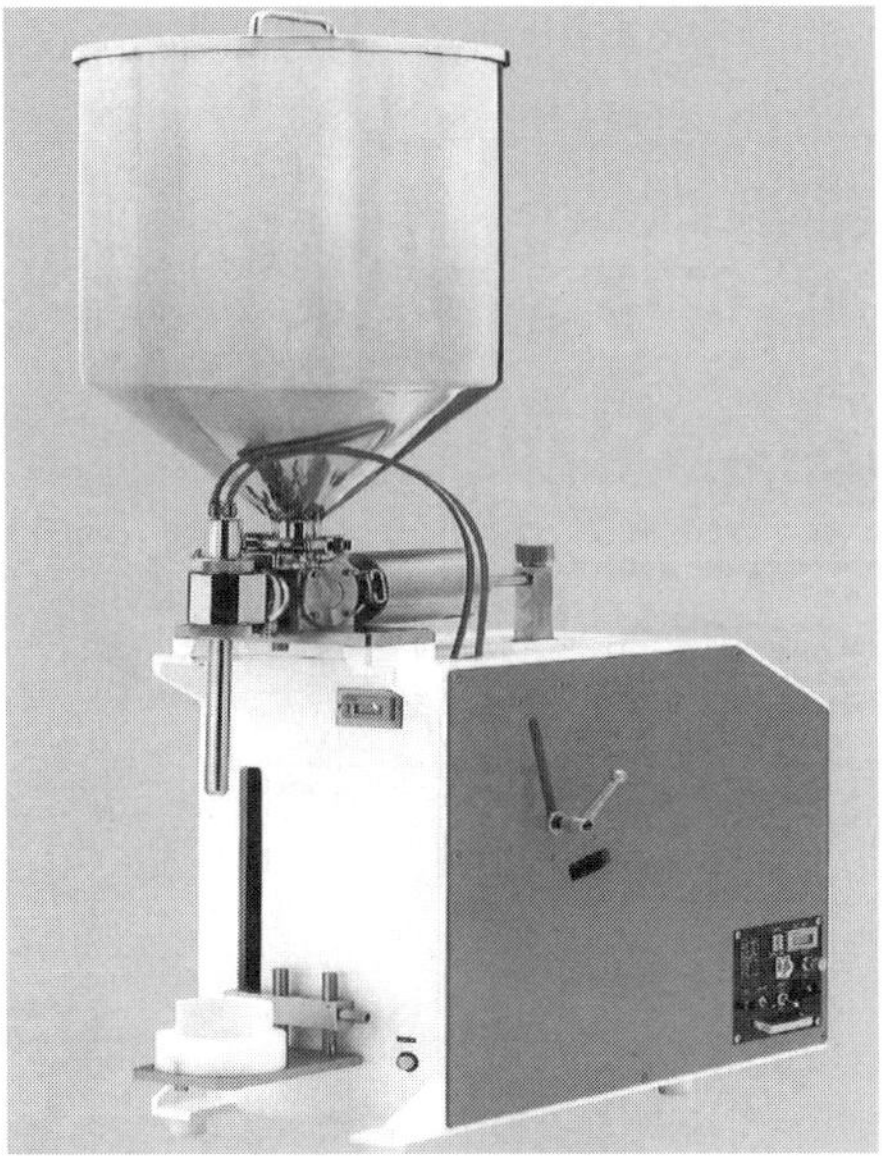

図９　クリーム充填機

４－２－３　液体充填機

液体充填機は液状化粧品である化粧水を始め、乳液やシャンプーなどを充填するのに用いられる。ピストン式や重量式、エアセンサー式、ロータリーポンプ式などがあるが、いずれも自動的に定量する装置によって行われている。

４－３　包装に用いられる装置

仕上げ工程で使用される包装機は、色々な容器に充填や成型された製品にラベル貼り、捺印、包装、箱詰めを行う装置である。

化粧品は多品種少量生産であるの

で、手作業も多く行なわれているが、１ロット８０００個以上の大量生産では、各工程を自動化するためにラベル貼り機、捺印機、梱包機などの自動包装機も使用されている。

参考文献

1）フレグランスジャーナル社 編，「香粧品製造学―技術と実際」，2001，フレグランスジャーナル社
2）光井武夫 編，「新化粧品学第二版」，2001，南山堂

校正協力　　小林和彦

高木和行氏は、本書の製作途中の２０１６年10月にご逝去されました。化粧品・医薬品の製造技術の研究に多大な貢献をされてきました高木氏に、心よりの感謝と敬意を表しますとともに、謹んでご冥福をお祈りいたします。

第2巻のあとがき

辻井薫

本書の第1章を執筆させて頂くことになった時、化粧品に関する濡れがテーマであるから、皮膚や毛髪の濡れを取り上げない訳にはいかないと考えた。私は、花王の研究所での現役時代に、毛髪の研究を行っていた時期があった。一方、「超撥水／撥油表面」の開発は私の代表的な研究で、謂わば、濡れは私のライフワークの一つである。それなのに、毛髪の濡れについて書こうとすると、何も知らないことに気が付いた。そこで、文献を集めるとともに、先ず自分で簡単な実験をやってみた。（この実験については、コラム1をご覧頂きたい。）その結果、毛髪の水に対する濡れが、大変複雑なものであることを思い知らされた。毛髪の水に対する濡れには、ピン止め効果が大きな役割を果たしていたのである。このピン止め効果が考慮されていない既存の論文の結果は、甚だ疑わしいものであるという結論に至ったのであった。

私という同じ一人の人間が、毛髪と濡れの両方の研究に携わっていたにも関わらず、この有様である。ましてや、違う分野の違う人であれば、異なる分野の二つの研究を結び付けて、正しい結論や新しい結果を得ることは大変困難であろう。それ故にこそ、これまでにない新しい分野の開拓のために、学際的な研究が推奨されるのである。

化粧品科学は学際科学である。そのことは、本シリーズを見ればよく分かる。製品を作るために必要なコロイド・界面化学、化粧する対象である皮膚・毛髪科学、クリーム等の使用感を支配するレオロジー、毛髪や皮膚の見栄えに関係する光学や色彩（材）学、官能試験を解析するための統計学、製品の防腐／防黴のための微生物学等々、物理学、化学、生物学、更には応用数学にまで、化粧品科学は関係している。つまり、化粧品に関わる科学者／技術者が真に連携し、共同研究を深く掘り下げて行うならば、きっと新しい研究分野が開拓されると期待されるのである。事実、化粧品の研究から、数多くの新しい乳化技術の原理が発見されているし、健康な皮膚の科学という新しい分野が拓かれている。それまでの皮膚科の学問は、医学の一分野であって、疾病を持つ皮膚のみが研究対象であったのだから。

本書並びに本シリーズを読まれた読者が、化粧品科学の学際性の重要性と面白さに気付かれ、他分野の研究者との連携によって、将来、新しい研究分野を拓かれることがあったなら、執筆者の一人として、こんなに嬉しいことはない。

〈編者、著者紹介〉

坂本一民（さかもとかずたみ）　1946年生まれ。東北大学大学院工学研究修了。味の素、資生堂、成和化成、千葉科学大学薬学部教授を経て、現在東京理科大学客員教授。理学博士、日本化学会フェロー。

山下裕司（やましたゆうじ）　1977年生まれ。横浜国立大学工学研究科を修了後、バイロイト大学（ドイツ）で理学博士の学位を取得。チッソ石油化学株式会社に4年間勤務後、聖マリアンナ医科大学ポストドクターを経て、現在千葉科学大学薬学部講師。

辻井薫（つじいかおる）　1945年生まれ。大阪大学大学院理学研究科修士課程修了。大阪大学論文博士。花王㈱研究所、海洋研究開発機構を経て、元・北海道大学電子科学研究所教授。日本化学会フェロー、高分子学会フェロー。

三宅深雪（みやけみゆき）　1983年東海大学理学研究科化学専攻で修士修了後、ライオン株式会社に入社。以降界面科学を基盤に応用研究に従事。現在先進解析科学研究所に所属。2009年東京理科大学理工学研究科工業化学専攻にて学位を取得。

中間康成（なかまやすなり）　1956年、東京都生まれ。東京理科大学大学院卒、工学博士（東京工業大学）、㈱資生堂　基盤技術研究センター長を経て、現在　㈱パラエルモサ。

岩田俊之（いわたとしゆき）　1967年生まれ。大阪府立大学農学部卒。住友ダウ及びダウ・ケミカルにて熱可塑性樹脂開発に携わった後、1998年よりP&Gにて様々な製品開発に携わる。現在はヘアケアR&Dにてコンディショナー等の製品開発リーダー。

宮原令二（みやはられいじ）　1959年生まれ。1985年東京大学大学院農学系専門課程（修士）修了。1985年㈱資生堂研究所（現、資生堂グローバルイノベーションセンター）入社。2007年東京理科大学理工学部より博士（工学）の学位取得。現在、資生堂グローバルイノベーションセンター　主幹研究員。

鈴木敏幸（すずきとしゆき）　1951年生まれ。日本大学大学院理工学研究科修了。花王株式会社に33年間勤務、エスエス製薬を経て現在、ニッコールグループ㈱コスモステクニカルセンターに勤務。工学博士、東京理科大学客員教授。

姫野達也（ひめのたつや）　1972年生まれ。1998年同志社大学大学院工学研究科工業化学専攻博士前期課程修了、同年、株式会社コーセー入社。スキンケア製品研究室に配属後、メイク製品研究室、開発研究室への異動を経て、2008年よりスキンケア製品研究室にて従事。

紺野義一（こんのよしかず）　1969年生まれ。1991年千葉大学園芸学部農芸化学科卒、同年、株式会社コーセー入社。現在開発研究室素材製剤開発グループ主任研究員。

内藤昇（ないとうのぼる）　1954年生まれ。1977年東京農工大学工学部卒、同年、株式会社コーセー入社。2005年学位取得（工学、横浜国立大学）。現在常務取締役　研究・商品開発担当。

高木和行（たかぎかずゆき）　1956年、大阪府生まれ。信州大学卒、元みづほ工業株式会社常務取締役。

『化粧品科学へのいざない』シリーズ第２巻

化粧品《けしょうひん》を支《ささ》える科学《かがく》技術《ぎじゅつ》

2018年 3 月 16 日　第 1 刷発行

編　者　坂本一民、山下裕司
著　者　辻井薫、三宅深雪、山下裕司、坂本一民、
中間康成、岩田俊之、宮原令二、鈴木敏幸、
姫野達也、紺野義一、内藤昇、髙木和行
発行者　小山紀夫
発　行　株式会社薬事日報社　https://www.yakuji.co.jp/
東京都千代田区神田和泉町 1 番地　電話 03-3862-2141
印　刷　三報社印刷株式会社
カバー　ファントムグラフィックス株式会社

 ISBN978-4-8408-1425-6